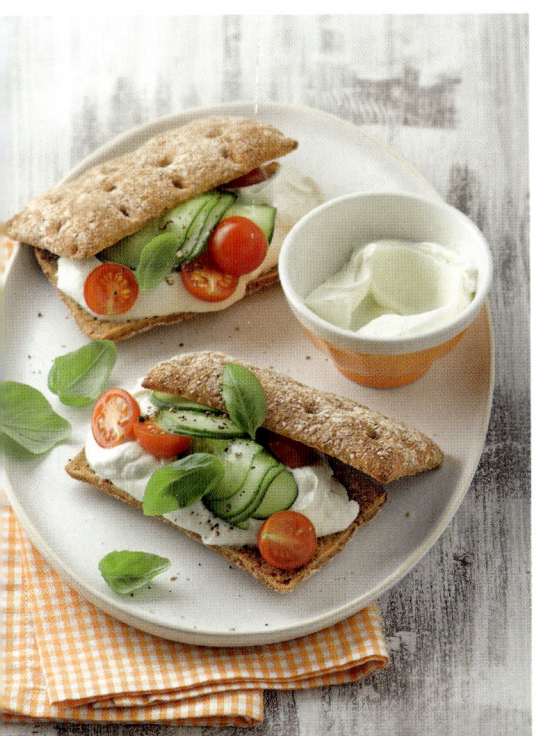

Gesundheit als Teamprojekt

»ACH, WENN MICH DOCH jemand unterstützen würde!« Wer den Kampf gegen schlechte Gewohnheiten, allzu süße Sünden, Stressessen oder den Heißhunger antreten möchte, ist meis-tens auf sich allein gestellt – auch wenn er oder sie in einer festen Partnerschaft lebt. Oder sogar: gerade dann. Die Statis-tik lässt nämlich keinen Zweifel daran: Paare sind im Durchschnitt zwar glücklicher, aber leider auch dicker. Da helfen gemeinsame Strategien – etwa nach den Wir-sind-dann-mal-schlank-Regeln, wie wir sie Ihnen in diesem Buch vorstellen.

Außer dem Partner tummeln sich um Abnehmwillige viele Saboteure. Die einen sagen ganz offen »Das schaffst du nie«, die anderen arbeiten mit etwas subtileren Methoden: »Früher war es mit euch ja irgendwie gemütlicher!« Die härtesten Gegner sind dennoch diejenigen, die in der eigenen Küche hocken und – bewusst oder unbewusst – kräftig Einfluss darauf nehmen, was und wie viel wir essen. Es sind Eltern, Kinder, Nachbarn, Kollegen, Freunde, und die stärksten Manipula-toren sind unsere Liebsten: der Partner oder die Partnerin.Über Erfolg und Miss-erfolg in Sachen Abnehmen und gesün-deres Leben entscheiden wir nicht allein – ein Großteil hängt von den Menschen um uns herum und den Umständen ab.

Wir haben deshalb in diesem Buch unser bewährtes Abnehmkonzept an die Bedürfnisse von Paaren angepasst. Sie finden hier zum einen die Grundsätze der Ich-bin-dann-mal-schlank-Methode wieder, mit den Eckpunkten Ernährungs-

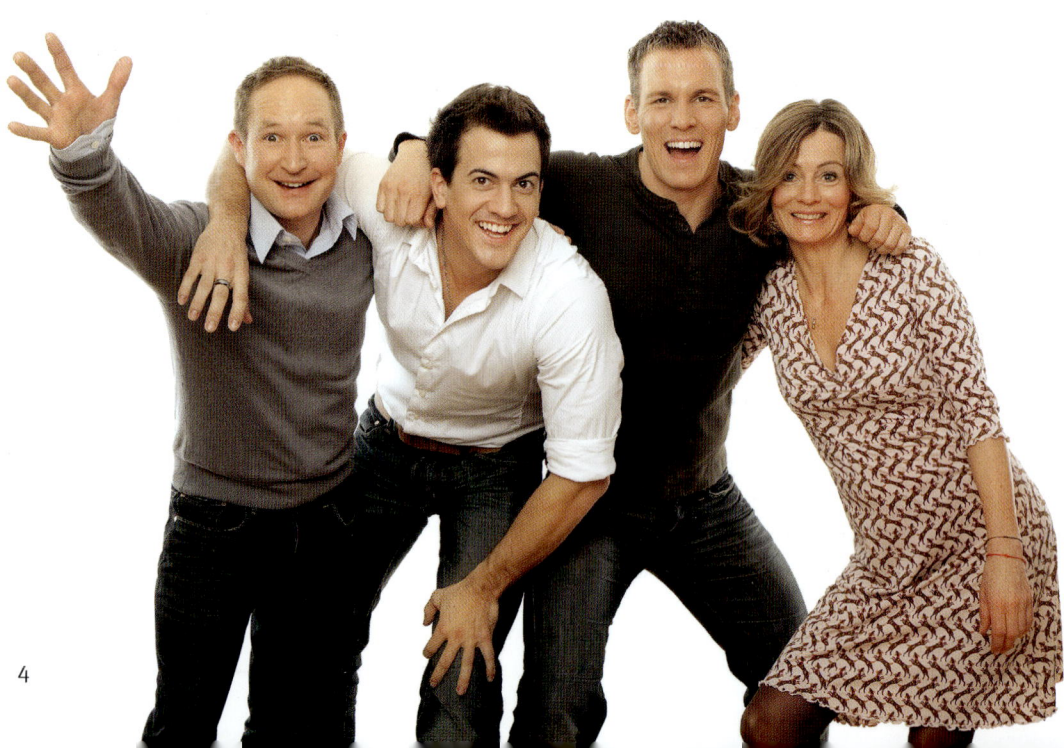

Uhr, Muskelaufbau, langsame Veränderung der Gewohnheiten im Rahmen perfekter Tage. Zum anderen wird aus »Ich bin dann mal schlank« nun »Wir sind dann mal schlank«. Die Ernährungsumstellung klappt mit Verbündeten noch besser. Um erfolgreich fit zu werden, gilt die Devise: Nicht ohne meine Beziehung. Beschließen zwei Menschen, gemeinsam durchs Leben, durch dick und dünn zu gehen, und läuft alles eine Weile gut, wird's zu Hause gemütlich: Figurfragen sind nicht mehr so wichtig wie in Single-Zeiten, als man noch »auf die Jagd ging«. Der abendliche Frieden vorm Fernseher mit hohem Naschfaktor ersetzt die früher so aktiven Abende problemlos. Das einst so süße Versprechen »Wir wollen niemals auseinandergehen« wird nach ein paar Jahren Partnerschaft oft doppeldeutig ...

Im Verlauf einer Ehe nehmen Männer durchschnittlich 16 und Frauen 12 Kilo zu, sagt die Statistik. Da stellt sich – nicht nur bei Verheirateten – die Frage: Wie kommen wir zurück von dick nach dünn? Die Antwort lautet oft: »Wir machen zusammen eine Diät.« Doch leider fliegen dabei oft schneller die Fetzen, als die Pfunde purzeln. Die Beziehung gerät in Schieflage, wenn einer »vernünftig essen« will, der andere das als Hungern empfindet. Wenn allzu große Vorsätze mit heimlichen Ausflügen an die Pommesbude enden. Wenn einer sich aus Protest fast ohnmächtig läuft oder absichtlich untertourig antritt, um klarzustellen: »Deine Idee bringt doch gar nichts.« Dann geben beide wieder auf, bevor sie überhaupt irgendetwas erreicht haben.

In diesem Buch möchten wir Ihnen zeigen, dass es auch anders geht. Schließlich hat es Vorteile, wenn Paare nicht nur das Bett teilen, sondern auch Kühlschrank und Küche. »Wir« – das sind der Ich-bin-dann-mal-schlank-Erfinder, Bestsellerautor und Ernährungs-Entertainer Patric Heizmann und sein starkes Team mit der Ökotrophologin Antje Klein, dem Fitnesskoch Sebastian Benthe und dem Personal Trainer Timo Krüger.

Lernen Sie die Bausteine Ernährung, Bewegung und Entspannung so kennen, dass Sie von Anfang an zu zweit Erfolge sehen. Freuen Sie sich auf Paarprojekte mit Mehrwert, auf ein gesünderes Leben und auf Ihr neues Aussehen. Erfahren Sie im Einführungsteil, warum Männer und Frauen sich unterschiedlich bewegen, anders essen, abnehmen, sich an- und entspannen. Anschließend leiten wir Sie in unserem Sechs-Wochen-Programm in kleinen Schritten an, dieses Wissen mit Rücksicht auf die speziellen Bedürfnisse von Männern und Frauen im Alltag umzusetzen, jeweils mit Bewegung, Entspannung, leckeren Rezepten und einer Belohnung. Zum Abschluss jeder Woche hilft Ihnen eine Doppelcheckliste, Ihre Erfolge zu sichten. Am Ende können Sie stolz sagen: »Wir sind dann mal schlank.«

Wir wünschen Ihnen alles Gute!

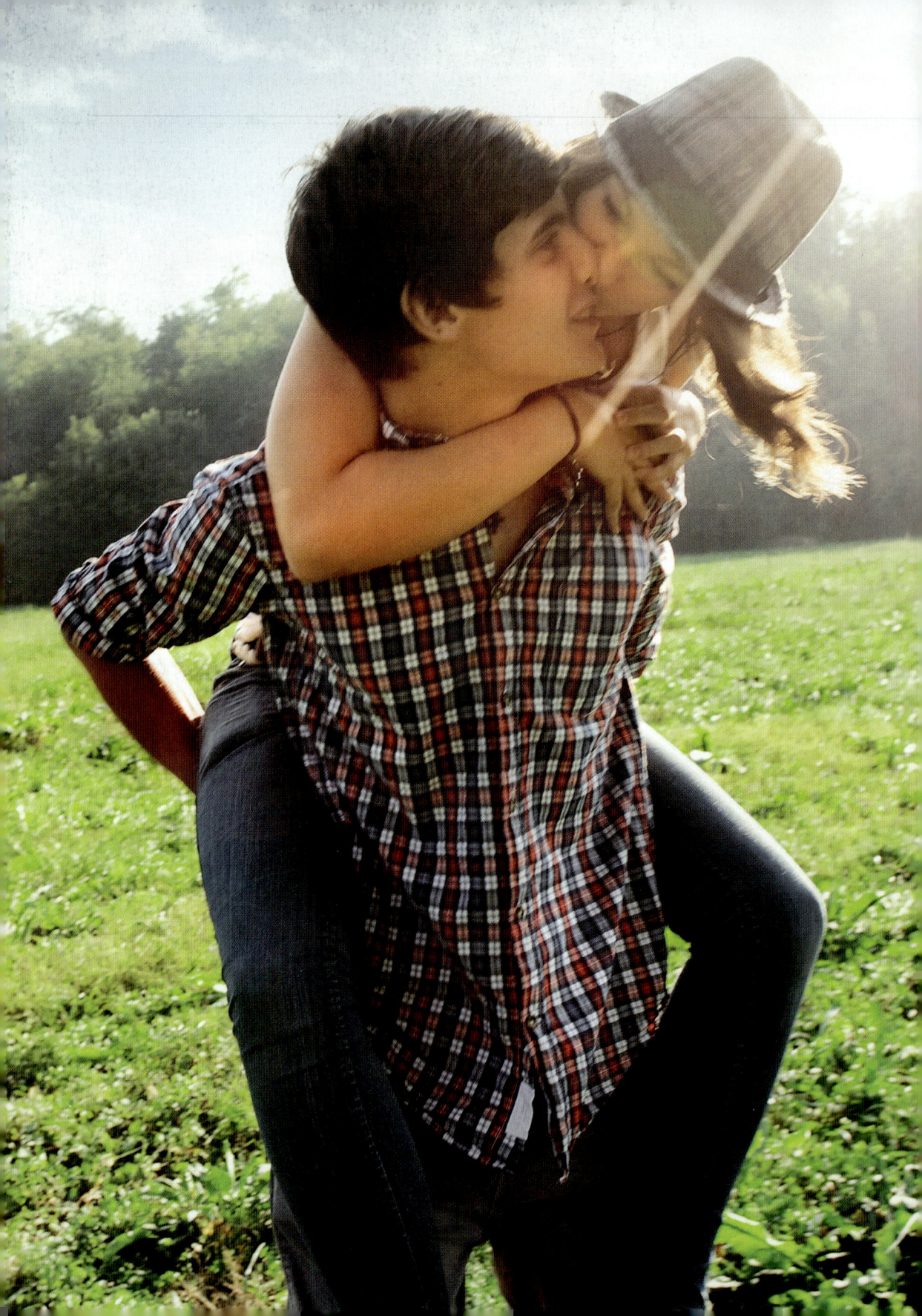

Findest du mich zu dick, Schatzi?

Warum Frauen und Männer unterschiedlich essen

Die Damen sind im Durchschnitt keineswegs dicker als die Herren, aber viel unzufriedener mit ihrer Figur. Denn sie stellen höhere Ansprüche an sich selbst und geraten leichter in *typische Abnehmfallen*. Bei Frauen wie Männern spielen jedoch die Hormone, alltägliche Belastungen und Gewohnheiten eine Rolle, wenn es ums Gewicht geht.

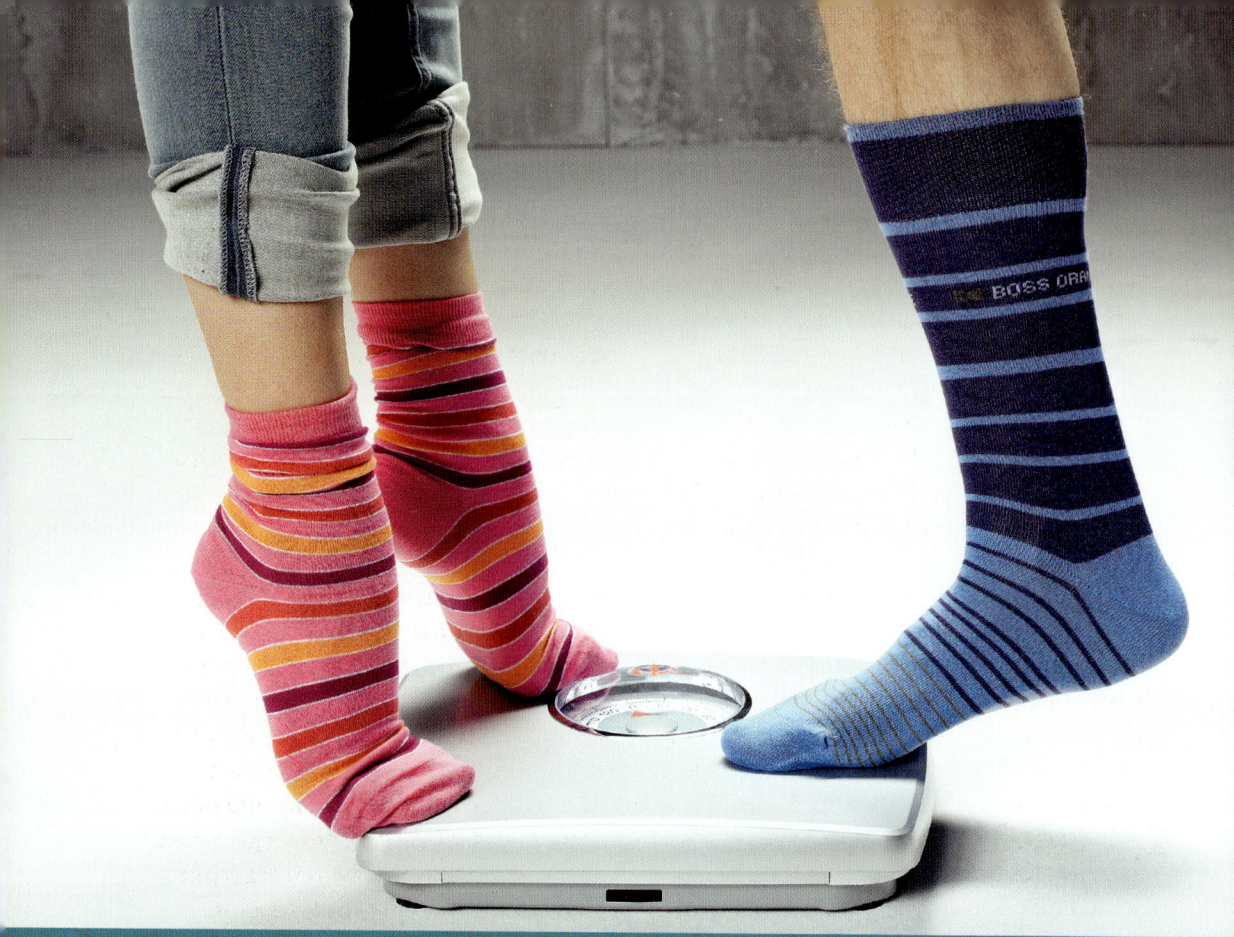

Warum Frauen leichter zunehmen, aber schlanker sind

Frauen sehen bei sich selbst vor allem Problemzonen und machen Diäten. Männer dagegen sehen das nicht so eng und sind zufrieden, solange sie sich selbst einigermaßen gefallen.

EINE FRAU UND EIN MANN sitzen im Restaurant. Der Kellner jongliert die Tabletts zum Tisch und weiß schon lange, bevor er Getränke und Essen serviert: Das Wasser ist für die Dame, das Bier für den Herrn. Die Platte mit den grünen Blättern und dem homöopathisch dosierten Stück gebratenem Vogel ist für die Dame, die Haxe vom Schwein im Pommes-Haufen geht an den Herrn.

Frauen und Männer haben unterschiedliche Vorlieben

Klischee hin oder her – man muss keine wissenschaftlichen Studien und immer wieder neue Langzeitbeobachtungen der Gattung Mensch in der Überflussgesellschaft machen, um herauszufinden, dass die meisten Männer am liebsten deftigkräftig schmausen und Frauen zur Not auch mal eine Zeit lang mit Körnerpicken klarkommen können.

Gemeinsam abnehmen: Die Vorteile überwiegen

Um es mal überspitzt pauschal zu formulieren: Kerle lieben Fleisch und Bier, Mädels mögen Schokolade und nagen zum Ausgleich an Gemüsesticks und Salat. Nun könnte das durchaus unproblematisch sein: Soll doch jeder essen, was ihm schmeckt, und selbst dafür sorgen, dass er dabei einigermaßen in Form bleibt! Doch sobald zwei Individuen zum Paar werden, entsteht bekanntlich das Bedürfnis, Küche und Bett zu teilen. Und auch sonst einige Gemeinschaftsprojekte durchzuziehen, zum Beispiel Mahlzeiten zu zweit. Gesagt, getan – und schon bald hängt der Haussegen schief. Sie möchte mal wieder ein bisschen abnehmen,

aber das beschließt sie schon seit Jahren regelmäßig im Vier-Wochen-Abstand. Er findet das ganz überflüssig. Sie sieht schließlich gut aus, und er selbst sowieso. Warum also der Stress mit dem Hungern? »Weil ich zu dick bin.« – »Biste doch gar nicht.« – »Bin ich doch.« – »Nein.« – »Doch.« – »Wo denn?« – »Na überall.«

Lebensphasen und Essgewohnheiten

Wenn man Frauen über ihr Aussehen reden hört, klingt es oft so, als seien sie wandelnde Problemzonen. Sie hüpfen von einer Diät zur nächsten, von Start, Abbruch, Neustart zu Neuabbruch und Jo-Jo-Effekt und erneutem Neustart, und zwar meistens lebenslang und unter immer wieder neuen Bedingungen: vom Single, der sich vor allem um sich selbst kümmern muss, über das kinderlose Paar mit doppeltem Einkommen und viel Zweisamkeit – bis zu Familienversorgern. Paare mit Kindern kochen und essen in den ersten Jahren oft unter Dauerstress, nach dem Motto »Fürs Kleinkind das Beste, für die Eltern nur die Reste«.

Bis die Kinder entdecken, dass es auch außerhalb der elterlichen Küche interessante Imbisse gibt, vergehen ein paar Jahre, in denen sich die Essgewohnheiten der Eltern oftmals grundlegend verändern. Deshalb ist auch nach dieser Zeit das Essen ein wichtiges und manchmal schwieriges Thema bei Paaren.

Paare mit bereits erwachsenen Kindern essen schließlich meist nur noch dann gemeinsam mit ihrem Nachwuchs, wenn dieser gelegentlich zum Futterfassen vorbeikommt. Sie kennen das Gefühl »Jetzt sind wir endlich wieder dran«.

Aber auch Berufstätige ohne Kinder kommen oft irgendwann vom anfänglichen Dauerstress in ein ruhigeres Fahrwasser und besinnen sich darauf, was sie jetzt für sich selbst tun wollen. Dazu gehört oft der Wunsch, attraktiv zu bleiben und etwas mehr für die eigene Gesundheit zu tun. Wenn sie zu diesem Zeitpunkt eine Diät starten, staunen sie häufig darüber, dass die Paarprobleme in Sachen Besseressen mit zwanzig nicht viel anders als mit fünfzig oder sechzig sind.

Julia und Jonas: ein typisches abnehmwilliges Paar

Für die Paarkonflikte zum Thema Essen schicken wir in diesem Buch symbolisch Julia und Jonas ins Rennen, ein prototypisches abnehmwilliges Paar. Die beiden sind schon ein paar Jahre verheiratet und haben beide im Laufe ihrer friedlich-gemütlichen Ehe einige Kilos zugelegt. Langsam, aber sicher auf die

Jahre verteilt, fiel es lange Zeit kaum auf. Doch jetzt haben die beiden Probleme in Sachen Figur und Selbsteinschätzung.

Sie schnippelt Salat, er wärmt die Fertigpizza auf

Ernsthafte Paargespräche über Essen und Gewicht bringen meist gar nichts. Er gibt auf, akzeptiert ihre Diät und futtert selbst munter weiter wie bisher. Beißt genüsslich in den Burger, während sie im Salat stochert. Raschelt mit der Chipstüte vorm Fernseher, während sie am Wasserglas nippt, und bringt sie mit der arglosen Frage »Willst du auch ein Rippchen Schokolade?« an den Rand eines Nervenzusammenbruchs. Hungerbedingt ist sie an Diättagen schlecht gelaunt, gibt seinem Hundeblick (»Nur ein kleines Stückchen!«) schließlich nach und gibt ihre mühsam aufrechterhaltene Selbstdisziplin auf. »Wenn ich ja doch schon wieder damit angefangen habe, kommt's

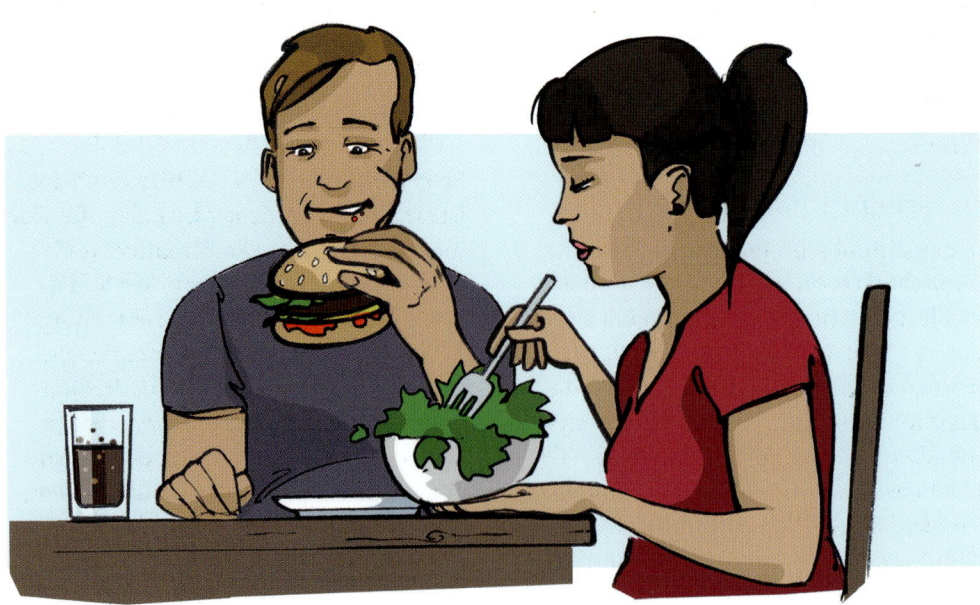

jetzt auch nicht mehr drauf an, ob ich ein Stück oder die ganze Tafel nehme.« Und schwups ist alles weg.

»Ab jetzt wird alles besser«?

Mit ihrer Reue kommt die Schimpfe, die ihn trifft: »Du bist schuld. Du hast mich verführt. Wenn du das Zeug nicht geholt hättest, wäre das nicht passiert.« Er seufzt und verspricht: Beim nächsten Mal wird alles besser. Dann mache ich auch mit. Nicht beim Hungern, aber beim richtigen Einkaufen. Hey, damit hat sie nicht gerechnet. Solidarisches Verzichten, das ist doch mal was: Sie setzt ihre Kohlsuppen-Diät fort; er packt ihr zuliebe keine Dickmacher mehr in den Einkaufswagen.

Jetzt wird alles gut? Von wegen. Nun passiert etwas viel Schlimmeres. Während sie nur noch Süppchen löffelt, mümmelt er bei den Mahlzeiten munter weiter, lässt aber abends mal das Bier im Kasten. Nach einer Woche kommt's zum Showdown im Badezimmer. Während sie trotz Baucheinziehen und Luftanhalten dreiunddreißig Gramm mehr auf die Waage bringt als in der Woche davor, triumphiert er: drei Kilo weniger! »Nicht zu fassen«, schnaubt sie.

Die Natur ist ungerecht

... das stimmt zumindest in Sachen Gewicht. Frauen müssen etwa doppelt so viel leisten, um ebenso erfolgreich abzunehmen wie Männer. Die meisten Paare kennen das: Bei ihm reicht ein schlanker Tag zwischendurch, um einen Schlemmerabend wieder auszugleichen. Bei ihr klebt das Zuviel auf den Hüften, wenn sie nicht tagelang diszipliniert dagegen kämpft. Er beschließt mal eben, abends

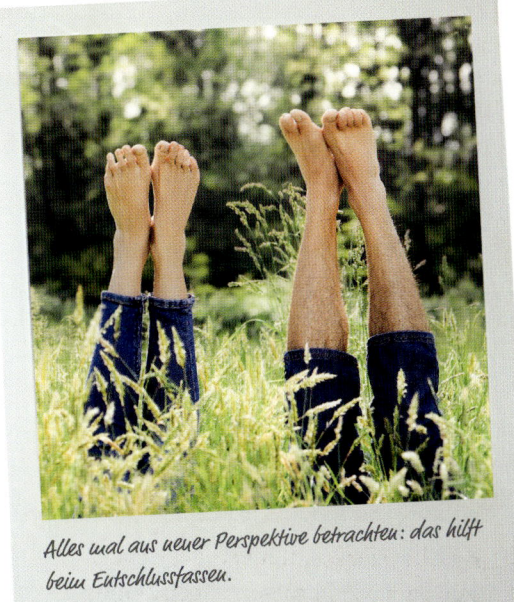

Alles mal aus neuer Perspektive betrachten: das hilft beim Entschlussfassen.

eine Runde durch den Park zu laufen und das Auto mal in der Garage zu lassen – danach ist gewichtsmäßig alles wieder im Lot. Sie strampelt auf dem Fahrrad zum Bauch-Beine-Po-Kurs, macht Yoga, Pilates, Staubsaugen und Treppensteigen – und die Waage dankt es ihr nicht.

Fettpolster waren in früheren Zeiten Lebensversicherungen

So gemein, wie die Natur hier erscheint, ist sie allerdings nicht. Denn das offenbar merkwürdige Abnehmverhalten moderner Menschen hatte ursprünglich mal einen Sinn. Es diente der Arterhaltung. In der Höhle waren Fettpolster Lebensversicherungen für Notzeiten. Wer am meisten speichern konnte, kam besser durch lange Winter. Die Fettdepots wurden da angelegt, wo sie am nützlichsten waren: Bei Frauen in der Bauch-Beine-Po-Zone (als Wärmespeicher, Reserven fürs Baby, fürs Stillen und zum Sitzen und Pflücken), bei Männern im Bauchbereich, weil Fettschichten an den Beinen beim Jagen hinderlich gewesen wären. Unsere männlichen Urahnen schoben allerdings selten prachtvolle Kugelbäuche vor sich her. Ihre zum Jagen notwendigen Muskeln fraßen den Frontspeicher schnell auf, sobald Beute in Sicht war und erlegt werden musste. Sich vorm Rennen drücken? Keine Lust zum Laufen? Lieber am Feuer herumliegen? Gab's damals nicht. Es ging schließlich ums Überleben.

Bis heute haben wir daran zu knabbern. Wenn Männer zu viel essen, entwickeln sie sich im Laufe ihres Lebens zum Modell »Schwangerer Storch« (Kugelbauch auf Stelzenbeinen). Bei Frauen liegen die von der Natur bevorzugten Fettspeicher bis heute an Po und Oberschenkeln und halten sich hartnäckig.

Frauen essen besser, Männer genießen mehr

Männer, Frauen und Diäten – das scheint so wenig zusammenzupassen wie Frauen und Einparken oder Männer und Beziehungsgespräche. Das ist schade! Frauen und Männer könnten viel davon profitieren, wenn sie bei allen Themen rund um den Teller voneinander lernen würden.

In der Disziplin »Besseressen« macht Julia auf jeden Fall das Rennen vor Jonas – und liegt damit im statistischen Durchschnitt. Julia kann besser kochen als Jonas. Sie achtet mehr auf Frische, auf Kalorien, Fettanteile, Nährwerte und regelmäßige Mahlzeiten. Das hat Folgen für ihre Figur, die sich lohnen: Berechnet man Julias Gewicht im Verhältnis zu ihrer Körpergröße nach dem sogenannten

Body-Mass-Index, kommt sie auf bessere Werte als Jonas. Sie ist also im direkten Vergleich schlanker als ihr Liebster. Auch das entspricht der Statistik: Während zwei Drittel aller Männer mittlerweile Übergewicht mit sich herumtragen, sind es bei den Frauen nur die Hälfte. Julia und die anderen Frauen werden im Durchschnitt länger leben, weniger krank und bis ins hohe Alter besser in Form sein als Jonas und die Männer im Allgemeinen.

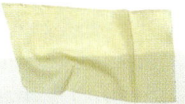

BMI

Der Body-Mass-Index (BMI) gibt anhand von Körpergröße und -gewicht Auskunft, wo Sie in Sachen Gewicht stehen. Sie nehmen Ihr Körpergewicht in Kilogramm und teilen es durch Ihre Größe in Metern zum Quadrat. Liegt das Ergebnis zwischen 18,5 und 25, ist alles in Ordnung. Der BMI berücksichtigt aber nur das Gewicht und nicht die kalorienverbrauchende Muskelmasse.

Die sogenannte Waist-to-Height-Ratio ist aussagekräftiger. Sie bewertet außerdem das Herz-Kreislauf-Risiko mit. Dafür bringen Sie Ihren Taillenumfang in Relation zur Körpergröße. Wer beispielsweise einen Taillenumfang von 90 Zentimetern hat und 1,70 Meter groß ist, rechnet 90 : 170, kommt auf 0,52 und liegt noch im gesunden Bereich (optimal sind 0,5). 0,6 und drüber gelten als Krankheitsrisiko.

Trotz ihrer »Feldvorteile« triumphiert Julia nicht. Denn im Punkt Selbsteinschätzung ist Jonas der Gewinner: Er hat einen prima Weg gefunden, damit er sich über kein Fettpölsterchen ärgern muss. Wenn Zweifel aufkommen, sucht er sich keine männlichen Vorbilder im Modekatalog, sondern pflanzt sich freudig neben den Dicksten unter seinen Kumpels, um sich selbst und seine Julia anschließend zu beruhigen: »Guck mal, im Vergleich zu dem bin ich doch ein Top-Typ.« Eine solche Erkenntnis muss gefeiert werden. Zum Beispiel mit einer leckeren Kombination aus Schnitzel, Pommes und Bier.

Dank Muskeln: weniger Anstrengung, mehr Effekte

»Der macht's sich schön einfach«, denkt Julia neidisch. Denn in Momenten voller Selbstzweifel starrt sie auf ihre dünnste Freundin, deren Anblick eine Anklage für Julia ist: »Im Vergleich zu der bin ich echt dick.« Zur Strafe gibt's an diesem frustigen Tag nur Salat zum Abendessen.

In Genussfragen ist Jonas ebenfalls der Sieger. Er kann mehr Alkohol vertragen als Julia, und wenn er mal eine Tüte Süßigkeiten kaltmacht, schlägt sich das nicht sofort auf der Waage nieder. Er isst nicht aus Frust, sondern aus Lust. Das tut zwar seinem Gewicht nicht immer gut, seinem Wohlbefinden aber schon.

Außerdem kann Jonas Hunger besser unterdrücken. Einer Studie zufolge sind Männer in der Lage, starke Hungergefühle eine Zeit lang auszublenden. Frauen können das nicht. Wenn Julia »Schmacht« hat, hilft kein Ablenken. Der Hungergedanke beschäftigt sie so lange, bis die Süßigkeitenfalle zuschnappt.

Auch im Sport erzielt Jonas mit weniger Anstrengung mehr Effekte: Dank ihrer stärker ausgeprägten Muskeln verbrauchen Männer mehr Kalorien. Sie dürfen sich nur nicht hängen lassen.

Auf dem Gebiet der Motivation gibt Julia klar den Ton an. Weil sie gut aussehen und noch lange gesund bleiben möchte und weil jedes Kilo mehr einem Weltuntergang gleichkommt, ist sie immer wieder neu motiviert, etwas zu tun. Für Jonas ist das deutlich schwerer. Was die anderen über ihn sagen, ist ihm im Zweifelsfall egal oder er interpretiert es zu seinen Gunsten. Allenfalls sein Arzt hat die nötige Autorität, um ihm ins Gewissen zu reden.

Fazit: Frauen ernähren sich gesünder und sind schlanker als Männer, genießen aber weniger. Sie müssen sich mehr anstrengen, um abzunehmen, und fallen deshalb immer wieder auf irrsinnige Crash-Diäten rein, die ihnen jeden Spaß am Essen nehmen und den gefürchteten Jo-Jo-Effekt von Diät zu Diät schlimmer machen. Männer dagegen sind lange im Vorteil und nehmen zu viel Gewicht oft auf die leichte Schulter. Ihre »Angst« vor gesundem Essen und neuen Gewohnheiten überwinden sie oft erst, wenn Gesundheit und Fitness spürbar leiden.

Frauen und Männer können prima voneinander lernen

Was lässt sich dagegen tun? Was können Männer von Frauen und Frauen von Männern lernen? Ist es überhaupt sinnvoll, als Paar abzunehmen, wenn beide doch so unterschiedliche Voraussetzungen haben? Das ehrenwerte Projekt »Abnehmen im Doppelpack« steckt

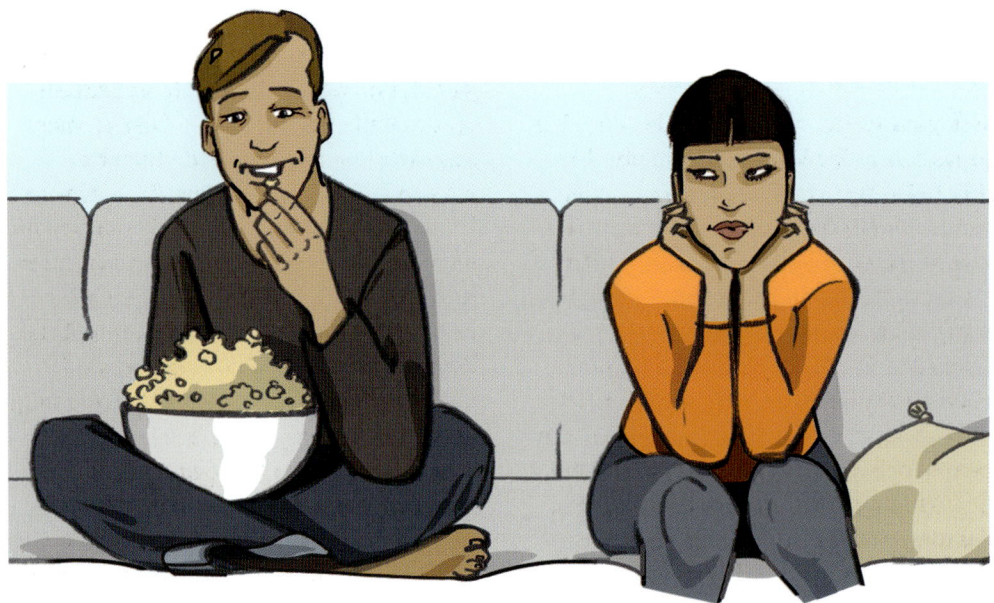

voller Fallen. Da sind zum Beispiel die vertrauten Gewohnheiten, die ein Paar auf wunderbare Weise verbinden. Es ist bequem und sehr gemütlich, wenn unausgesprochen Einigkeit darüber herrscht, was gegessen wird, wie gesportelt oder eben nicht gesportelt wird und was man im Fernsehen anguckt. Warum sollten wir etwas verändern, wenn es sich so eingespielt hat, dass beide damit zufrieden sind? Läuft doch alles klasse, oder etwa nicht?

Es läuft spätestens dann nicht mehr reibungslos, wenn einer aus den vertrauten Gewohnheiten ausbrechen will. Eines Abends stört Julia das gemütliche »Fernseh-Couching« wie folgt: »Ab heute esse ich nichts mehr nach 19 Uhr«, verkündet sie. Jonas hört sich ihre Gründe dafür erst einmal an und behauptet dann: »Okay, kein Problem für mich.«

Doch als Jonas im Anschluss wie gewohnt die Knabberschale füllt und

allein leeren muss, fühlt er sich doch ein bisschen unbehaglich. Kein Wunder: Julia sitzt nun grimmig neben ihm. Ihr Magen knurrt ganz leise, aber Jonas hört den unausgesprochenen Vorwurf. Er wird ihr nichts anbieten, versprochen ist versprochen. Wenn er sie doch wieder dazu verführt, wird sie ihm hinterher Vorhaltungen machen. Also kaut er allein. Doch die rechte Freude kommt dabei nicht auf. Jonas fühlt sich einerseits gemein, andererseits, so sagt er sich, hat Julia es ja nicht anders gewollt.

Zwei Abende lang geht's einigermaßen. Doch dann kippt die Stimmung. Beide sind müde und schlecht gelaunt. Jonas findet Trost auf seinem Teller, Julia nicht. Sie ist zwar stolz, dass sie bisher durchgehalten hat – doch wer tröstet sie? Ein Wort gibt das andere.Bis Jonas schließlich ein folgenschwerer Satz herausrutscht: »Früher war das irgendwie viel schöner mit uns beiden.«

Einer droht mit Liebesentzug, wenn der andere ausbrechen will

»Ich glaube, ich spinne«, faucht Julia. Ihr Jonas macht ihr Vorwürfe als Lohn für ihre Leistung? Dann kann sie es ja gleich lassen. Wofür betreibt sie denn den ganzen Aufwand? Doch wohl auch für ihn – und statt sie mit Liebe und Anerkennung zu überschütten, fängt er an, ihre Unternehmungen zu sabotieren. Dann eben nicht! Sie greift wieder zu. Jonas ist selig. Alles ist beim Alten, zumindest ein paar Wochen lang – bis Julia wieder eine Diät anfangen will. Als sie dann plötzlich Ananas mit Quark als Mittagessen serviert, bekommt Jonas Panik. »Davon werde ich doch nicht satt.« – »Dann koch dir selbst was anderes.« – »Was denn auf die Schnelle?« – »Dein Problem, wenn du mein Essen nicht willst.« Sofort stapft Jonas zum nächsten Schnellimbiss, zieht

sich die Currywurst rein und rechtfertigt sich damit, dass er in der Gesamtsituation das Opfer ist. Sie macht Diät, er muss auswärts essen – und wird von ihren ewigen Diäten noch dicker. Ein Zuhause, in dem die Liebste gerade Diät macht, das ist für ihn kein Ort mehr zum Sattwerden und Wohlfühlen. Julias Rezepte sind so knapp bemessen, dass nicht einmal Reste bleiben. Und wenn doch noch etwas im Topf übrig ist, sagt sie sofort: »Finger weg, das ist das Mittagessen für morgen.«

Auch in Sachen Bewegung zu zweit läuft nicht alles nach Plan. Hat der eine Zeit, fehlt dem anderen die Lust und umgekehrt. »Ich mache das hier mal eben zu Ende, in einer Stunde passt's dann perfekt«, sagt Julia, als Jonas die Schuhe schon geschnürt hat. »In einer Stunde? Da wollte ich doch fernsehen.« – »Ach, das ist ja schlecht, dann lass uns lieber

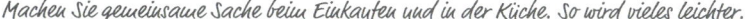

Machen Sie gemeinsame Sache beim Einkaufen und in der Küche. So wird vieles leichter.

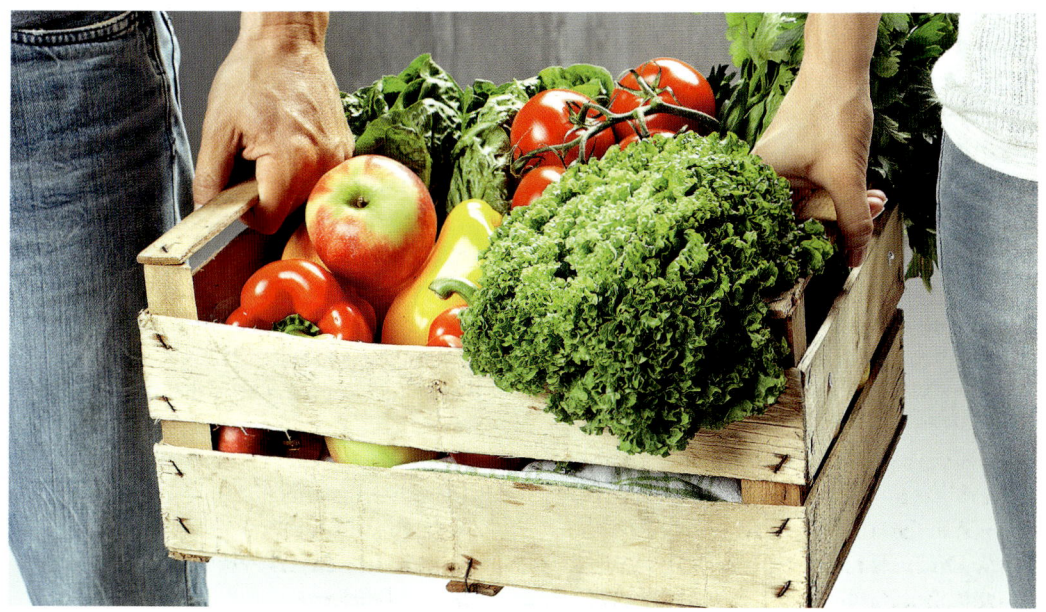

Solokünstler

HELFEN, OHNE SELBST ABZUNEHMEN

Wer seinen Partner oder seine Partnerin unterstützt, auch wenn er selbst nur das Gewicht halten will, nutzt die Zeit als Gesundheits-Coaching

Selten haben Mann und Frau beim Abnehmen genau die gleichen Ziele und die gleichen Voraussetzungen. Häufig möchte nur einer ein paar Pfunde verlieren und will dabei nicht die Beziehung aufs Spiel setzen und zu Hause das Klima vergiften. Prima, wenn die Partnerin oder der Partner das unterstützt, auch wenn sie oder er selbst nicht mitmacht. Mit der Wir-sind-dann-mal-schlank-Methode klappt das besonders gut, weil die schlanke Hälfte der Partnerschaft die Gerichte mit Beilagen ergänzen oder in größeren Mengen essen kann, immer satt wird, keine Jetzt-muss-ich-deinetwegen-verzichten-Gefühle hat und trotzdem vom Gesundheitsfaktor profitiert, den mehr frische Lebensmittel und selbst zubereitete Speisen mitbringen.

Auch mehr Bewegung und tatkräftige Unterstützung des Partners haben noch keinem »Schlanki« geschadet. In unserem Sechs-Wochen-Programm ab Seite 61 finden Sie Anregungen, wie Ihr Partner oder Ihre Partnerin Ihnen auf dem Weg zur Traumfigur helfen kann oder Ihre Pläne zumindest nicht länger torpediert, auch wenn er oder sie nicht mehr will, als das eigene Gewicht zu halten. Für beide werden die nächsten sechs Wochen auf jeden Fall ein Gesundheits- und Partnerschafts-Coaching.

morgen zusammen losziehen.« Natürlich wird morgen etwas dazwischenkommen. Wo schon ein innerer Schweinehund schwer zu besiegen ist, verlangt ein zweiter auch doppelte Disziplin.

Gemeinsame Veränderungen sind gut für die Beziehung

Ob es um Ernährung, Bewegung, Schweinehundbesiegen, das Ändern von Gewohnheiten oder um Motivation geht – bei allen Hürden und Fallen, die das Abnehmen zu zweit mit sich bringt, darf man das Wichtigste nicht vergessen: Im Doppelpack haben Männlein und Weiblein auch ungeahnte Chancen. Die müssen beide nur erst einmal erkennen, bevor aus ehemaligen Kontrahenten ein Dreamteam werden kann.

Fast jeder mögliche Nachteil einer Umstellung zu zweit lässt sich – wenn die Bereitschaft und das notwendige Wissen um gute Gewohnheiten da sind – in einen Vorteil verwandeln.

Deshalb raten wir Ihnen: Nehmen Sie Ihre Ernährungsumstellung, wie Sie sie in diesem Buch kennenlernen werden, nicht als lästiges Übel, sondern begreifen Sie alles, was Sie in den nächsten sechs Wochen tun werden, als ein Gemeinschaftsprojekt mit hohem Mehrwert: Sie werden dabei nicht nur abnehmen, sich mehr bewegen, besser essen und gesünder leben, sondern auch Ihrer Beziehung neuen Schwung geben.

Zelebrieren Sie die gemeinsamen Zeiten als tolles Ereignis und nicht als »Strafe« für übermäßiges Essen in der Vergangenheit. Beflügeln Sie sich gegenseitig. Schaffen Sie gemeinsam Perspektiven, die Ihnen beiden Mut machen. Denken Sie dabei immer daran: Gemeinsam sind wir stärker.

So geht's

Gegen welche Hürden Sie beim Abnehmen kämpfen werden, erfahren Sie in Kapitel eins ab Seite 29. Im zweiten Kapitel ab Seite 35 eignen Sie sich die Grundlagen dafür an, diese Hürden zu überwinden, um Rückfälle und Stillstand zu vermeiden. In Kapitel drei ab Seite 61, dem Sechs-Wochen-Programm, kommt dann die praktische Umsetzung, jeweils aufgeteilt in die Bereiche Ernährung (samt leckeren Rezepten), Bewegung, Entspannung – und Belohnung.

Aus Sabotage wird Unterstützung

Wenn es ums Aufraffen geht, sind Sie im Gemeinschaftsprojekt deutlich im Vorteil: Sie sind kein Einzelkämpfer mehr, die Widerstände werden geringer, und Sie kommen zusammen schneller ans Ziel. Während wir die Ernährungsumstellung nach den Ich-bin-dann-mal-schlank-Regeln für alle, die allein antreten, in einem Zeitraum von acht Wochen empfehlen, kann es bei starken Wir-sind-dann-mal-schlank-Teams auch in sechs Wochen klappen. Deshalb finden Sie ab Seite 61 ein Programm für sechs Wochen. Dieses basiert auf mehreren theoretischen Grundlagen, welche die bewährte Wir-sind-dann-mal-schlank-Methode alltagstauglich und effektiv machen und speziell auf die Bedürfnisse von Abnehmwilligen im Team abgestimmt sind. Frauen können dabei von Männern lernen, die Lust am Essen wiederzufinden, und die Angst vor sportlichen Aktivitäten und Muskelaufbau (»Das ist zu anstrengend für mich« oder »Ich will doch nicht aussehen wie ein Bodybuilder«) ablegen. Männer werden aufhören, Gemüse- und Salatesserinnen zu belächeln. Sie erkennen, dass man auch gut leben kann, ohne jeden Tag viel fettes Fleisch mit schlechten Kohlenhydraten zu kombinieren.

Natürlich können die Vorlieben auch anders gelagert sein als bei der beschriebenen (doch recht typischen) Verteilung. Auf jeden Fall aber profitieren beide, weil sie im Partner einen verlässlichen Personal Coach haben, der nebenbei auch noch Koch, Tröster, Motivator, Sparringspartner, Gleichgesinnter, Beschützer vor Saboteuren, Schweinehundbändiger und Unterstützer in allen Lebenslagen ist.

Kinder

ANSPORN STATT AUSREDEN

Wenn die Erwachsenen ihre Ernährung umstellen und sich im Alltag mehr bewegen, profitieren auch die Kinder davon.

Sie haben Kinder und diese bisher immer gern als Ausrede genommen? Nach dem Motto »Ich würde ja gerne mal wieder etwas tun. Ein bisschen besser essen, mich mehr bewegen und wieder in Schwung kommen wie früher – doch damit muss ich wohl warten, bis die Kinder größer sind. Im Moment bin ich ja nur im Stress und habe überhaupt keine Zeit.«

Zugegeben, wer zu Hause Nachwuchs versorgen muss, hat es mit dem Abnehmen tatsächlich schwerer. Jede Mutter und jeder Vater weiß ein Lied davon zu singen. Doch sollte kein Kind jahrelang dafür herhalten müssen, dass seine Eltern sich und die ganze Familie schlecht ernähren, nicht vom Sofa hochkommen oder unter Dauerstress die eigene Gesundheit vernachlässigen. Mit Teamwork lässt sich im Familienleben auch »bei laufendem Betrieb« ganz viel erreichen.

Auch wir, die Autoren dieses Buches, sind Eltern und kennen den Alltagstrubel mit den Kleinen nur zu gut. Trotzdem hat jeder von uns einen Weg gefunden, wie es selbst unter erschwerten Bedingungen einigermaßen klappt. Es muss ja nicht gleich alles perfekt laufen (was übrigens bei Eltern nie funktioniert, deshalb sollten Sie auch gar nicht den Anspruch haben). Doch kleine Veränderungen können schon viel bewirken. Deshalb raten wir Ihnen im Laufe der nächsten Wochen nicht, die Kinder komplett in Ihr Programm mit einzubeziehen. Kinder sollten ohnehin keine Diäten machen. Sie wachsen ständig und bleiben von alleine schlank, wenn sie sich viel bewegen und ausgewogen und gesund ernähren. Wichtig ist vielmehr, dass die Kinder ebenfalls von der Ernährungsumstellung ihrer Eltern profitieren. Das heißt, dass sie idealerweise mehr Frisches, Vitaminreiches und Hochwertiges bekommen, Süßes als Ausnahme mit Genuss erleben, weniger Zeit vorm Fernseher verbringen, mehr draußen sind und von Familienritualen wie gemeinsame Mahlzeiten profitieren.

In jedem Wochen-Kapitel finden Sie hilfreiche Tipps dazu. Viele Rezepte lassen sich mit Kindervarianten so verwandeln, dass aus einem »Iiih, da ist was Grünes drin« nach einiger Zeit ein »Ohh, meine Lieblingsessen« werden kann, ohne dass Mama und Papa zu jeder Mahlzeit zwei verschiedene Gerichte kochen müssen.

Bin ich zu dick?

Wer diese Frage an seinen Partner richtet, darf nicht mit einer brauchbaren Antwort rechnen. Jeder weiß, welcher Sprengstoff darin steckt und dass die Antwort mehr Tränen, Wut, Rachegelüste oder Unglauben weckt, als dass sie weiterhilft. Natürlich gibt es messbare Zahlen wie Größe und Gewicht, die sich in halbwegs sinnvolle Relation zueinander setzen lassen. Doch das Ergebnis nehmen weder Männlein noch Weiblein für bare Münze:

● Ist das Verhältnis von Höhe und Breite den Zahlen nach gesundheitlich okay, ist die betreffende Dame keineswegs zufrieden. Selbst wenn ihr Liebster schwört »Du bist nicht dick«, zählt das nicht. »Das sagst du nur, um mich zu trösten.«

● Liefert das Rechenergebnis Anlass zur Sorge, findet der Herr eine schnelle Erklärung: »Ich habe schwere Knochen« – »Die Waage geht falsch« – »Meine Muskeln sind ja gar nicht berücksichtigt« – »Das liegt in der Familie, mein Opa ist mit diesen Maßen hundert geworden!«.

Salat oder Schnitzel?
Wie Essgewohnheiten entstehen

Für den weiblichen Teil der modernen Gesellschaft ist das ganze Leben ein mehr oder weniger dramatisches Figurproblem; für den männlichen Part ist die Welt in Ordnung, wenn man sich selbst gut findet und mit der Gewissheit »Ich habe keinen Bauch« eben diesen durch die Gegend trägt. Doch warum gibt es diesen signifikanten Unterschied zwischen weiblichen Salat-Mümmlern und männlichen Fleischfressern? Andere Vertreter der Gattung Säugetiere machen den Quatsch ja auch nicht. Oder hat jemand schon mal eine Löwin beim Steppengrasknabbern gesehen, während der Löwen-Gatte seine Zähne ins frisch erlegte Zebra haut? Gibt es Hündinnen, die ein paar Tage lang hungern, um den schicken Rüden von nebenan auf sich aufmerksam zu machen oder um wieder ins Halsband aus der Welpenzeit zu passen?

Der Homo sapiens ist als Allesfresser erfunden worden und hat sich jahrtausendelang so gehalten und bewährt. Um die Unterschiede zwischen Menschenmännchen und Menschenweibchen beim Abnehmen zu erklären und Wege für ein besseres Miteinander zu finden, lohnt es sich, der Frage nach dem Warum nachzugehen. Dabei lässt sich schnell feststellen: Unsere für Mann und Frau typischen Probleme bei der Nahrungsaufnahme sind zum Großteil hausgemacht.

Babyalter: Schönheitsideale zählen noch nicht

Ganz am Anfang des Lebens gelingt es dem Menschen meist noch am besten, sich gemäß seinen wirklichen Bedürfnissen zu ernähren: Ob Junge oder Mädchen, erst einmal wünschen sich frischgebackene Eltern, dass ihr Baby gut gedeiht. Es gibt kein Breipulver mit rosa oder hellblauer Verpackung, kein Kraftfutter für Jungs oder Beauty-Food für Mädchen. Mütter geben ihren Töchtern ebenso wie ihren Söhnen das Beste, was sie ihnen zum Start ins Leben bieten können, indem sie stillen. Alternativ füttern sie ihre Kinder mit hochwertiger Säuglingsnahrung. Nach den Milchflaschen geht's zum Brei über: Püriertes Gemüse, zartes Fleisch – alles, was bio, gesund und nahrhaft ist, kommt in Babys Schüssel.

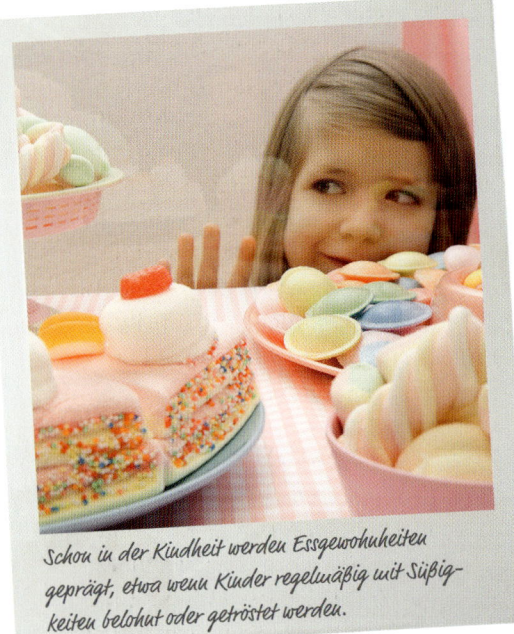

Schon in der Kindheit werden Essgewohnheiten geprägt, etwa wenn Kinder regelmäßig mit Süßigkeiten belohnt oder getröstet werden.

Auf diese Art könnte es im Jugend- und Erwachsenenalter weitergehen, wenn die äußeren Einflüsse keine Rolle spielen würden. Von allein haben Mädchen und Jungen gleichermaßen Freude an Bewegung und Lust auf ganz normales Essen. Mutter Natur hat auch das sehr praktisch eingerichtet: Kinder essen normalerweise ihren Bedürfnissen entsprechend – nicht zu viel, nicht zu wenig und genau das, was ihr Körper gerade braucht. Sie würden ihre eigene Füllgrenze nicht überschreiten, aber auch nicht hungern.

Doch mit diesem natürlichen Regulationsrhythmus aus der Kindheit ist es vorbei, wenn zahlreiche Einflüsse von außen dafür sorgen, dass nicht mehr nur um des Sattwerdens willen gegessen wird, sondern auch aufgrund von Emotionen, Gewohnheiten, Umwelteinflüssen, Lebensumständen und Erfahrungen.

Kleinkindalter: Trost und Belohnung durch Essen

Spätestens wenn einem Baby das erste Fläschchen mit gezuckertem Saft ins Gitterbett gereicht wird, damit das Kleinkind sich daran festsaugt und endlich Ruhe gibt, hat es gelernt: Süßes tröstet, wenn ich mich einsam fühle. Die Grundlagen für spätere Figurprobleme sind gelegt und entwickeln sich weiter, wenn Süßigkeiten zum Beispiel als Erziehungsmittel eingesetzt werden.

Auch hier fördern viele Eltern – natürlich oft unbewusst – rollenspezifisches Essverhalten: Mädchen bekommen Süßes häufiger zum Trost, Jungen werden eher damit belohnt.

Pubertät: Hadern mit dem eigenen Körper

In der Pubertät machen viele Mädchen – wenn nicht von sich selbst oder von ihren Müttern, dann von ihren Freundinnen getrieben – ihre ersten Diätversuche. Der Körper beginnt jetzt, weibliche Geschlechtshormone zu bilden. Die Brüste und der Po werden runder, um Fettreserven für die Fruchtbarkeit zu bilden. Manche Mädchen finden schon das »zu dick« und wollen unbedingt abnehmen. Doch wenn sie zudem die Freizeit überwiegend vorm Computer sitzend verbringen, bekommen viele Mädchen tatsächlich auch unnötige Polster.

Eltern halten sich hier am besten zurück. Schon ein gut gemeinter Tipp wie »Guck mal, mit diesem Joghurt könntest du ein paar Kalorien sparen« löst Explosionen aus, die schlimmstenfalls in Essstörungen gipfeln. Dabei verlieren sich die klassischen Pubertätspfunde meist von selbst, wenn Eltern und Tochter einfach Ruhe bewahren und der Stoffwechsel sich mit Mitte zwanzig stabilisiert hat.

Bei den Jungen ist das Problem anders gelagert: Stimmbruch, Körperbehaarung, Bartwuchs, Muskeln, das Entstehen von männlichen Proportionen und Wachstumsschübe prägen die Pubertät. Die angehenden Männer werden zu ihrem eigenen Leidwesen oft dünn und schlaksig. Viele trainieren, um eindrucksvolle Muskeln aufzubauen. Ernste Gewichtsprobleme entstehen selten und nur dann, wenn ein Junge übermäßig viel Süßes und Fettes isst und sich wenig bewegt.

Auch pubertierende Jungs sind äußerst empfindlich, wenn es um ihre Figur geht. Ein gut gemeintes »So dünn wie du wäre ich auch gern« von Mama versteht der Sohn keineswegs als Kompliment. Es tut ihm weh. In den hormonbedingt schweren Umbruchzeiten ist Zuwendung vom Vater oder anderen männlichen Bezugspersonen besonders wichtig.

Junge Erwachsene: Bei Mama essen oder eigene Wege finden?

In den Jahren nach der Pubertät haben die Männer es allerdings etwas schwerer. Hat die Zeit der Testosteron-Ausschüttung ihren Höhepunkt überschritten, kann zu viel Fettes in Kombination mit schlechten Kohlenhydraten sowie Alkoholisches dafür sorgen, dass der junge Erwachsene mehr weibliche Hormone bildet, die seine Muskeln schwinden und den Energieumsatz des Körpers sinken lassen. Hinzu kommt: Noch heute werden die Aufgaben in der Familie fast immer so verteilt, dass der Sohn später mit Spaghetti, Spiegelei und Fertiggerichten aus der Mikrowelle durchkommt – notfalls, bis er die Frau fürs Leben gefunden hat, die den Küchenjob übernimmt.

Doch beileibe nicht nur junge Männer treibt es so lange zur Nahrungsnotaufnahme an die »Tankstelle Elternhaus«, bis sie für sich entdecken, wie gut es tut, selbst zu kochen. 40 Prozent aller Deutschen kochen aber nie mit frischen, gesunden Zutaten. Vor allem die Jüngeren unter 35 setzen häufig auf Dosenfutter, Fertiggerichte und Fastfood.

Lebensläufe: Feste Partnerschaft macht übergewichtig

Das Statistische Bundesamt ermittelte, dass bei den 20- bis 24-Jährigen hierzulande fast 30 Prozent der Männer und knapp 20 Prozent der Frauen zu viel auf den Rippen haben. Ein halbes Jahrhundert später, im Alter von 70 bis 74, sind knapp 75 Prozent der Männer und 63 Prozent der Frauen im medizinischen Sinne übergewichtig.

Der Familienstand sorgt für gewichtige Unterschiede: Weibliche Singles legen am wenigsten zu. Nur bei einem Viertel von ihnen zeigt die Waage zu viel an; bei sieben Prozent sogar deutlich zu wenig. Am heftigsten trifft's dagegen verheiratete Männer: Fast 70 Prozent von ihnen werden im Laufe ihrer Ehe übergewichtig. Bleiben sie danach allein, ändert sich ihr Essverhalten nicht sonderlich (67 Prozent der verwitweten Männer sind zu dick). Bei den Frauen nehmen »nur« 46 Prozent nach der Hochzeit zu. Wenn sie ihren Ehemann verlieren, wird das mehr: Bei den verwitweten Frauen wiegen 58 Prozent zu viel. Warum das so ist, lesen Sie im nächsten Abschnitt.

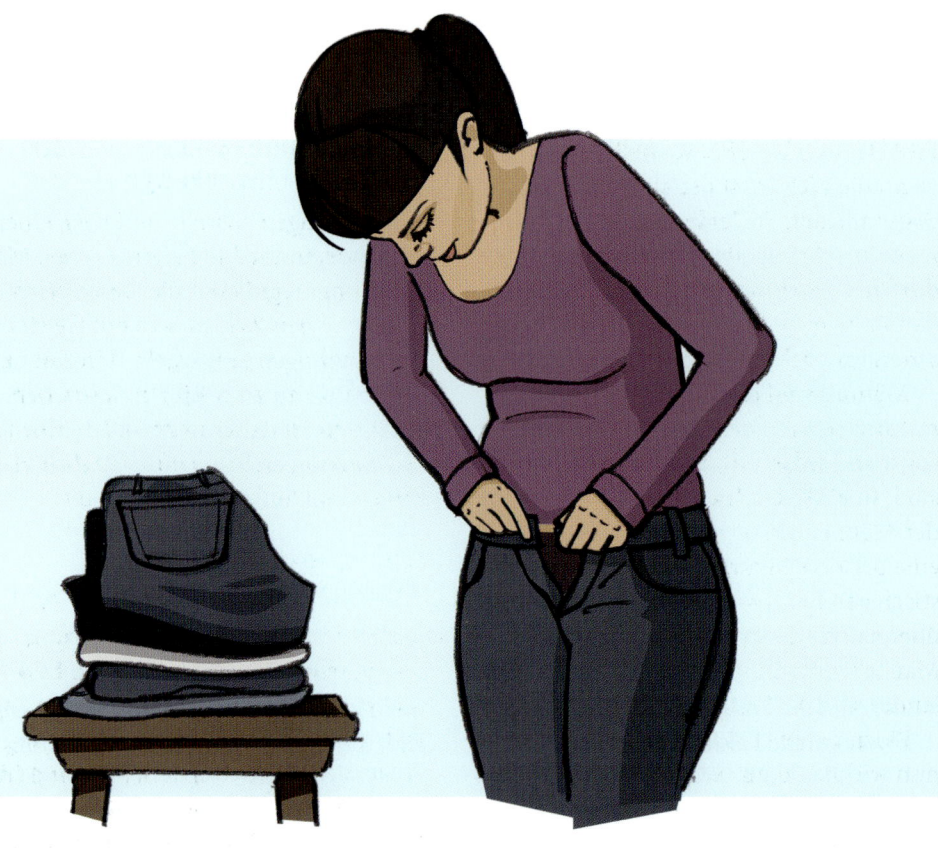

Lebenslange Herausforderungen

Pubertät, Schwangerschaften, Wechseljahre – Hormone haben bei Frauen einen großen Einfluss auf Gewicht und Figur. Doch auch an Männern gehen die Jahre nicht spurlos vorbei.

FRAUEN GERATEN schneller in Panik, wenn die Lieblingshose sich plötzlich enger anfühlt. Sie leiden, wenn die Waage mehr anzeigt, als sie meinen, wiegen zu dürfen. Dazu müssen sie nicht erst ernsthaft übergewichtig werden, oft reichen schon fünf Kilo »zu viel« zum Unglück.

Männer sind da wesentlich toleranter mit sich selbst. Die meisten schätzen sich sogar schlanker ein, als sie tatsächlich sind. In einer Umfrage gaben zwei Drittel der Männer an, sie seien der Meinung, eine perfekte Figur zu haben. Dass statistisch gesehen zwei Drittel aller Männer übergewichtig sind, beweist nur, dass Männer sich selbst gegenüber wohlwollender sind als Frauen.

Doch welche Faktoren sind denn nun wirklich dafür verantwortlich, dass Frauen meist anders zunehmen und abnehmen als Männer?

Die Macht der Hormone: kleine und große Unterschiede

Oft werden die Hormone für die Unterschiede beim Essen und der Gewichtszunahme verantwortlich gemacht. Doch sind wirklich alle Gewichtsprobleme ausschließlich eine Frage der Hormone? Das ist ein wenig wie mit den Genen: Sie spielen eine Rolle, können aber nicht für alles herhalten. Es ist hilfreich, darüber Bescheid zu wissen, wie die Hormone sich im Lauf des Lebens auf Essverhalten und Gewicht auswirken.

Es sind nicht in erster Linie Verstand und Intelligenz, die uns steuern, sondern die Hormone. Sie bestimmen unsere Gemütslage und was im Körper passiert – etwa beim Wachstum, bei der Verarbeitung von Fett oder beim Appetit.

Menstruationszyklus der Frau: Gewichtsschwankungen

In Figurfragen passiert im Leben einer Frau hormonbedingt ziemlich viel. Monat für Monat regulieren die Geschlechtshormone den Zyklus, was mit Gewichtsschwankungen einhergeht. Ein Auf und Ab von bis zu zwei Kilo im Vierwochenrhythmus ist daher normal. Die Hormonschwankungen lösen oft zusätzlich Heißhunger auf Süßes oder Fettes aus.

Schwangerschaften: Wie viel Gewicht bleibt hängen?

Viele Frauen machen die Erfahrung: »Nach jedem Kind wog ich fünf Kilo mehr!« Der weibliche Körper ist so angelegt, dass auch nach einer Entbindung genug Reserven zum Stillen da sind (das war in Zeiten von Hungernöten schließlich sinnvoll). Doch die wenigsten Frauen schaffen es, in der anstrengenden Zeit mit Baby auch noch Sport zu treiben. Wenn das Kleine endlich schlummert, zieht es junge Eltern eher aufs Sofa als ins Fitnessstudio. So bleiben manchmal auch fünf Kilo und mehr für den Rest des Lebens.

Wechseljahre: gleiches Essverhalten, anderes Gewicht

Nach Pubertät und gegebenenfalls Schwangerschaften erleben Frauen eine weitere hormonelle Herausforderung für die Figur: die Wechseljahre. »Ich muss den Kuchen nur noch angucken, und schon hängt er auf den Hüften!« – eine wohlbekannte Klage von Frauen im entsprechenden Alter. Der Hormonhaushalt verändert sich noch einmal grundlegend. Auch bei gleichbleibendem Essverhalten nimmt man im Lauf der Jahre leichter zu.

Die Muskeln verlieren schon ab etwa 40 Jahren rasant an Kraft, wenn sie nicht trainiert werden, und selbst Frauen, die immer eine schlanke Taille hatten, bekommen oft einen kleinen Bauch. Die Beine und der Po werden in dieser Phase dagegen häufig dünner.

Spuren des Älterwerdens bei den »Herren der Schöpfung«

Auch an den Männern ziehen die Jahre nicht spurlos vorbei. Etwa vom 35. Lebensjahr an fällt der Spiegel des Hormons Testosteron immer weiter ab. Das hat unter anderem zur Folge, dass die Muskulatur sehr schnell schwindet, wenn ihr Besitzer nicht daran arbeitet. Wenn's dann auch noch zu gut schmeckt und mehrere Feierabendbierchen zur Routine werden, steigt das Gewicht langsam, aber stetig. Die gute Nachricht: Die Muskeln sprechen in jedem Alter auf Training an. Und mit mehr Muckis steigt auch der Anteil der männlichen Sexualhormone wieder an ...

Auch wenn Männer im Bezug auf ihr Äußeres nicht so streng mit sich selbst sind wie Frauen, legen sie doch zunehmend Wert auf ihr Aussehen. Galt der »Wohlstandsbauch« bei Männern lange als Statussymbol, findet inzwischen ein Umdenken statt. In Umfragen gaben knapp 60 Prozent der Männer an, dass sie gerne gut aussehen möchten. Von einer attraktiven Hülle versprechen Männer sich ein aufregenderes Liebesleben und bessere Karrierechancen.

Gesund sein allein reicht den »Kerlen« heute auch deshalb nicht mehr, weil sie auf dem »Liebesmarkt« zunehmend unter Konkurrenzdruck geraten. Seit Frauen

Birne oder Apfel?

Birnentypen sind meist Frauen, Apfeltypen meist Männer. Es gibt aber auch Ausnahmen. Messen Sie Ihren Taillenumfang im Stehen knapp überm Bauchnabel, ohne die Luft anzuhalten oder den Bauch aufzublähen. Nun messen Sie Ihren Hüftumfang an der breitesten Stelle. Teilen Sie Taillen- durch Hüftumfang. Ist das Ergebnis größer als 1, tendieren Sie zum Apfeltyp; ist es kleiner als 1, sind Sie eher ein Birnentyp.

ihr eigenes Geld verdienen, können sie es sich leisten, bei der Partnerwahl eher aufs knackige Hinterteil des Mannes zu achten, als den besten Versorger zu suchen. Kein Wunder, dass Schönheitschirurgen heute auch männliche Kunden haben. Zum Glück geht es aber auch mit Training statt mit dem Skalpell.

»Birnen« gesünder als »Äpfel«

So oft Frauen sich mit der Problemzone Beine-Po herumärgern – in einem Punkt können sie sich trösten: Ein bisschen mehr am Hinterteil und an den Oberschenkeln ist aus gesundheitlicher Sicht unbedenklich. Die Wissenschaft unterscheidet hier zwischen den sogenannten Apfel- und Birnentypen. Noch salopper gesagt zwischen typisch männlichem Bierbauch wie bei Jonas und »gut verteilten« Polstern wie bei Julia mit einem Schwerpunkt in der unteren Hälfte.

Im Umriss sieht der Apfeltyp aus wie ein schmal gebauter Mann, der einen Riesenapfel am Stück verschluckt hat, während die Frauenlinie sich – wie nach dem Vertilgen einer ganzen XXL-Birne – etwas unterhalb der Körpermitte ausbeult. Weil diese Form von Mutter Natur gewünscht und einst als Reserve für harte Zeiten wie Schwangerschaft und Stillen sinnvoll war, ist sie nicht schädlich. Birnentypen sammeln ihr Fett direkt unter der Haut. Frauen finden das zwar meist nicht gerade schön, dürfen sich aber freuen, dass es gesundheitlich harmlos ist.

Der Kugelbauch mit Polster hingegen kann gefährlich werden. Denn er trifft nicht nur die äußere Hülle, sondern wirkt bei zahlreichen Krankheiten beschleunigend, weil Bauchfett sich auf inneren Organen ablagern kann. Das fördert Entzündungen, schädigt Blutgefäße und erhöht das Risiko für Krankheiten wie zum Beispiel Bluthochdruck, Diabetes oder Herzinfarkt.

Individuelles Fitnesstraining

Die unterschiedliche Fettverteilung bei Frauen und Männern hat Folgen fürs Abnehmen: Auch wenn männliche und weibliche Körper zum großen Teil gleich arbeiten, nehmen sie doch – unabhängig von den Essensvorlieben ihrer Besitzer – auf unterschiedliche Weise zu und ab.

Der kleine Triumph, den Frauen mit Fettpolstern an Beinen und Po haben, wird damit schnell wieder aufgehoben. Denn beim Sporteln brauchen Mädels eine größere Frustrationstoleranz. Bis Erfolge sichtbar werden, müssen sie mehr tun, länger aktiv sein und vor allem mehr Geduld haben. Weil ihr Körper gerne

Sicherheitsdepots an den für die inneren Organe ungefährlichen Stellen Beine und Po anlegt, sind diese hartnäckig. Das kann für Frauen, die noch an Crash-Lösungen wie »Zehn Kilo in zehn Tagen« glauben, sehr ernüchternd sein.

Männer mit dünnen Beinen und ausgeprägten Naschplautzen dürfen hier frohlocken: Bauchfett wird man leichter wieder los als Fett an Hüften und Po. Der Waschbrettbauch kann fix wieder da sein, wenn die darüberliegende »Wäsche« erst einmal verschwunden ist.

Mit den individuellen Fitnesseinheiten in unserem Sechs-Wochen-Programm trainieren Frauen wie Männer ganz gezielt, um die hartnäckigen Fettpolster an den typischen Stellen abzubauen.

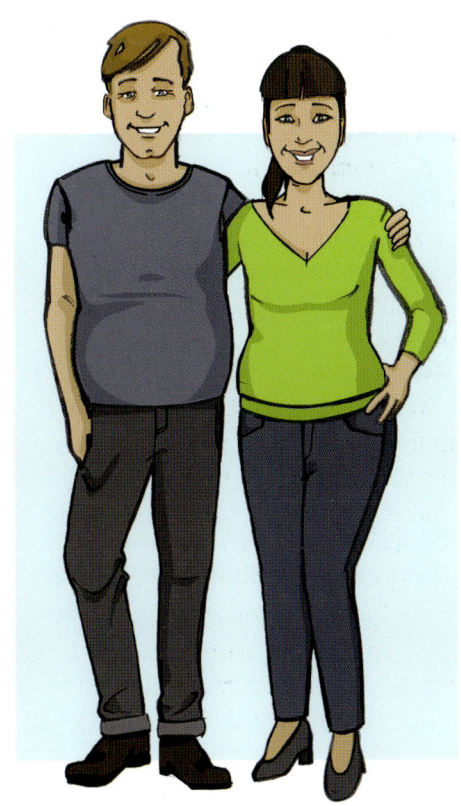

Schneller Stressabbau: Essen entspannt, aber nur vorübergehend

An einer gezielten Stressverarbeitung kommt niemand vorbei, der im Alltag zahlreiche Aufgaben zu bewältigen hat und trotzdem langfristig besser essen und gesünder leben möchte. Auch hier haben Frauen es schwerer: Sie vertilgen häufiger Ungesundes, um den Druck etwas zu mildern. Die Kombination »süß und fett« eignet sich dafür besonders gut, denn sie vertreibt trübe Gedanken und entspannt. Ein Erbe unserer Vorfahren, die bereits wussten, dass eine solche Mahlzeit besonders gut geeignet ist, um lebenswichtige Reserven anzulegen.

Das gute Gefühl hält allerdings nicht lange an, denn das schlechte Gewissen nach einem solchen Naschanfall führt in der Regel zu mieser Laune, die dann wiederum neuen Trost verlangt.

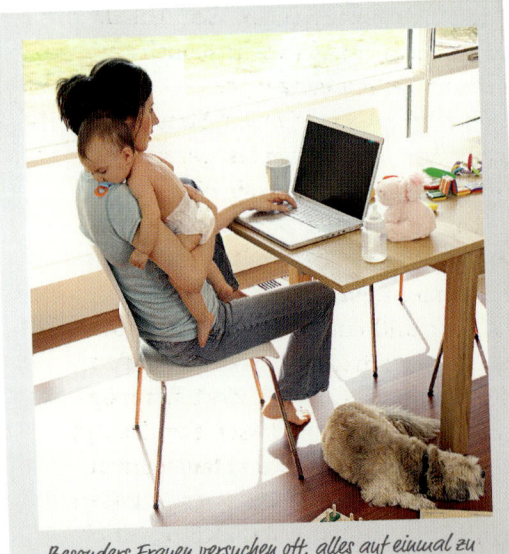

Besonders Frauen versuchen oft, alles auf einmal zu machen. Pflichtbewusstsein ist auch schön und gut – doch es sollte auch Zeit zum Relaxen bleiben!

Wissenschaftler fanden heraus, dass traurige Erlebnisse, Ängste und Stress sowie die Mehrfachbelastung zwischen Kindern, Ehe, Haushalt und Beruf Frauen häufiger als Männer dazu treibt, alle Essregeln kurzerhand über Bord werfen.

Männer hingegen gestehen sich deftiges Essen ohne schlechtes Gewissen zu. »Das habe ich mir verdient nach all dem Stress. Jetzt brauche ich was Kräftiges für die Nerven.« Es gelingt ihnen sogar, ihre Laune noch zu steigern, indem sie sich mit etwas besonders Gutem belohnen. Der Vorteil: Sie sind danach satt und zufrieden – mit sich und der Welt. Der Stress lässt tatsächlich ein wenig nach. Und sie hören meist rechtzeitig auf zu essen, weil sie nicht aus Frust, »gesündigt« zu haben, immer weiteressen.

Feierabend: Stress, lass nach!

Eine Studie aus Schweden ergab: Geht der männliche Mitarbeiter einer Firma nach einem anstrengenden Arbeitstag nach Hause, entspannt er sich ganz locker, sobald die Wohnungstür hinter ihm zufällt. Kommt die Mitarbeiterin nach dem gleichen Acht-Stunden-Tag heim, sinkt ihr Stresslevel keineswegs. Denn da wartet die nächste Schicht: Einkaufen, Aufräumen, Kinder, Küche und Co. Frauen sind also viel häufiger fast rund um die Uhr im Stress als Männer. Da hilft es wenig, wenn der aufmerksame Partner vorschlägt: »Schatz, entspann dich doch auch mal.« Hilfreicher wären eine gerechtere Arbeitsteilung, gelegentliche Auszeiten für beide und professionelle Entspannungsmethoden. Im Sechs-Wochen-Programm ab Seite 61 erfahren Sie, wie das funktionieren kann.

Und wieder die Hormone ...

Nicht nur im Lebens-, sondern auch im Tagesverlauf spielen die Hormone eine große Rolle. Geraten wir unter unangenehmen oder richtig bedrohlichen Druck, schaltet der Körper ein Soforthilfe-Programm ein: Das Stresshormon Cortisol wird ausgeschüttet. Es stellt in Sekundenschnelle Energie zur Verfügung.

Stresshormone gehören – normal dosiert – zum Alltag. Wie andere Botenstoffe hat auch Cortisol feste Aufgaben: Etwa zwei Stunden nach Mitternacht beginnt sein Pegel zu steigen, sodass er morgens zum Aufstehen seinen Höhepunkt erreicht und sich im Laufe des Tages wieder abbaut. Das hilft, das tägliche Pensum zu schaffen und auch mit Belastungen fertigzuwerden.

Kritisch wird es, wenn die Belastungen nicht mehr nachlassen. Dann produziert das Gehirn Stoffe, die den Cortisolspiegel nicht nur bei akuter Gefahr nach oben treiben, sondern ihn dauerhaft hochhalten. Die Konzentrationsfähigkeit lässt dadurch nach, das Immunsystem wird geschwächt. Die Zellregeneration und andere wichtige Vorgänge funktionieren nicht mehr. Weil Cortisol dabei Zucker und Fett ins Blut »spült«, treibt es den Insulinspiegel nach oben, was wiederum den Hunger auf entsprechend süßes und fettes Frustessen weckt. Zudem durchfluten Schokolade oder Pommes den Körper regelrecht mit dem Gefühl »Ahhh, das ist genau das, was mir jetzt hilft.« Die Bauchspeicheldrüse schüttet mehr Insulin aus, was wiederum für einen höheren Tryptophan-Spiegel im Gehirn sorgt. Dort wird Tryptophan dann in das Glückshormon Serotonin verwandelt.

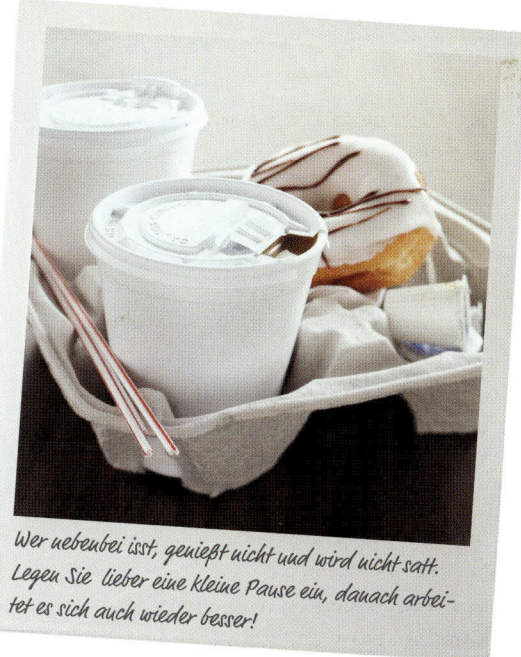

Wer nebenbei isst, genießt nicht und wird nicht satt. Legen Sie lieber eine kleine Pause ein, danach arbeitet es sich auch wieder besser!

Das Serotonin verbreitet ein Rundum-Wohlgefühl, was uns kurzfristig hilft, langfristig aber dick macht. Denn das schnelle Hineinstopfen von Schokolade und Co führt ebenfalls sehr schnell zur nächsten Heißhungerattacke.

Jeder Mensch reagiert auf Stress anders. Manche kriegen fast gar nichts Essbares herunter, wenn sie nicht mehr wissen, wo ihnen der Kopf steht. Andere stopfen sich regelrecht voll, wenn der Druck unerträglich wird. Das ist bei Männern und Frauen ähnlich. Dennoch leiden Frauen häufiger unter einem dauerhaft erhöhten Cortisol-Wert. Ein möglicher Grund: Männer lassen eher Dampf ab, indem sie aggressiv und laut werden, sich aufregen und es dann gut sein lassen. Dabei wird das Cortisol im Körper rasch wieder abgebaut. Frauen dagegen schlucken oft herunter, was sie bedrückt, da sie sich keine Blöße geben wollen.

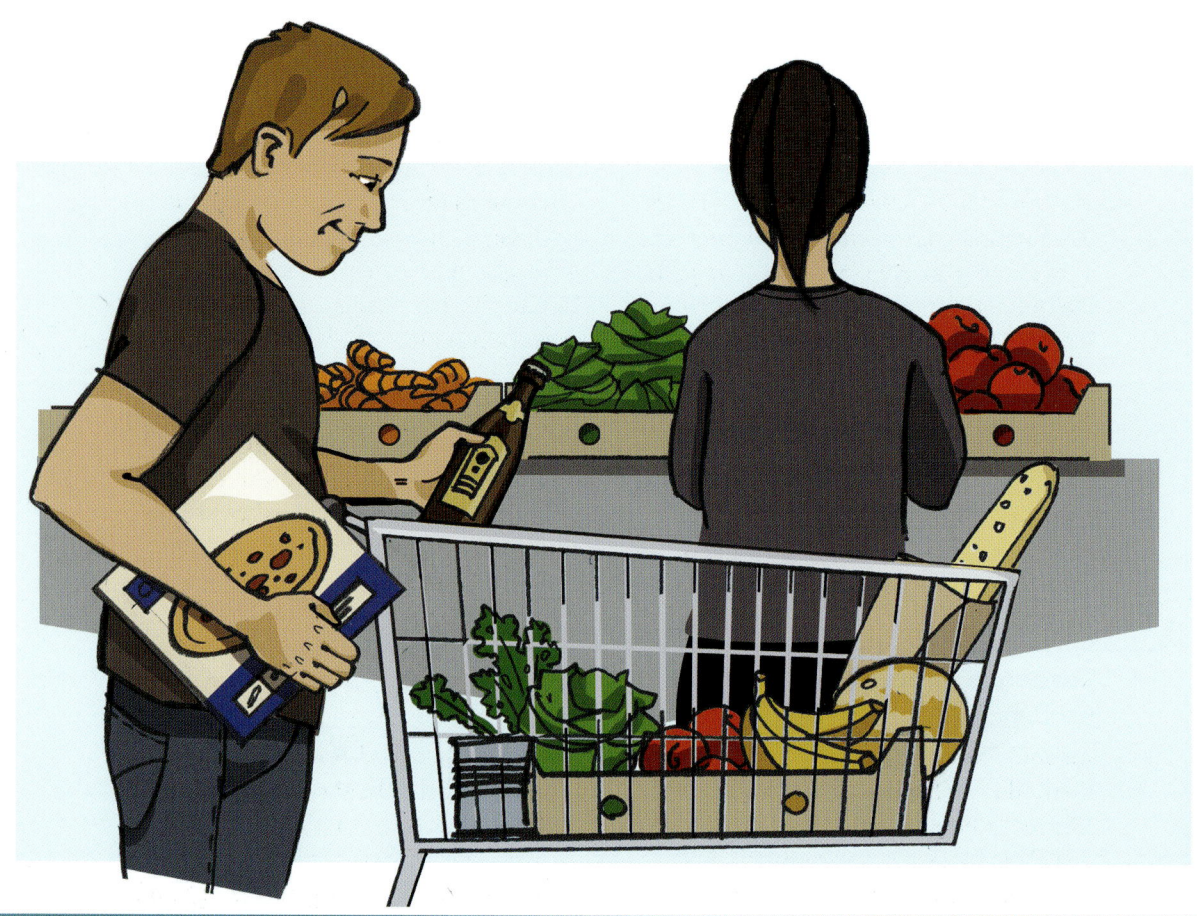

Der Feind in meiner Wohnung

Vorsicht vor Saboteuren im eigenen Haus. Bevor Mann und Frau zum schlanken Dreamteam werden, sollten sie die typischen Stolperfallen auf dem Weg zum Erfolg durchschauen und beim Abnehmen zu zweit nicht länger gegeneinanderarbeiten.

WENN EIN PAAR voller guter Vorsätze beschließt, im Doppelpack von ungesund auf gesund umzusteigen, liegt so manche Stolperfalle auf dem Weg. Könnte man auf sich allein noch ganz gut aufpassen, muss man »im Doppelpack« zusätzlich noch besonders darauf achten, nicht gemeinsam fröhlich in die Falle hineinzutappen. Denn wenn es an die Umsetzung der guten Vorsätze geht, warten ein paar wirklich fiese Fallen, die im Doppelpack teils schwieriger zu bewältigen sind als im Alleingang.

Crash-Diäten: Mal schnell schlank werden?

Zu den Crash-Diäten zählt jede Abnehmmethode, bei der ein Mensch seinem Körper radikal Kalorien entzieht. Für den Körper bedeutet das schlicht und ergreifend: Hungersnot. Also fährt er alle Programme auf, die helfen, diese Not entweder zu vermeiden oder – wenn tatsächlich trotz aller Interventionen des inneren Schweinehunds nichts Essbares mehr kommt – die harte Zeit mit möglichst wenig Schaden zu überstehen.

Setzt der Schweinehund sich durch, wird jedes Hungerloch im Magen mit einer Extraportion Essen gestopft, sobald etwas Kaubares in Sicht- oder Riechweite auftaucht. Das heißt: Der Mensch hat nach der Schmacht- und Schlachtphase mehr im Bauch, als er sonst in seinem ganz normalen Essensrhythmus zu sich genommen hätte. Er (oder meistens sie) nimmt also zu statt ab.

Wird der Hunger dagegen nicht gedämpft, hat der Körper noch mehr Notfallprogramme auf Lager. Er vermindert die Abgabe von Körpertemperatur über die Hautoberfläche und beginnt schließlich die Muskeln, also unsere wichtigsten Kalorienfresser, abzubauen. Nach jeder Diät ist also weniger Muskelmasse vorhanden, und der Grundumsatz bleibt dauerhaft niedrig, sodass wir schneller wieder zunehmen. Der gefürchtete Jo-Jo-Effekt hat sich eingestellt.

Die meisten Frauen, die sich regelmäßig mit Diäten plagen, haben schon mindestens einmal versucht, ihren Partner zum Mitmachen zu überreden – in der stillen Hoffnung, dass es dann besser klappt. Nach vier Wochen Weihnachtszeit, in der die eigene »Füllgrenze« immer wieder überschritten wurde, erklärt sich auch so mancher Mann bereit, die Nahrungsaufnahme ebenfalls zu reduzieren, wenn die Feiertage endlich vorbei sind. Das sagt ein Jonas natürlich leicht, während er die Weihnachtsgans vertilgt und – Julias Mutter zuliebe – auch noch dafür sorgt, dass der gute Marzipanstollen verschwindet, bevor den nach Silvester niemand mehr will. Ob er später beim ersten Magenknurren immer noch so kooperativ ist, wird sich zeigen.

Urlaub: In den paar Wochen rausholen, was geht

Wenn Julia und Jonas in den heiß ersehnten Sommerurlaub reisen, wird das natürlich von langer Hand geplant und vorbereitet. Julia hungert sich hin (die Bikini-Figur!), Jonas sieht vor allem die praktische Seite und hat sich trotz Julias Bedenken für »Alles inklusive« entschieden (»Das ist praktischer«). Das fördert nicht gerade die Zurückhaltung. Diverse Buffets sind den ganzen Tag geöffnet. Damit die Investitionen sich rechnen, muss so viel wie möglich gefuttert werden. Natürlich hat Julia zu Hause wieder einmal beschlossen, vor allem das gute Obst zu nutzen und abends nur mal einen Salat zu nehmen (zu Hause macht ihr schließlich niemand solche Delikatessen). Doch erstens quengelt Jonas, dass es ihm keinen Spaß macht, wenn Julia nur Grünzeug knabbert. Zweitens kann sie dann doch nicht all den fetten oder süßen Köstlichkeiten widerstehen, die da zur Auswahl stehen.

Spätestens am zweiten Urlaubstag kapituliert Julia: Abnehmen kann sie ja schließlich auch zu Hause.

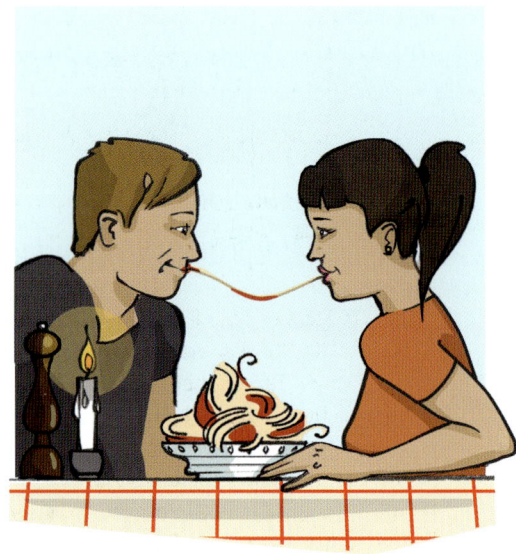

Feiern zu zweit: Wehe, wenn einer nicht will

Ob Geburtstag, Hochzeitstag, Kennenlerntag, Verlobung, Zum-ersten-Mal-gesehen-Tag, Willkommensmahl nach der Geschäftsreise – Paare haben viele Anlässe zum Feiern, und jeder einzelne birgt Gefahren. Denn immer wenn beide feierlich zusammenkommen, muss auch gegessen werden. Das ist bei Jonas und Julia nicht anders. Schließlich darf einer den anderen nicht hängenlassen. So etwas wie den Hochzeitstag vergessen ist schon schlimm. Aber sich sagen lassen »Früher haben wir doch immer zusammen Spaghetti gekocht. Das war toll« oder »Weißt du noch, wie schön es war, als du mich jeden Sommer zum Italiener eingeladen hast?« – das kommt einer Anti-Liebeserklärung gleich. Denn es bedeutet: »Heute ist das mit dir und deinem Gesundheitsfimmel nicht mehr romantisch.«

Natürlich würde es auch anders gehen, etwa wenn Jonas für Julia Spaghetti kocht – so wie damals. Aber diesmal weniger Nudeln, dafür mit einer leckeren Gemüsesauce. Aber nicht immer klappt das, denn gerade an Feier-Tagen sieht Jonas vielleicht nicht ein, dass er mit Sahne, Speck und Nudeln »knausern« soll.

Kochen für zwei: Bin ich in der Küche nicht gut genug?

Kaum jemand hat einen Sternekoch zu Hause beziehungsweise einen Partner oder eine Partnerin, der oder die Zeit im Überfluss hat und nichts lieber macht, als sich mehrmals täglich an den Herd zu stellen und ebenso gesund wie lecker und abwechslungsreich zu kochen.

Auch spielen sich nach einer gewissen Zeit des Zusammenlebens Gewohnheiten ein, zum Beispiel: Einer kocht immer, der andere nie. Einer kocht im Alltag, der andere am Wochenende. Jeder ist mal dran, und das Paar kocht abwechselnd. Oder der Küchendienst wird so verteilt, wie es sich gerade ergibt.

Solokünstler

NICHT MECKERN, SONDERN SELBST AUFRAFFEN

Ob beim Essen oder Bewegen – Partner sollten an den anderen die gleichen Ansprüche stellen wie an sich selbst.

Wenn Ihr Partner oder Ihre Partnerin beim Projekt Abnehmen nur Zuschauer oder passiver Teilnehmer ist, hat er oder sie möglicherweise gar keine Ahnung, mit welchen Schwierigkeiten Sie zu kämpfen haben. Vereinbaren Sie mit Ihrem Partner oder Ihrer Partnerin deshalb von Anfang an, wie Sie sich als Paar im Konfliktfall verhalten werden. Der wichtigste Grundsatz dabei lautet: Fehler sind kein Weltuntergang und erst recht kein Grund, alles wieder abzublasen. Für den Partner gilt der gleiche Anspruch, den Sie auch an sich selbst stellen: Wenn mal etwas nicht so läuft wie geplant, bringen Vorwürfe vom Partner (»Wie konntest du bloß die ganzen Kekse aufessen?«) genauso wenig wie Selbstbeschimpfungen. Stattdessen sind konstruktive Lösungen gefragt. Zum Beispiel solche:

• Einmal über die Stränge geschlagen und viel zu viel gegessen? Macht nichts. Die nächste Mahlzeit wird dafür etwas leichter. Wenn der Partner mitmacht, umso besser.

• Der innere Schweinehund hat sich durchgesetzt und Sie haben das Bewegungsprogramm ausfallen lassen? Nicht schlimm, wenn es dafür morgen stattfindet. Wie wäre es, wenn der Partner sich im gleichen Zeitraum auch zu etwas aufrafft, das ein bisschen Überwindung kostet – zum Beispiel mal im Keller aufräumen, die Wäsche machen oder eine Runde bügeln?

Dabei schleichen sich oftmals kleine Machtspiele ein: Wenn Jonas zum Beispiel nicht essen will, was Julia kocht, dann ist sie beleidigt und schwört Rache bei der nächsten Mahlzeit. Sie mäkelt dann ebenfalls an seinen Kochkunstwerken herum, lässt demonstrativ stehen, was sie für missraten hält, und bedient sich anschließend aus der Kekstüte oder verdrückt zwei Brote mit Nussnugatcreme (»Irgendwas muss ich ja schließlich essen«).

Rücksichtvolle Paare dagegen meiden solche Konflikte und essen immer artig auf, was der andere auf den Tisch stellt – bis Topf und Schüssel leer sind. Das liefert ihnen schließlich als Nebeneffekt eine prima Ausrede, um bei den Mahlzeiten guten Gewissens ein bisschen mehr zu nehmen und die Schuld an überflüssigen Pfunden gegebenenfalls dem anderen unterzuschieben: »Meine Liebste kocht so gut, da ist es doch kein Wunder, dass ich so dick bin.«

Bewegung: »Ich mach mich doch nicht zum Affen«

Für Julia und Jonas ist es keineswegs selbstverständlich, dass sie in Sachen Bewegung an einem Strang ziehen, obwohl eigentlich beide mehr tun wollen. Wenn Jonas beim gemeinsamen Joggen zu schnell läuft, verliert Julia sofort die Lust (»Ich will doch nicht schnaufend hinter ihm herhetzen«). Möchte er sie dann motivieren (»Na los, die letzten Meter sprinten wir«), dreht sie um und geht nach Hause (»So was Blödes, der ist doch nicht mein Trainer«). Bei Julias Zumba-Fitness-Kurs fühlt Jonas sich wiederum reichlich dämlich, weil er die Schrittfolge nicht hinkriegt und dauernd von der Trainerin korrigiert wird. Auch ein gemeinsamer Tanzkurs endet im Desaster. Beim Schwimmen oder Radfahren finden beide ebenfalls keinen gemeinsamen Rhythmus, und so sitzen sie an ihren Abenden lieber auf dem Sofa. Denn da herrscht wenigstens Ruhe, wenn man sich einmal auf den kleinsten gemeinsamen Nenner, das Fernsehprogramm, geeinigt hat.

Einkaufen: Schmuggelei im Supermarkt

Julia und Jonas haben bisher die Frage »Wer kauft ein?« partnerschaftlich gelöst. Sie fuhren am Wochenende gemeinsam in den Supermarkt, und wenn zwischendurch etwas fehlte, musste derjenige los, der es vermisste.

In Zeiten guter Vorsätze wird die eingespielte Routine jedoch ziemlich empfindlich gestört: Während sonst jeder das in den Einkaufswagen gelegt hat, was ihm wichtig war, geht's ab jetzt nicht mehr ohne kritisches Nachfragen: »Musst du unbedingt jedes Mal wieder Schokolade kaufen?« – »Brauchst du wirklich jeden Abend dein Bier?« – »Du weißt doch, dass ich diese fetten Würstchen nicht mag!« – »Wieso hast du den Kuchen in den Korb gelegt, wir bekommen doch keinen Besuch, oder?« Jeder muss sich vor dem anderen rechtfertigen, und das nervt auf Dauer.

Es gibt noch eine andere Variante dieser Paar-Falle: Julia und Jonas zum Beispiel lieben sich so sehr, dass sie dem anderen möglichst oft etwas Gutes tun wollen. Deshalb lässt Jonas, wenn er mal allein einkaufen geht, geschmeidig drei Stracciatella-Sahnejoghurts in den Einkaufswagen gleiten, die Julia so mag …

Naschen: Langeweile ist so ansteckend

Der Feierabend schleppt sich so dahin. Jonas und Julia haben ihr gemeinsames Abendessen schon hinter sich. Nun hocken sie zusammen auf dem Sofa und überlegen, was sie mit dem Rest des Tages anfangen könnten. Noch mal losziehen und etwas erleben? Nee, dafür sind beide viel zu müde. Im Fernsehen kommt auch nichts wirklich Interessantes. Aber was dann? Einfach ein bisschen herumzappen und mal gucken, ob sich nicht doch noch etwas findet? Weil ihnen nichts Besseres einfällt, entscheiden Julia und Jonas sich für diese Lösung. Leider fehlt dabei ein bisschen der Kick. Als Jonas beschließt, noch etwas Essbares zu holen, ist es auch um Julias Diätpläne geschehen. Mümmeln gegen Langeweile ist leider besonders ansteckend. Die nächste Paar-Essfalle schnappt zu.

Kinder

SCHON DIE KLEINEN WERDEN IMMER DICKER

Ernährungsbedingte Krankheiten treffen heute längst nicht mehr nur Erwachsene.

Dank medizinischer Fortschritte und immer neuer Erkenntnisse über die kindliche Entwicklung müssten die Kids von heute eigentlich gesünder denn je sein. Doch das ist nicht so. Verhaltensstörungen, Allergien, Depressionen, Kopfschmerzen, Rückenprobleme und Übergewicht oder Magersucht – vieles, was sich früher erst in späteren Lebensjahren bemerkbar machte, trifft heute schon Kinder. Vor allem ernährungsbedingte Probleme haben in den letzten Jahrzehnten stark zugenommen. Heute sind in Mitteleuropa mehr als 30 Prozent aller Mädchen und Jungen übergewichtig. Arterienverkalkung, Bluthochdruck oder Diabetes Typ 2 (auch Altersdiabetes genannt!): typische Erwachsenenkrankheiten treffen bereits Jugendliche.

Im Elternhaus werden die Grundlagen für später gelegt. Wenn Mütter und Väter selbst nicht auf einen gesunden Lebensstil achten, dürfen sie sich nicht wundern, wenn ihre Kinder alles übernehmen, was sie zu Hause mitkriegen: Schlechtes Essen, zu wenig Bewegung, ein Tag ohne Struktur und feste Mahlzeiten, dafür mit einer ungesunden Mischung aus Stress und innerer Leere. Achten Sie auch bei Ihren Kindern auf einen artgerechten Lebensstil. Unsere Vorfahren haben sich als Jäger und Sammler in der Evolution durchgesetzt: körperliche Anstrengung, eine jeden Tag aufs Neue erkämpfte Ernährung ohne jedes Zuviel, ein Lebensrhythmus zwischen beständiger An- und Entspannung, zwischen Powern und Chillen.

Während Erwachsene sich oft dazu aufraffen müssen, haben Kinder noch einen starken Bewegungsdrang. Sie düsen ab, sobald sie laufen können, und bauen dabei spielend Muskeln auf. Vom Krabbler über die Grundschulzeit bis in die Pubertät profitiert jedes Kind von wenigen, aber klaren Regeln:
• Drei feste Mahlzeiten und zwei Snacks zwischendurch (einer vormittags, einer nachmittags) gehören zum Alltag. Auch Kinder können und sollen zweistündige Esspausen aushalten.
• Mindestens einmal am Tag kommt die ganze Familie am Tisch zusammen. Dann gibt es Selbstgekochtes, Fertigessen nur im Ausnahmefall.
• Süßigkeiten, Kuchen, Fastfood, Limonaden, Säfte und Fruchtsaftgetränke sind nicht verboten, gehören aber nicht selbstverständlich zum Alltag, sondern sind seltene Ausnahmen.
• Die »Bildschirmzeit« ist täglich begrenzt auf eine halbe Stunde. Danach ist wieder Bewegung angesagt.

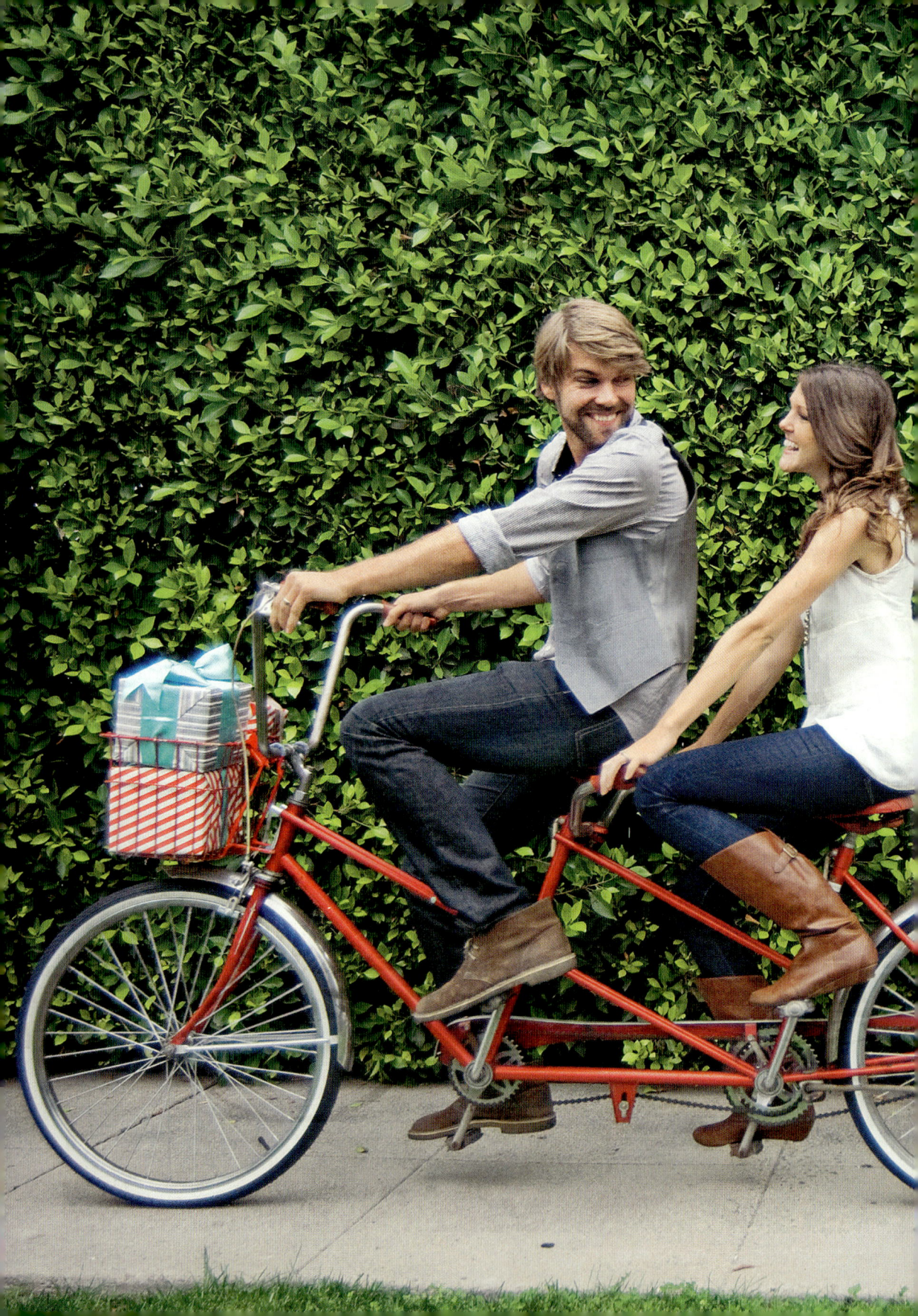

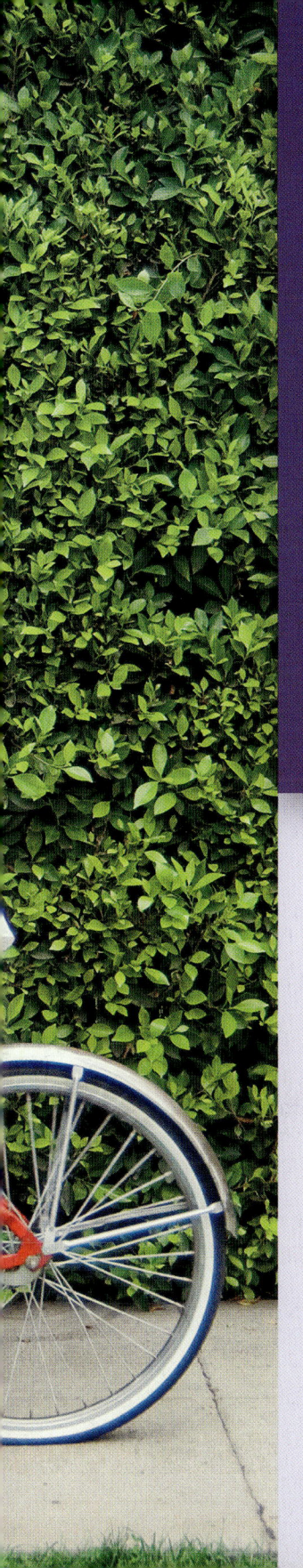

Wir sind dann mal schlank

Das bewährte Abnehmkonzept: perfekt für Paare

Besser essen, sich mehr bewegen, Gewohnheiten in kleinen Schritten verändern und motiviert dranbleiben: die Wir-sind-dann-mal-schlank-Methode nimmt Rücksicht auf die unterschiedlichen Bedürfnisse von Frauen und Männern, setzt aber auf **Erfolge im Doppelpack.** *Ganz nach dem Motto: Gemeinsam is(s)t besser.*

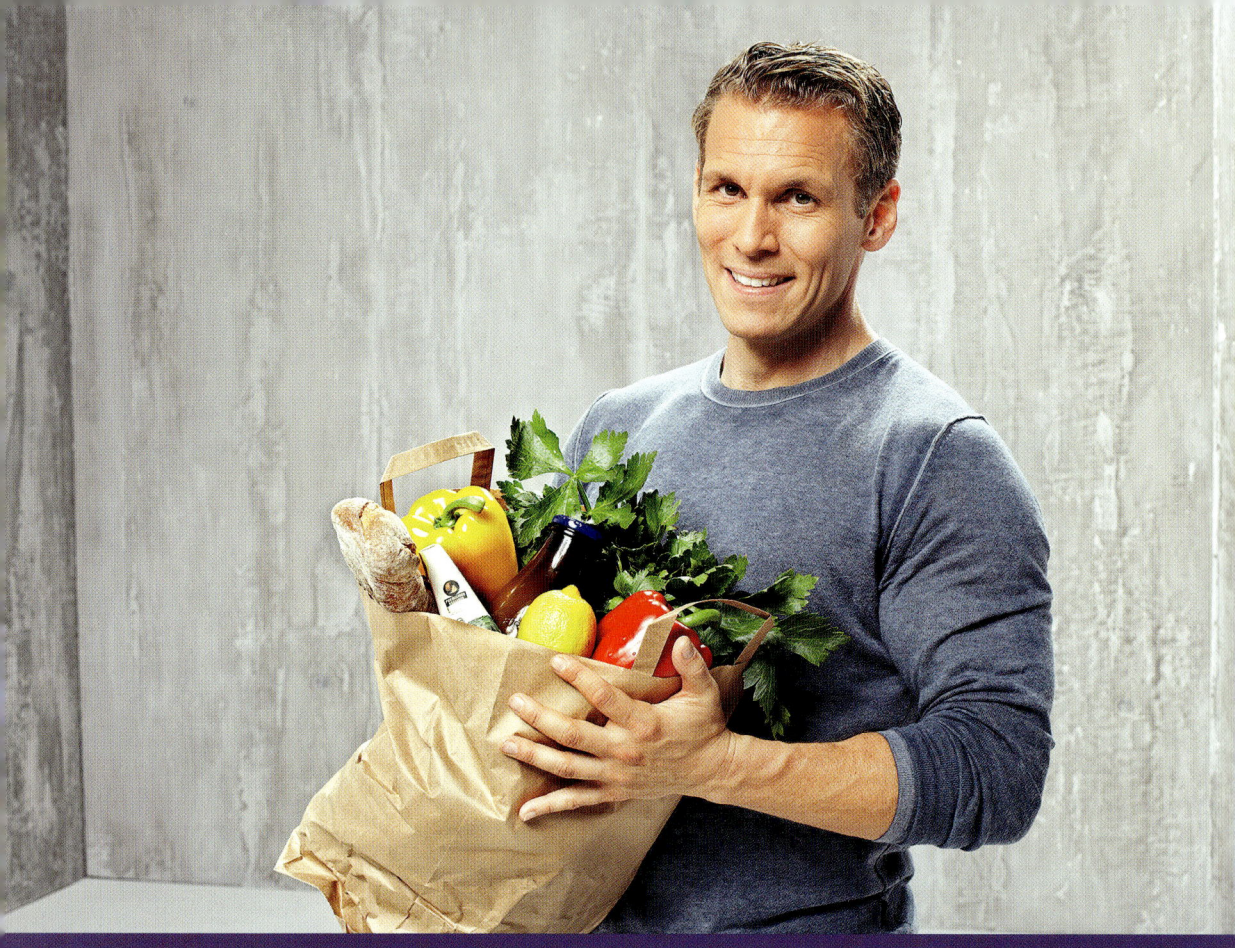

Sie dürfen essen, was Sie wollen ...

... nur nicht immer. Machen Sie sich die Umstellung leicht, indem Sie erst einmal auf nichts verzichten, aber Ihren gemeinsamen Essensrhythmus so umstellen, dass Sie optimal Fett verbrennen. Die Ernährungs-Uhr hilft dabei.

JONAS' JA-WORT kam nicht so freudig wie damals auf dem Standesamt. Als er seiner Angebeteten bei der Hochzeit sein Versprechen gab, war das zwar mächtig aufregend, doch Jonas sah keine Nachteile, zumindest nicht in absehbarer Zeit. Und was danach kommen würde – na ja, wer kann schon in die Zukunft blicken? Dass Julia ihm jetzt, zehn Jahre später, noch einmal ein eindeutiges Ja abringen würde, ahnte er seinerzeit nicht. Doch Julia machte Druck. »Es muss endlich etwas geschehen. So kann das doch nicht weitergehen.«

Das sind Sätze, die Männern Angst machen. War sie nicht mehr zufrieden mit ihrer Beziehung? Ihm fiel kein Grund dafür ein. Es lief doch alles gut. Fand er. Julia eigentlich auch – wenn nur dieses ewige Gewichtsgenerve nicht wäre. Das Unwohlsein beim Gang auf die Waage. Das heimliche Naschen mit schmerzlicher Reue. Besserung geloben und es dann doch wieder nicht schaffen. Der Frust in der Kaufhaus-Umkleide, wenn die Traumhose nicht zugeht.

Für Jonas war das alles nicht so dramatisch. Er sortierte einfach aus, was ihm zu eng geworden war, und kaufte sich dann neue Klamotten – alle paar Jahre eine Größe größer.

Die Ernährungs-Uhr: Immer wissen, was man essen darf

Weniger essen? Endlich wieder Sport treiben wie früher in der Schulzeit? Etwas gegen das ständig steigende Gewicht tun? Nö, das ist nicht so sein Ding, sagt Jonas. Er weiß ja von Julia und ihren dauernden Diätversuchen, wie es sich auf die Stimmung auswirkt, wenn man drei Tage lang nur Natur-Buttermilch trinken darf oder eine Woche lang nur Suppe löffeln soll. Am ersten Tag danach ist tatsächlich etwas Gewicht weg, am vierten hat man aber mehr als vorher drauf.

Kein Totalumbau – du musst dich nur ein bisschen ändern

Dieses Mal will Julia ihren Jonas mit neuen Argumenten verführen: »Schatz, du darfst alles essen – nur nicht immer.« Dieser Satz lässt ihn aufhorchen. »Du musst dich nicht total verändern – nur jede Woche ein bisschen.« Klingt auch nicht schlecht, findet Jonas und willigt schließlich ein: »Ja, ich will – aber nur, wenn's nicht zu hart wird.«

»Das hast du selbst in der Hand«, flötet Julia und pinnt ein Poster an die Kühlschranktür: die Ich-bin-dann-mal-schlank-Ernährungs-Uhr. An ihr können beide immer wieder ablesen, was zur Stunde bedenkenlos gegessen werden darf und was eher nicht, sodass man nicht groß diskutieren muss.

Die Ernährungs-Uhr basiert auf den Regeln der Ich-bin-dann-mal-schlank-Methode, die vor allem durch die Reduzierung der Kohlenhydrate im Laufe des Tages effektiv und nachhaltig Pfunde purzeln lässt, ohne dass Hungergefühle aufkommen. Regelmäßige Bewegung (mit Schwerpunkt Muskelaufbautraining) und mentale Unterstützung durch das langsame Verändern von Gewohnheiten ergänzen das Programm.

Die Einbeziehung des Partners oder der Partnerin und gegebenenfalls der Kinder macht aus der bewährten Ich-bin-dann-mal-schlank-Methode das neue Wir-sind-dann-mal-schlank-Programm.

Die Ich-bin-dann-mal-schlank-Ernährungs-Uhr

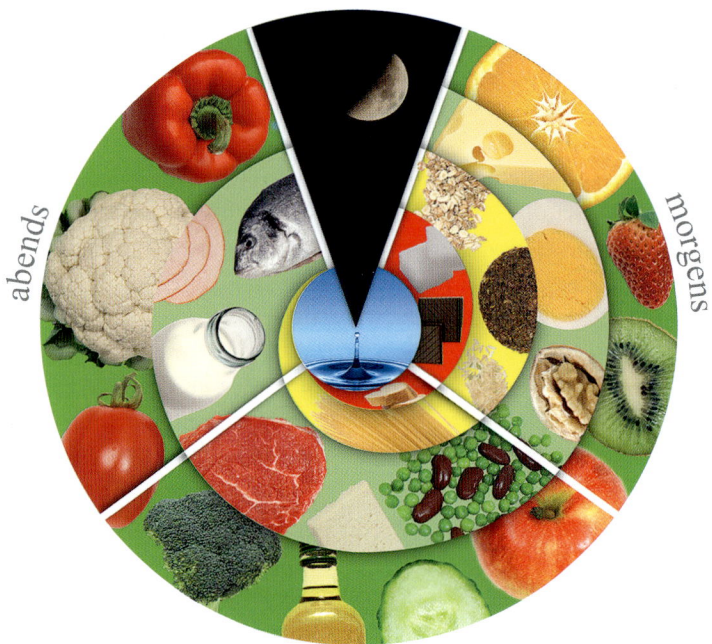

abends

morgens

mittags

Gruppe 1: Gemüse, Obst, Öl
- Gemüse, Salat und Obst: alle Sorten
- Öle und Gewürze: Lein-, Oliven-, Raps- und Walnuss-Öl/alle Gewürze (mäßig Salz)

Gruppe 2: Eiweiß
- Ei, Milchprodukte (mager, natur), Frischkäse/Käse bis 20 Prozent Fett i. Tr.
- Fisch: Seefisch aus Wildfang
- Fleisch: magere Stücke; bei Aufschnitt Lightprodukte wählen; Geflügel ohne Haut; Wild
- Hülsenfrüchte: alle Sorten
- Sojaprodukte
- Nüsse

Gruppe 3: Gute Kohlenhydrate
- Getreide: alle echten Vollkornprodukte, kurz gegarte Kartoffeln, Hirse, Naturreis

Gruppe 4: Schlechte Kohlenhydrate
- Getränke: gesüßte Getränke, Milchmischgetränke, Obstsaft, Smoothies
- Getreide: alles aus weißem Mehl, Cornflakes, Frühstückscerealien/Müsli auf Maisbasis/mit Zucker, Mehl unter Typ 1050, polierter Reis
- Kartoffelprodukte: Bratkartoffeln; Kartoffelbrei, Chips, Pommes frites
- Süßes: Eis, Fruchtjoghurts und -quark, Fertigdesserts, Marmelade, Süßigkeiten, Schokolade, Süß- und Zuckeraustauschstoffe, Trockenobst, alle Zuckerarten

Gruppe 5: Getränke
- Gemüsesäfte, Tee (ungesüßt), Wasser (still und halbstill)

Mehr dazu finden Sie im Internet unter www.ich-bin-dann-mal-schlank.de.

Jonas wirft einen ersten Blick auf das Poster mit der Ernährungs-Uhr: Haferflocken, ein Apfel, ein Blumenkohl und ein Fisch. Käse, eine Scheibe Apfelsine, Bohnen und Erbsen, ein Stück Fleisch und Wurstscheiben (immerhin!), Milch. Nur in der Mitte stapeln sich tatsächlich zwei Stücke Zucker, ein Mini-Weißbrot und zwei sehr dunkle Schokoladenquadrate. »Wo sind denn Pommes, Burger, Pizza?«, fragt Jonas argwöhnisch.

»Die stecken da auch drin«, tröstet Julia, »nur anders kombiniert.« Sie zeigt – pädagogisch wertvoll – auf die Mitte der Ernährungs-Uhr: »Da ist Weißbrot, und hier im unteren Bereich ist das Fleisch. Dein geliebter Burger ist ja nichts anderes als eine Kombination aus Weißbrot, Fett und Fleisch. Das darfst du weiterhin essen, nur nicht zusammen.«

Jonas schluckt. Er wusste ja, dass es einen Haken gibt. Als Nächstes wird Julia sagen, dass Pommes nichts anderes als Kohlenhydrate mit Fett sind, und wenn er dann demnächst Pommes will, wird er mittags Pellkartoffeln bekommen und darf sich das Fett zum Frühstück gönnen. Alles klar – und dazu hat er ja gesagt!

Julia kennt ihren Liebsten gut genug, um ihm seine Zweifel anzusehen. »Denk nicht zu lange über alles nach. Bevor du jetzt einen Rückzieher machst, lass es uns doch einfach mal probieren. Wenn es dir doch zu schwer wird, gibt's noch ein paar Hintertürchen. Aber das erkläre ich dir später«, sagt Julia, und Jonas nickt ergeben. »Okay, was muss ich tun?«

»Erst mal was essen«, erklärt Julia. Jonas lächelt. Das fängt doch ganz gut an. Allerdings bedeutet es auch, gleich mal eine Gewohnheit zu verändern: Julia

und Jonas haben ihren Tag bisher meist ohne Frühstück begonnen. Während der Kaffee durch die Maschine läuft, machen die beiden sich fertig, trinken schnell eine Tasse im Stehen und eilen dann los.

Guten Gewissens kauft Julia sich unterwegs beim Bäcker ein Stück Kuchen (»Ich habe ja heute noch nichts gegessen«) für den späten Vormittag, wenn der Hunger sich meldet. Jonas dagegen packt an der Tankstelle zwei Sandwiches in seine Tasche, die er so gegen elf nebenbei isst – und hält durch bis um drei, bevor er erneut auf Nahrungssuche geht. Mal zum Imbiss, mal in den Supermarkt.

Manchmal bleibt beiden tagsüber keine Zeit zum Essen. Dann hauen sie eben abends zu Hause so richtig rein. Auch das soll sich jetzt ändern.

Morgens: Vollkorn, Eiweiß, Obst und kleine Naschereien

Los geht's jeden Morgen mit einem Frühstück, das lange satt macht und Energie für den Tag gibt. Im »Morgenbereich« der Uhr sind Vollkornbrot und -brötchen, Haferflocken, Vollkornmüsli – jetzt ist die beste Zeit, um hochwertige Kohlenhydrate zu tanken (gelber Bereich). Auch das Frühstücksei passt perfekt und liefert wertvolles Eiweiß. Frisches Obst (grüner Bereich) bringt Vitamine ins Spiel.

Wer morgens noch nichts Festes »herunterbringt«, kann auch mit einem Shake aus Milch, Joghurt, Quark mit Früchten und Eiweißpulver (für den Sättigungseffekt) erste Energie für den Tag tanken (siehe Seite 41).

Ergänzend sind zum Frühstück außerdem kleine Leckereien erlaubt. Wer auf Süßes (noch) nicht verzichten kann oder will, darf zu den Lieblingskeksen greifen, sich ein Stückchen Kuchen oder ein bisschen Schokolade genehmigen (roter Bereich in der Ernährungs-Uhr). Aber wirklich nur ein bisschen!

Es spricht nichts dagegen, wenn Sie erst um neun oder zehn Uhr am Arbeitsplatz frühstücken. Nur Ausfallenlassen ist verboten, denn es führt zu Heißhungerattacken am späten Vormittag.

Mittags: Gemüse satt, dazu Fleisch, Beilagen und Dessert

Mittags kommt eine moderne Version von Trennkost auf die Teller: Gemüse oder Salat zu Fisch oder Fleisch oder ergänzt mit Nüssen, Eiern und Käse. Kohlenhydrate wie Weißbrot, Nudeln, Reis, Klöße, Kartoffeln sind mittags noch nicht ganz verboten, es gibt sie aber nur in geringer Menge und nicht zusammen mit Fettigem. Also keine Pizza, Spaghetti Bolognese, Reis-Hack-Auflauf, Hotdog oder Doppelwhopper.

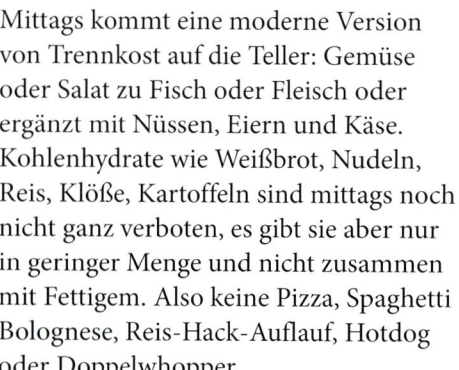

Gemüse-Trick

Umgewöhnungskniff für Gemüsemuffel: Mischen Sie Reis erst mit Erbsen oder Bohnen, um dann den Gemüseanteil immer weiter zu erhöhen. Von »Heute gibt's ein Steak mit etwas Gemüse dazu« arbeiten Sie sich langsam zu »Wir essen heute Gemüse mit etwas Fleisch dazu« vor.

Auf der Ernährungs-Uhr sehen Sie Nudeln und Co im gelben Bereich, der mittags bereits etwas kleiner ist als morgens. Alle Lebensmittel aus der gelben und roten Gruppe, also gute (Vollkorn) und schlechte Kohlenhydrate (Zucker), werden im Lauf des Vormittags reduziert und sind ab der zweiten Tageshälfte tabu. Das heißt nicht, dass Sie frustriert aufgeben sollen, wenn Ihnen mal nach 19 Uhr eine (fruchtzuckerhaltige) Weintraube über die Lippen rutscht oder wenn Ihr Partner abends mal in einen Apfel beißt. Kleine Grenzüberschreitungen sind erlaubt, solange Sie sich prinzipiell an die Grundregeln halten.

Eine gute Nachricht gibt es mittags für alle, die bisher Süßigkeiten zwischendurch nicht widerstehen konnten. Sie dürfen Ihren Lieblings-Nasch als Dessert nach dem Mittagessen einplanen und mit Genuss und gutem Gewissen vertilgen. Dafür lassen Sie zwischendurch die Finger davon. So werden die Esspausen zwischen den Mahlzeiten nicht unterbrochen, der Blutzuckerspiegel sinkt in Ruhe ab, was Heißhunger wirkungsvoll vorbeugt (siehe Seite 39). Nach einem ausgewogenen Mittagessen ist die Gefahr, dass man immer mehr will, gering, denn der Bauch ist satt und zufrieden.

Abends: Salat und Eiweiß – alles im grünen Bereich

Am Abend schöpfen Sie aus dem grünen Bereich: Gemüse, eiweißhaltige Milchprodukte (Joghurt, Quark, Milch und Co), Salat, Fisch, Fleisch, Wurst, Käse: erlaubt ist alles, was keine oder nur sehr wenige Kohlenhydrate enthält, damit der Körper über Nacht Fett verbrennen kann.

Ihr »Abnehm-Turbo«: die Extraportion Eiweiß

Ein Schwerpunkt der Wir-sind-dann-mal-schlank-Methode sind eiweißreiche Lebensmittel. Sie machen schnell und lange satt, dämpfen die Lust auf Süßes und Fettes. Sie pushen Muskelaufbau und Stoffwechsel und machen gute Laune.

Milchprodukte, Eier, Fleisch, Fisch, Geflügel, Nüsse, Hülsenfrüchte und Sojaprodukte: unsere wichtigsten Eiweißlieferanten bieten ideale Voraussetzungen für gemeinsame Mahlzeiten. Will der Mann satt werden und die Frau lieber leicht schmausen, kommt Geflügel auf den Tisch, ein Omelett oder Fisch. Dabei nimmt er sich einfach ein bisschen mehr.

Sie können zusätzlich Eiweißpulver für Shakes, zum Kochen und Backen verwenden. Kuchen, Brot, Pfannkuchen, Pizza: Lieblingsrezepte werden mit backfähigem Proteinpulver, durch das Sie einen Teil des Mehls ersetzen, in Eiweißlieferanten verwandelt, die weniger Kohlenhydrate liefern. Auch dazu finden Sie in unseren Rezepten viele Anregungen. Die Rezepte mit dem Eiweiß-Icon können Sie zu jeder Tageszeit essen, außer wenn das Mittag-Icon dabeisteht. (Bezugsadressen für geeignetes Eiweißpulver siehe Seite 160.)

Energie tanken zwischendurch: eiweißreiche Snacks

An einem langen Tag sollten Sie ruhig noch je einen eiweißreichen Snack am Vormittag und Nachmittag nehmen: Nüsse, einen Naturjoghurt oder ein Stück Käse (vormittags darf es auch ein Apfel sein). Die Snackrezepte im dritten Kapitel können Sie zu jeder Tageszeit essen, außer wenn das Mittag-Icon dabeisteht.

Mehrstündige Esspausen halten schlank und gesund

Warum macht Essen nach der Ernährungs-Uhr schlank? Das hängt vor allem mit der Arbeitsweise des Dickmacher-Hormons Insulin und den Kohlenhydraten in der Nahrung zusammen: Kohlenhydrate bestehen aus Zuckerbausteinen, auf die der Körper automatisch mit Insulinausschüttung reagiert. Das Insulin transportiert den Zucker aus dem Blut in die Zellen, die ihn aufnehmen, solange sie nicht damit überschüttet werden. Genau das passiert aber, wenn jemand immer wieder süße kleine Zwischenmahlzeiten einnimmt, nach dem Motto »Ein bisschen schadet ja nicht«. Haben die Zellen genug Zucker, machen sie sozusagen die Tür zu. Der Überschuss bleibt im Blut und staut sich dort. Der Körper steht nun vor der Frage: Wohin damit? Weil die Zellen ihre Zucker-Andockstellen dicht halten, bleibt dem Organismus nur die Möglichkeit, alles Überflüssige ins Fettgewebe zu stopfen. Das macht Männer und Frauen nicht nur dick, sondern auch krank.

Wenn die Bauchspeicheldrüse den im-mer größer werdenden Insulinbedarf irgendwann nicht mehr decken kann, entsteht Diabetes Typ 2.

Einfach zu finden

Die Icons von Seite 37 bis 40 finden Sie im dritten Kapitel bei den Rezepten wieder. Sie sagen Ihnen, für welche Tageszeit das Rezept nach den Regeln der Ernährungs-Uhr geeignet ist. Die als Snacks gekennzeichneten Rezepte können Sie vormittags oder nachmittags essen, die Extraportion Eiweiß jederzeit, wenn nicht anders gekennzeichnet.

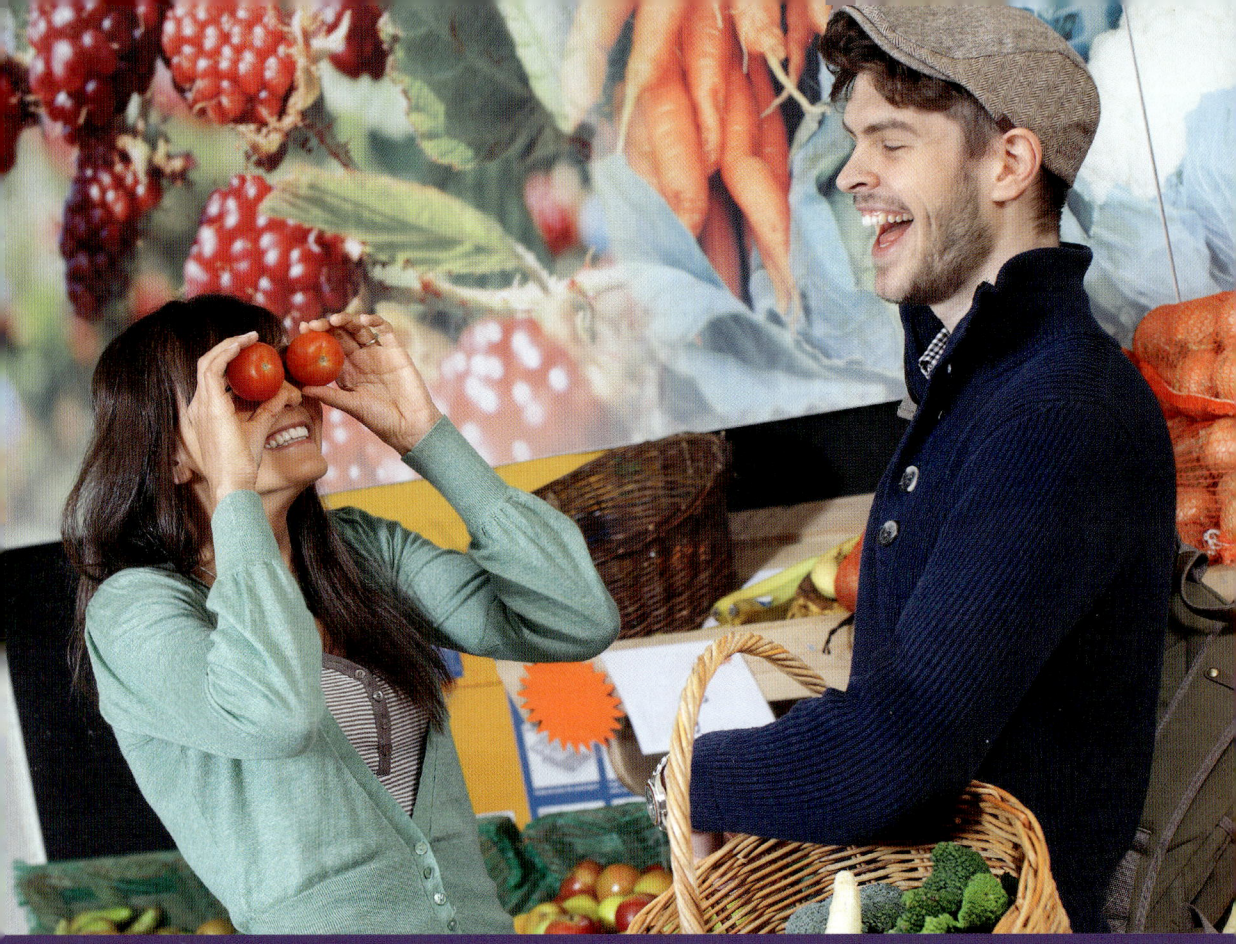

Neue Essgewohnheiten für ein schlankes Leben

Damit die Pfunde paarweise purzeln, müssen einige Gewohnheiten verändert werden – vom Zubereiten der Speisen übers bewusste Genießen der Mahlzeiten bis hin zum Wassertrinken.

LAST ODER LUST – unsere Essgewohnheiten entscheiden darüber, ob wir das Essen grundsätzlich als »Problemzone« in unserem Leben betrachten oder ob wir unbeschwert damit umgehen können. Crash-Diäten scheitern auch deshalb so oft, weil Genuss und Freude am Essen fehlen. Das ist bei der Wir-sind-dann-mal-schlank-Methode ganz anders, wenn Sie zusätzlich zur Ernährungs-Uhr (siehe ab Seite 36) ein paar weitere, eigentlich ganz einfache Anregungen beherzigen.

Drei feste Mahlzeiten: Genießen im Rhythmus

Wenn Sie nach der Ernährungs-Uhr essen oder sich Rezepte aus dem Wir-sind-dann-mal-schlank-Programm zubereiten, sind Sie automatisch rundum mit allen wichtigen Nährstoffen versorgt. Ganz wichtig dabei: Schaffen Sie sich für Ihre gesunden Mahlzeiten einen festen Rahmen. Er unterstützt Sie entscheidend dabei, Ihre neuen, guten Gewohnheiten selbstverständlich werden zu lassen. Dass Sie dabei viel hochwertiges Eiweiß essen und zwischendurch gezielt snacken dürfen (siehe Seite 39), verhindert Hunger und Heißhunger-Attacken.

Setzen Sie sich für jede Mahlzeit eine feste Zeit, und versuchen Sie diese ebenso einzuhalten wie einen beruflichen Termin. Zu Hause decken Sie sich den Tisch schön, und auch im Büro richten Sie sich Ihr Essen ansprechend an und ziehen sich möglichst an einen ruhigen Ort (oder nach draußen in den Park) zurück.

Versuchen Sie unbedingt, mindestens eine Mahlzeit am Tag mit dem Partner gemeinsam einzunehmen und zusammen zu genießen, ohne Fernsehen, Radio, Zeitung und ohne Diskussionen über heikle Themen. Das ist eine Wohltat für Ihre Partnerschaft und steigert den Genuss.

Gemeinsam kochen tut auch der Beziehung gut

Ob beide Partner abnehmen wollen oder einer sich einfach nur gesund ernähren möchte: Sie kommen nicht daran vorbei, sich zumindest gelegentlich in die eigene Küche zu stellen. Allzu schnell erklären Männer und auch immer mehr Frauen kurzerhand: »Das kann ich nicht« oder »Dafür habe ich keine Zeit«. Dazu kommen kreative Ausreden wie »Ist mir zu teuer« oder »Wenn ich koche, ist hinterher die Küche schwarz« oder »Mehr als eine Dose zu öffnen kriege ich nicht hin«. Damit ist jetzt Schluss. Sich dumm stellen hilft nicht mehr, wenn Sie Ihre Ernährung als Paarprojekt sehen und weg wollen von Fastfood und Fertiggerichten. Jonas, der sich bisher erfolgreich gedrückt hat, darf in der Küche erst mal als Julias

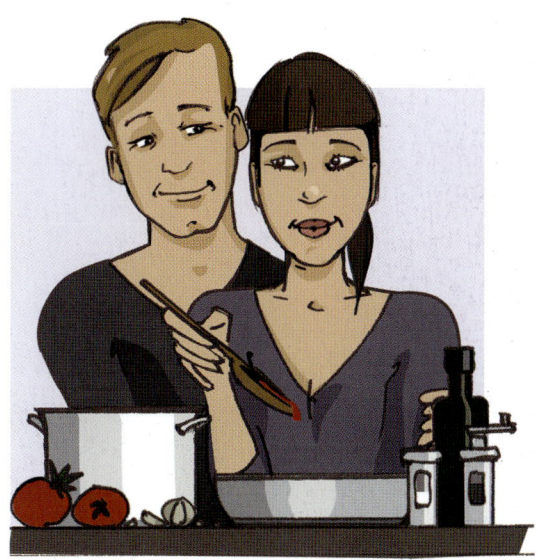

Assistent bereitstehen und dann immer mehr Aufgaben eigenständig übernehmen. Das tut nicht nur seiner Figur, sondern auch der Beziehung gut.

Kochen zu zweit kann richtig Spaß machen und bietet neue Chancen für die Partnerschaft: Beide finden dabei Zeit zu plaudern, können sich gegenseitig verwöhnen, zusammen genießen und dem Liebsten ihre Liebe auf ganz neue Art unter Beweis stellen. Das Zubereiten leckerer Speisen bereichert das Leben, vermittelt viele angenehme Sinneseindrücke, macht glücklich, entspannt und vereint. Vor allem, wenn es ohne Stress und Zeitdruck gelingt. Deshalb sollten Sie sich nicht gleich ein Menü oder drei nach Rezept zubereitete Gerichte pro Tag vornehmen, sondern lieber langsam starten.

Kochen Sie mal abwechselnd und mal gemeinsam – je nachdem, wie es in Ihren Alltag passt. Selbstkochen macht schlank.

Mit kleiner Ausstattung lässt sich viel erreichen

Auch als Koch-Einsteiger brauchen Sie nicht unzählige Küchengeräte. Bevor Sie Ihre Küche aufrüsten wie Profiköche, sollten Sie sich erst einmal, falls noch nicht vorhanden, die wichtigsten Basics anschaffen. Im Kasten auf der rechten Seite finden Sie eine Übersicht über die zehn wichtigsten »Posten« für eine kleine, aber feine Küchenausstattung. Wenn Sie manche Teile dazukaufen müssen, gehen Sie doch gemeinsam in ein gut sortiertes Haushaltswarengeschäft: inmitten all der schönen Utensilien fangen der Genuss und der Spaß am Kochen schon an.

Mal nach Laune, mal nach Rezept

Die Wir-sind-dann-mal-schlank-Rezepte in diesem Buch sind, ebenso wie andere Ich-bin-dann-mal-schlank-Rezepte (siehe Buchtipps Seite 158), kein Diät-

Eine kleine, aber feine Küchenausstattung braucht nicht viel schweres Gerät.

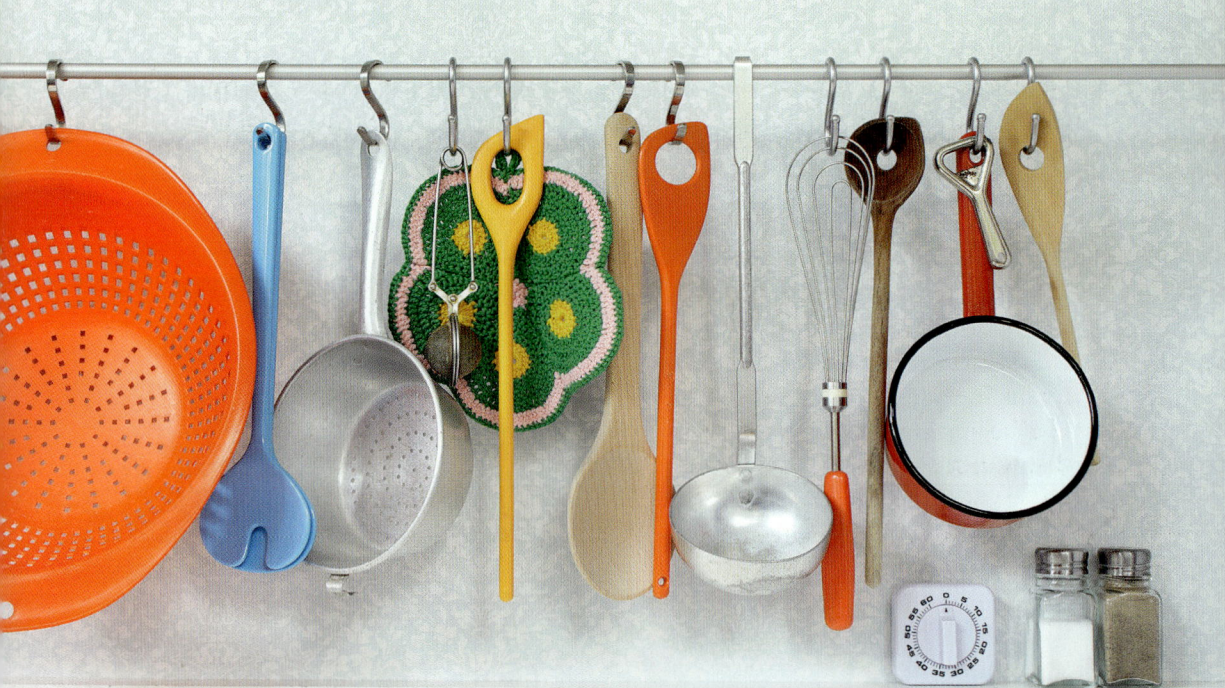

programm, an das Sie sich von morgens bis abends halten müssen. Sie sind nur Anregungen, mit denen Sie das Prinzip »Alles essen, nur nicht immer« umsetzen können. Es steht Ihnen frei, ob Sie zum Frühstück wie immer essen, mittags nach einem Rezept aus diesem Buch und abends ein Fischfilet mit Salat oder einen Gemüseteller mit Würstchen, wie Sie ihn auch sonst zubereiten. Sie können sich einen Tag lang nur an Ernährungs-Uhr und Faustformel (siehe rechts) halten und am nächsten genau nach Rezept vorgehen. Oder nur zum Abendessen nach Anleitung kochen, denn meist fehlen nach dem Abschied von Butterbrot und Nudeln erst mal Anregungen für abends. Sobald Sie Ihre Lieblingsrezepte gefunden haben, können Sie sie so oft kochen, wie Sie Lust darauf haben. Sie müssen nur auf die richtige Tageszeit achten.

Die Rezepte in diesem Buch sind, wenn es nicht anders angegeben ist, jeweils für zwei Personen ebrechnet.

Wie viel darf's denn sein? Die Faustformel hilft

Jonas zeigt sich einsichtig. Doch anders als bei den Diäten, die er von Julia kennt, ist eine wichtige Frage für ihn noch nicht beantwortet: »Wie viel darf ich essen?« Hier stehen drei Möglichkeiten zur Auswahl. Die erste hört sich für Jonas am besten an: »So viel du willst.« Klingt gut, ist allerdings erst zu empfehlen, wenn man sich schon umgewöhnt hat und fast nur noch gesund isst. Alles andere wäre ein Freibrief fürs Überfressen, was vor allem anfangs kontraproduktiv ist, solange sich perfekte und unperfekte Tage noch abwechseln (siehe ab Seite 55).

Küchen-Basics

- *2 Töpfe (1 großer, 1 kleiner)*
- *1 Auflaufform (für Singles oder Paare in mittlerer Größe, für Familien groß)*
- *2 Pfannen (1 kleine, 1 große)*
- *Wasserkocher*
- *3 Schneidebretter (1 für Obst und Gemüse, 1 für Geruchsintensives wie Zwiebeln oder Knoblauch, 1 großes für Fleisch)*
- *Küchensieb*
- *3 gute Messer (1 großes Kochmesser, 1 Tomatenmesser, 1 kleines Messer für Obst und Gemüse) sowie 1 Sparschäler*
- *Messbecher*
- *Topflappen, Kochlöffel, Pfannenwender, Schöpfkelle, Schaumlöffel, Pürierstab, Reibe, Zitronenpresse*
- *Salatschüssel mit Salatbesteck*

Bei unserer Methode stehen nicht die Kalorien im Mittelpunkt, wichtig ist vielmehr die Verteilung der Nährstoffe über den Tag. Sie werden bald ein Gefühl dafür bekommen, welche Mengen Sie benötigen, ohne alles abwiegen zu müssen. Die sicherste Regel für Einsteiger, die nicht oder nicht immer nach Rezept kochen und nicht alles abwiegen wollen, ist die Heizmann-Faustformel: Sie zeigt anhand der eigenen Hand- oder Faustgröße, wie viel Sie wann aus welcher Lebensmittelgruppe essen dürfen. Da Männer meist größere Hände haben, dürfen sie mehr essen, ihrem höheren Kalorienbedarf entsprechend.

• Bei Fleisch, Wurst oder Käse am Stück orientiert sich jeder an der Größe der eigenen gestreckten Handfläche. Pro Mahlzeit gibt es eine Handfläche voll.

• »Essbare« Flüssigkeiten wie Buttermilch oder Joghurt werden in Faustgrößen gemessen. Stellen Sie sich dafür einen Becher vor, der etwa so groß wie Ihre Faust ist. Zu jedem Essen dürfen es zwei Faustgrößen sein.

• Bei Hülsenfrüchten wie Linsen, Erbsen oder Bohnen nehmen Sie eine oder eineinhalb Faustgrößen. Da Hülsenfrüchte kohlenhydratreich sind, werden sie aber nur mittags gegessen.

• Brot oder Brötchen (am besten aus Vollkorn) dürfen am Morgen so viel wie zwei Handflächen sein. Vollkornmüsli füllt zwei gedachte Fäuste.

Kleine Hände, große Hände: Mit der Faustformel bekommen Sie ein Gespür dafür, wie viel wovon es zu jeder Mahlzeit sein darf.

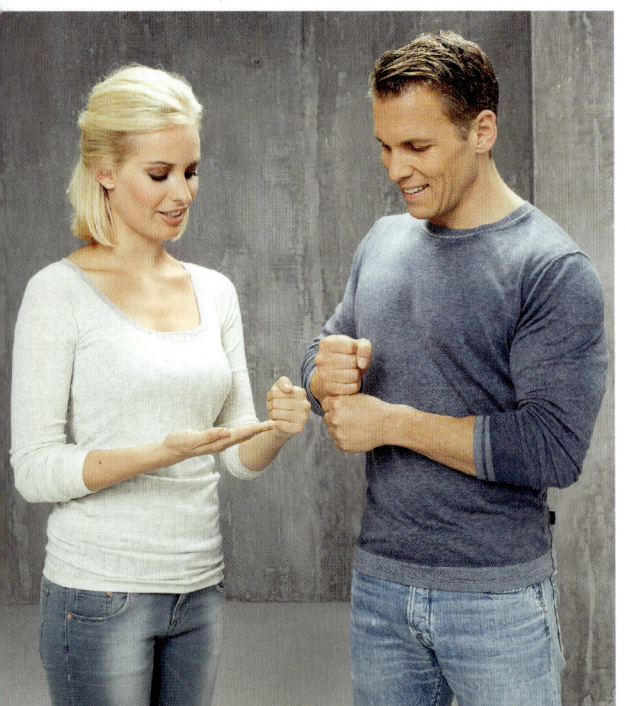

• Eiweißreiche Produkte dürfen Sie täglich zu drei Mahlzeiten essen. Die Menge hängt vom Energiewert ab: Von kalorienreichen, aber sehr gesunden Nüssen ist eine halbe Faust angemessen; magerer Quark, Sojaprodukte, körniger Frischkäse oder Eier dürfen das Volumen einer ganzen Faust haben.

• Obst gehört wegen seines Fruchtzuckeranteils in die erste Tageshälfte. Zwei Fäuste sind etwa so viel wie zwei Äpfel oder andere Obststücke. Das kann zum Beispiel eine Banane zum Frühstück und ein Apfel als Snack am Vormittag sein.

• Gemüse und Salat dürfen Sie immer nach Herzenslust in jeder Menge essen.

Wenn Sie sich daran gewöhnt haben, werden Sie überrascht feststellen, dass es das ewige Zuviel nicht mehr gibt und dass Sie sich von ganz allein an die richtigen Mengen halten. So einen richtigen »Fressanfall«, bei dem man nicht mehr aufhören kann, den gibt es bekanntermaßen mit Fastfood und Schokolade, nicht aber mit Brokkoli und Ziegenkäse.

Varianten für Frau und Mann

In unseren Wir-sind-dann-mal-schlank-Rezepten im dritten Kapitel finden Sie jeweils eine Variante für die Frau und eine für den Mann – sei es als Ergänzung zum Schluss, sei es als unterschiedliche Zubereitung. Diese Varianten sind aber nicht verpflichtend. Sie tragen lediglich dazu bei, dass die tägliche Ernährung den meist recht typischen Bedürfnissen und individuellen Wünschen von Männern und Frauen gerecht wird.

Vielleicht klingt es ein bisschen klischeehaft, wenn die Herren der Schöpfung relativ viel Fleisch bekommen und

Solokünstler

WOHLWOLLENDES BEGLEITEN FÜR DIE GESUNDHEIT

Auch wer lediglich seinem Partner zuliebe bei der Ernährungsumstellung mitmacht, darf sich über nette Nebenwirkungen freuen.

»Lohnt sich denn der ganze Aufwand überhaupt?« Wenn Ihr Partner oder Ihre Partnerin nicht mit abnehmen will (oder es nicht nötig hat), lässt er oder sie sich vielleicht mit ein paar Argumenten zum wohlwollenden Begleiten überreden. Denn die Ernährungsumstellung nach der Wir-sind-dann-mal-schlank-Methode hat auch ohne eine gewünschte Gewichtsreduzierung wunderbare Nebenwirkungen, wenn die Liebsten nur von ungesund auf gesund umstellen. Hier gibt's ein paar gute Argumentationshilfen für den Mitnahme-Effekt:

Das Krebsrisiko senken

Rauchen, zu fett essen, zu viel Alkohol, zu viel Sonne und viel zu wenig Bewegung – in der Summe schafft jede schlechte Gewohnheit Nährböden für Krebszellen. Hochrechnungen des Robert-Koch-Instituts ergaben: Vierzig Prozent der Krebsfälle in Deutschland würden sich durch eine gesunde Lebensweise vermeiden lassen!

Schöner werden

Eiweißreich essen ist nicht nur beim Abnehmen hilfreich. Proteine sind regelrechte Aufhübscher. Sie gelten als Make-up von innen. Denn Eiweiß strafft das kollagene Gewebe der Haut, macht die Haare schön und stärkt die Fingernägel.

Gut für Herz, Hirn und Nerven

Muskeln unterstützen nicht nur den Fettabbau. Sie sind auch ein effektiver Schutz vor einem Herzinfarkt. Denn während sie aktiv sind, schütten trainierte Muckis Stoffe aus, die Entzündungen und Kalkablagerungen in den Blutgefäßen verhindern und das Nervenwachstum im Gehirn fördern. Bewegung hilft daher auch, Alzheimer vorzubeugen.

die Damen dafür einen Ziegenkäse. Doch wenn Sie einmal die Essgewohnheiten in Ihrem Bekannten-, Familien- oder Kollegenkreis beobachten, merken Sie schnell: Da ist etwas dran. Selbst diverse groß angelegte wissenschaftliche Studien haben das unterschiedliche Essverhalten von Mann und Frau bestätigt. Wenn Sie die geschlechtsspezifischen Bedürfnisse in Ihrer täglichen Ernährung berücksichtigen, erhöhen Sie die Chancen ganz erheblich, dass Sie beide zufrieden sind und dauerhaft dranbleiben an Ihren neuen, gesunden Essgewohnheiten.

Wenn in Ihrer Partnerschaft jedoch der Mann kein großer Fleischfreund ist, spricht natürlich nichts dagegen, wenn er beim Damenprogramm mitmacht oder die Vegetariervarianten isst. Auch viele Frauen mögen gerne Fleisch und dürfen sich selbstverständlich an den Männergerichten beteiligen. Sie sollten nur darauf achten, dass Frauen in der Regel kleiner und leichter sind als Männer und deshalb etwas kleinere Mengen brauchen.

Wenn Ihnen die Mann-Frau-Varianten der Rezepte zu umständlich sind, nicht Ihrem Geschmack entsprechen oder wenn Sie gerade nicht die passenden Zutaten im Haus haben, können Sie auch nur das Männer- oder nur das Frauenrezept kochen und Ihren Bedürfnissen entsprechend verteilen. Die Varianten für Frau und Mann sind in unseren Rezepten ebenfalls mit Icons gekennzeichnet:

Die mit diesem Icon gekennzeichneten Rezeptvarianten eignen sich besonders für die Frauen. Die Nähwerte dieser Varianten sind bei den Rezepten jeweils in Pink angegeben.

An diesem Icon bei einer Rezeptvariante erkennen Sie, dass diese Männern besonders schmeckt. Die Nährwerte sind jeweils in Blau angegeben.

Trinken: immer genug und vor allem das richtige

Auch beim Durst geht's nicht ganz ohne Veränderungen: Nach dem Motto »Ist ja nur etwas zu trinken, das macht ja nicht dick« mal eben ein Glas Traubensaft, eine süße Limonade, eine Cola oder einen sogenannten Wellness- oder Sportdrink herunterkippen oder zu einer der Hauptmahlzeiten servieren: das sollte ab jetzt nicht mehr sein. Zuckerhaltige Getränke (auch reine Obstsäfte!) machen in der Kalorienbilanz keinen großen Unterschied mehr zu Süßigkeiten aus. Nur weil man etwas nicht kauen muss, heißt das nicht, dass es keine Kalorien hat!

Um den Durst zu löschen, das Flüssigkeitsbedürfnis des Körpers zu stillen und sich beim Abnehmen wirkungsvoll gegen Heißhungerattacken zu schützen, sind kalorienfreie Getränke das einzig Wahre. Mineralwasser mit sehr wenig oder ganz ohne Sprudel, Leitungswasser, ungesüßte Kräutertees oder zwei bis drei Tassen Kaffee pro Tag (natürlich ohne Kekse, Kuchen und Zucker, aber ruhig mit Milch) sind ideal.

... und was ist jetzt mit meinem Feierabendbierchen?

Jonas fällt plötzlich noch etwas ein: »Was wird aus meinem Feierabendbier?«, erkundigt er sich besorgt und denkt auch gleich an Julias Leidenschaft für gemütliche Abende auf Balkon oder Couch: »Dürfen wir denn ab jetzt nie wieder zusammen eine Flasche Rotwein köpfen?«

Gelegentlich und in Maßen bleibt Alkohol auch bei der Wir-sind-dann-mal-schlank-Methode erlaubt. Hin und wieder ein Bier oder mal ein Glas Wein darf sein – solange es bei einem bleibt. Denn Alkohol ist ein besonders gefährlicher Dickmacher, weil er vor allem am Abend beliebt ist und dann die Fettverbrennung in der wichtigsten Phase blockiert, nämlich in der Nacht.

Kinder

WIE SAGEN WIR ES UNSEREM NACHWUCHS?

Vom Baby bis zum Teenie – in jedem Alter haben Kinder unterschiedliche Essbedürfnisse, die einer Ernährungsumstellung aber nicht im Weg stehen.

Wenn Eltern sich verändern wollen, kann das für Kinder bedrohlich sein. Bei einer Ansage wie »Ab nächste Woche ernähren wir uns gesund«, befürchten sie, dass ihr Lieblingsessen seltener auf den Tisch kommt oder dass Mama und Papa plötzlich nicht mehr so sind, wie die Kinder sie kennen und lieb haben. Solche Sorgen sollten Sie Ihren Kindern nehmen, indem Sie bei Ihrer Ernährungsumstellung die Bedürfnisse der Kinder berücksichtigen.

Bei kleinen Kindern klappt das meist ohne Schwierigkeiten. In den ersten Lebensjahren sind Ernährungsgewohnheiten noch nicht tief verankert. Die Kleinen essen, was sie bekommen, und interessieren sich selten im Detail dafür, was Mama und Papa essen.

Drei- bis Sechsjährige können an den Mahlzeiten der Großen teilnehmen und die Wir-sind-dann-mal-schlank-Gerichte ergänzen. Ein Brötchen extra, ein Teller Nudeln dazu – so wird die Ernährungsumstellung kinderkompatibel. Wichtig dabei: Kinder brauchen bis ins Schulalter hinein mehr Mahlzeiten als Erwachsene, weil ihre Energievorräte nicht so lange halten. Sie essen intuitiv die richtigen Mengen und sollten nie gezwungen werden, den Teller leer zu essen. Die Kids essen zu den Mahlzeiten nicht so viel, werden aber zwischendurch schneller hungrig. Dann sind gesunde Snacks gefragt, wie Vollkornkekse, ein Apfel, etwas Studentenfutter.

Schulanfänger sind besonders wissbegierig. Das ist die beste Zeit, um die Grundlagen für später zu legen. Was ist gesund? Wie viel esse ich wovon? Auch wenn Ziele wie »Fit bleiben bis ins Rentenalter« für Kinder schwer zu verstehen sind, werden sie begeistert sein, wenn sie hören: »Mama und Papa wollen noch ganz lange gesund bleiben und für euch da sein.«

In der Pubertät lässt der Einfluss der Eltern nach. Jetzt geht's vor allem darum, die Besuche beim Fastfood-Imbiss in Grenzen zu halten. Wer früh kochen lernt, profitiert als Teenager davon. Sobald attraktives Aussehen wichtig wird, nimmt das Interesse an gesunder Ernährung und Sport zu. Oft bilden sich Mutter-Tochter- und Vater-Sohn-Koalitionen, die das Familienessen bestimmen. Auch das lässt sich mit unseren Rezepten gut umsetzen.

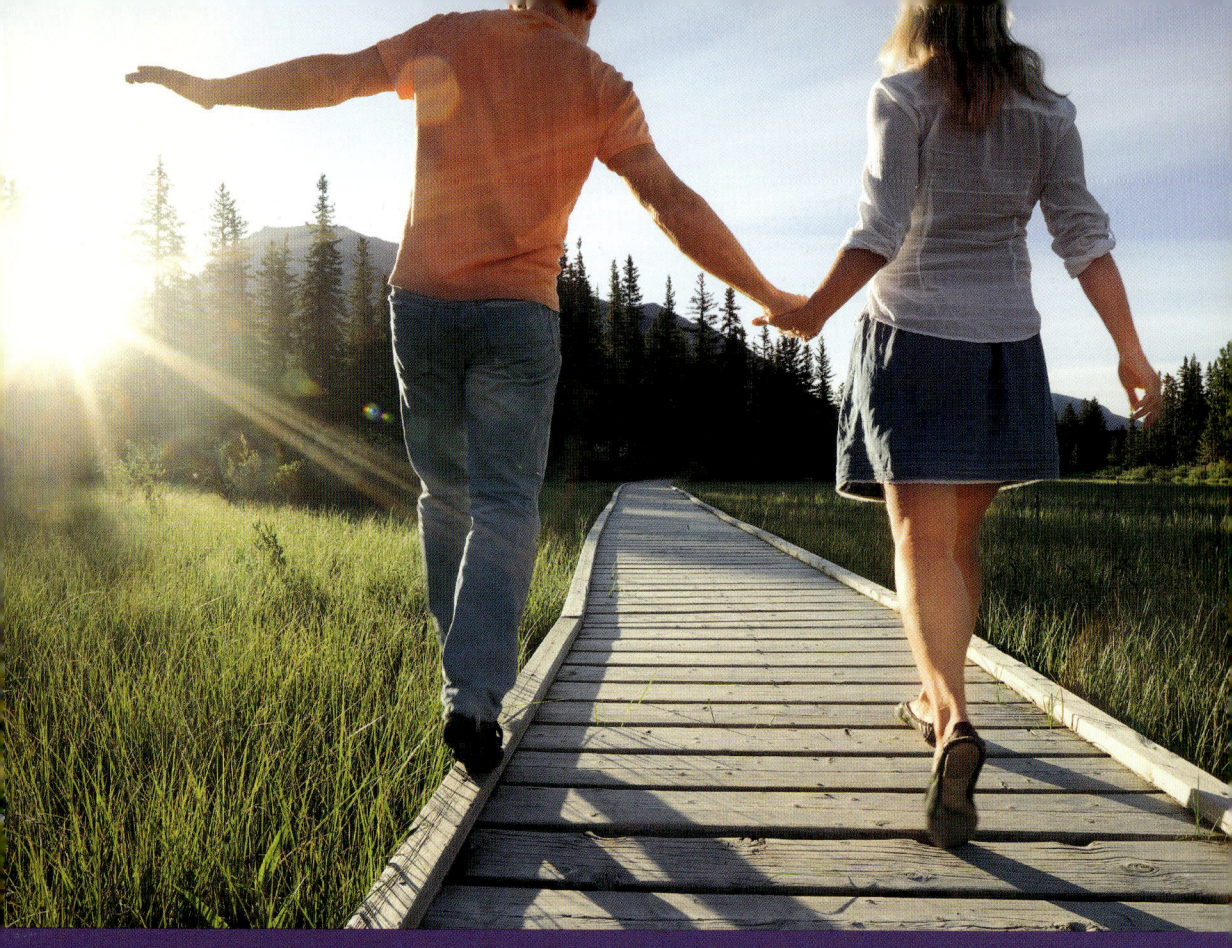

Bewegung und Entspannung im Doppelpack

Bewegung und Entspannung sind neben der Ernährung die beiden weiteren Eckpfeiler für den Erfolg. Um mehr davon in Ihren Alltag zu bringen, müssen Sie keine Extremsportler und Superyogis werden. Coaching statt Couching heißt die Devise!

HABEN SIE SCHON MAL versucht, zusammen mit Ihrem Partner oder Ihrer Partnerin ein Bewegungsprogramm auf die Beine zu stellen, das Ihnen beiden auf Dauer Spaß macht? Meistens bleibt es hier beim Versuch. Auch wenn die Vorstellung »Dann können wir uns gegenseitig motivieren« durchaus richtig ist, scheitert es oft an den kleinen zwischenmenschlichen Hürden: Einer ist schneller, kräftiger, geschickter, fleißiger, ausdauernder oder einfach ehrgeiziger als der andere – und das macht Frust statt Lust. Wenn man es richtig angeht, kann es trotzdem klappen. Bewegung ist schließlich nicht nur wichtig für Fitness und Gewicht, sondern auch für erholsame Entspannung. Aber beginnen wir mit dem Krafttraining.

Muskelaufbau: mehr kleine Kraftwerke, die Kalorien verbrennen

Unser Sportprogramm nimmt auf beide Geschlechter Rücksicht. Idealerweise ergänzen Mann und Frau sich dabei. Der Schwerpunkt liegt auf dem Muskelaufbau. Dies ist ein Thema, bei dem Frauen sich meist eher zurückhalten, was schade ist, denn wer etwas für die eigene Kraft tut, verbrennt rund um die Uhr mehr Energie. In den Muskeln verbrennen unsere Zellkraftwerke, die Mitochondrien, nämlich massenweise Kalorien, auch in Ruhe!

Grundsätzlich sind die Muskeln bei Frauen weniger ausgebildet. Schon mit dem dreißigsten Geburtstag beginnt bei Frau und Mann der Körper, die Muskeln allmählich abzubauen, wenn sie nicht trainiert werden. Das verstärkt den Alterungsprozess (sichtbar und unsichtbar)

und macht hormonbedingte Problemzonen schneller sichtbar. Wer mit regelmäßigem Training Beine, Po, Bauch, den unteren Rücken und die Arme stärkt, wirkt dem entgegen, nimmt schneller ab, bleibt knackig in Form und darf mehr essen, ohne zuzulegen.

Im dritten Kapitel ab Seite 61 finden Sie einfache, aber sehr wirkungsvolle Übungen. Später bekommen Sie vielleicht Lust, sich im Fitnessstudio vom erfahrenen Anleiter mehr zeigen zu lassen.

Ausdauertraining: Fitness, frische Luft und Ausgleich zum Alltag

Beim Krafttraining gehen Sie aufs Ganze, holen aus sich heraus, was herauszukriegen ist – kurz und effektiv, und oft stellt sich erst nach dem Training ein wohliges Gefühl ein. Beim Ausdauersport ist das anders: Der kann Ihre Leidenschaft werden, ein treuer Gefährte, der – zwar nicht sofort, aber doch recht bald – immer an Ihrer Seite bleiben wird, weil Sie ihn nicht mehr missen wollen.

Sie verbrennen dabei Fett (allerdings weniger als beim Krafttraining), trainieren Herz und Kreislauf und absolvieren eine sehr gesunde Entspannungseinheit – vor allem, wenn Sie Ihr Ausdauertraining mit Naturerlebnissen verbinden. Den Blick in grüne Bäume genießen, ein paar Sonnenstrahlen oder Regentropfen zulassen und ganz viel frische Luft schnappen: Dieses Glücksgefühl erhöht den Spaßfaktor ganz erheblich, sodass aus der Pflicht bald eine angenehme Kür wird. Wichtig ist jedoch, dass Sie eine Ausdauersportart finden, die wirklich zu Ihnen passt, denn nur wenn es Ihnen Spaß macht, bleiben Sie auch langfristig dran.

Wenn Sie sich gemeinsam zum Ausdauersport aufraffen, haben es Ihre Schweinehunde schwerer, Widerstand zu leisten. Das Antreten im Doppelpack kann die Motivation erheblich fördern.

Mehr Bewegung im Alltag

Ohne zusätzlich Zeit zu investieren, lässt sich auch im Alltag nebenbei ganz viel schaffen. Treppen hochlaufen, statt in den Fahrstuhl zu steigen. Zu Fuß gehen oder Rad fahren, statt das Auto zu nehmen. Eine Bushaltestelle früher aussteigen. Das meiste ist so einfach, dass es eigentlich jeder weiß – trotzdem tut es kaum jemand. Auch hier können Sie sich einen neuen Motivationsschub geben, indem Sie Ihren Partner zum Verbündeten machen und sich mit ihm zusammen Ziele setzen, für die Sie dann gemeinsam belohnt werden, zum Beispiel mit einer Fahrradtour ins Grüne mit leckerem (und

Es muss nicht immer gleich Sport sein: Auch spielerische Bewegungseinheiten bringen Sie weiter!

gesundem) Picknick. Die macht auch gleich viel mehr Spaß, wenn man auf dem Rad ein bisschen ins Schwitzen kommt, aber nicht hecheln muss.

Laufen und Walken: gemeinsam individuell dosiert

Wenn beide Partner neu ins Ausdauertraining einsteigen, klappt das am besten mit sanftem Laufen. Dafür brauchen Sie lediglich gute Laufschuhe und ganz normale Sportklamotten.

Der große Vorteil beim Laufen: Auch wenn Sie gemeinsam unterwegs sind, kann jeder seine Trainingsintensität dosieren, ohne vom anderen gebremst oder überfordert zu werden. Ob Sie walken, langsam laufen, zwischendurch sprinten oder gehend eine Pause einlegen – all das lässt sich kombinieren.

Wer noch untrainiert ist, sollte langsam starten. Beim Joggen besteht die Gefahr, dass Gelenke, Bänder und Sehnen überlastet werden, wenn man sich zu schnell steigert oder das Körpergewicht sehr hoch ist. In diesem Fall ist es ratsam, erst einmal mit Walking zu beginnen. Dabei verbrauchen Sie zwar nur halb so viele Kalorien wie beim Joggen, doch die Gefahr der Überlastung ist geringer.

Schwimmen: besonders schonend für die Gelenke

Wenn es darum geht, den ganzen Körper sanft in Bewegung zu bringen, ist Schwimmen ideal. Damit nicht durch längeres Brustschwimmen Beschwerden an der Halswirbelsäule entstehen, ist es wichtig, den Kopf schön gerade in Verlängerung der Wirbelsäule zu halten und zur Abwechslung mal zu kraulen und auf dem Rücken zu schwimmen. Wer viel tun will, durchpflügt das Becken in schnellen Bahnen. Wer's gemütlich mag, paddelt nach Lust und Laune vor sich hin.

Doch Vorsicht: Wenn Sie gemeinsam ins Schwimmbad gehen, brauchen Sie etwas Zeit – fürs Umziehen, Haaretrocknen und so weiter. So mancher Mann steht dann ungeduldig im überheizten Flur vor den Damenkabinen und ärgert sich über die verlorene Zeit. Außerdem macht Schwimmen hungrig. Deshalb sollte es möglichst vor einem gesunden Mittag- oder Abendessen stattfinden.

Radfahren: Fitness- und Freizeitvergnügen für zwei

Nicht so aufwendig wie Schwimmen und noch schonender für die Gelenke als Walken ist Radfahren. Das Fahrrad ist besonders gut für mehr Bewegung im Alltag sowie für gezielten Ausdauersport geeignet. Auch hier können Frauen und Männer gemeinsam individuell trainieren. Wenn einer mehr will als der andere, dreht er eine Extrarunde, nimmt Steigungen gleich mehrmals, fährt vor und kehrt zurück (aber bitte ohne Triumphgesicht). Ein Trekkingrad ist dabei sehr bequem und sportlich zugleich. Rennräder sind nur für Trainierte geeignet, die zudem keine Rückenprobleme haben.

Kaufen Sie das Rad vor Ort beim Fachhändler, damit es von Größe und Geometrie her zu Ihnen passt (Probefahrt machen!). Fragen Sie nach Angeboten, etwa Vorjahresmodellen. Legen Sie Wert auf Qualität, es muss aber nicht gleich ein superteures Teil sein. Das können Sie sich ja später immer noch zulegen, wenn Radfahren Ihre Leidenschaft wird.

Großer Vorteil: Das Rad sorgt auch im Alltag für Bewegungseinheiten, kann das Auto ersetzen, braucht kein Benzin und erspart Ihnen die Parkplatzsuche. Es taugt außerdem als Lastenesel beim Einkaufen.

Neue Möglichkeiten im Alltag eröffnen die sogenannten Pedelecs und E-Bikes. Wer in hügeliger Umgebung wohnt und deshalb bisher aufs Radfahren verzichtet hat, kann nun beim Bergauffahren den Motor anschalten, bergab rollen und in der Ebene oder bei leichten Steigungen selbst treten. Oder man macht den Hinweg zum Büro mit Motor, um nicht verschwitzt anzukommen, und tritt auf dem Heimweg ohne Hilfe in die Pedale.

Wie viel Anstrengung muss sein?

Sind Sie grundsätzlich gesund (andernfalls sollte jeder Sportplan mit dem Arzt besprochen werden), machen Sie sich den Wiedereinstieg ins Ausdauertraining möglichst leicht. Das Wichtigste ist, dass Sie sich weder über- noch unterfordern.

Vor allem Männer verlangen oft zu viel von sich. Sie rasen los nach dem Motto »Mehr bringt auch mehr«, ignorieren Pulsrasen oder Seitenstiche und fühlen sich hinterher nicht fit, sondern müde. Bei Frauen besteht eher die Gefahr, dass sie es zu lässig angehen und dann enttäuscht sind, weil sie keine Erfolge sehen.

Die goldene Regel fürs richtige Maß lautet: Laufen (Radfahren, Schwimmen) ohne Schnaufen. Ob Sie das schaffen, können Sie als Paar ganz einfach herausfinden: Traben, radeln oder schwimmen Sie nebeneinander her und versuchen Sie dabei, sich locker und in ganzen Sätzen zu unterhalten. Wer das vor lauter Keuchen nicht mehr kann, sollte einen Gang zurückschalten oder eine Pause einlegen. Wer es gut hinkriegt, darf im gleichen Tempo weitermachen und vielleicht später noch einen Schlussspurt hinlegen.

Es reicht, wenn Sie anfangs drei- bis viermal wöchentlich ungefähr eine halbe Stunde Ihre Ausdauer trainieren.

Immer schön fair bleiben

Mann und Frau sollten es, ganz im Sinne ihrer Beziehungs-Balance, vermeiden, miteinander in einen Wettkampf zu treten. Das ist nur etwas für hartgesottene Paare, bei denen beispielsweise beide sehr sportlich und ehrgeizig sind, vielleicht früher mal Profis waren und tatsächlich die Gefühls- von der Leistungsebene trennen können. Wenn Sie merken, dass Ihr sportlicher Auftritt im Doppelpack mehr Frust als Lust macht, ist das aber noch lange kein Grund, wieder aufzugeben. Dann sucht sich jeder selbst einen Zeitpunkt, startet allein, feiert aber trotzdem jeden Erfolg mit dem Partner.

Zeit zum Entspannen: Gemeinsam oder allein abtauchen

Immer wenn im Alltag vieles auf verschiedenen Baustellen bewältigt werden muss, bleibt scheinbar keine Zeit, um mal ganz bewusst zu entspannen. Diese Zeit müssen Sie sich aber nehmen und als Paar am besten auch gegenseitig geben, sonst geht sie im hektischen Alltag einfach unter. Das hat nicht nur für die Gesundheit Folgen, sondern auch für das Gewicht, denn Stress ist ein regelrechter Figurkiller (siehe Seite 26). Nur wenn es gelingt, einen festen Rhythmus aus Leistung und Entspannung einzuhalten, ist es auf die Dauer möglich, das Gewicht zu reduzieren und zu halten.

Schon das Ausdauertraining und alle lockeren Bewegungseinheiten sind erstklassige Entstresser: Wenn sich tagsüber viel Druck aufgebaut hat, werden Sie den beim Laufen oder Radeln prima wieder los. Die ab Seite 113 gezeigten Yoga- und Muskelübungen stärken nicht nur die Muskeln, sondern auch den Geist. Wenn Sie sich außerdem daran gewöhnt haben, langsam und in Ruhe statt hektisch und nebenbei Ihre Mahlzeiten einzunehmen, entdecken Sie die Qualität einer echten Pause ganz neu.

Ein gedankliches Abtauchen in Ihr persönliches Kopfkino, mit dem Sie sich für Ihre Ziele motivieren, wirkt wie ein Mini-Urlaub zwischendurch und hilft Stress abzubauen. Auch die Belohnungen, die wir Ihnen am Ende jeder Woche empfehlen, sind nicht nur zum Spaßhaben da, sondern teilweise gleichzeitig kleine Relax-Einheiten. Zusätzlich lernen Sie im Laufe der nächsten sechs Wochen gezielte Entspannungsübungen.

Perfektes Wochenende zum Einstieg

Wir möchten unser Leben verändern, neue Erfahrungen machen, schlechte Gewohnheiten loswerden, besser aussehen, schwungvoller durch den Tag kommen, nicht in Routine versinken und abends müde, aber entspannt und glücklich ins Bett fallen.

Doch wer auf den perfekten Zeitpunkt wartet, wird das ewig tun. Ob ein Etappenziel im Job (Beförderung), die Kinder (»Wenn sie größer sind«), zu viel oder zu wenig Arbeit, Langeweile, Frust in der Beziehung, ein Umzug, eine Urlaubsreise, das Warten auf die Rente: es kommt immer wieder ein neues Hindernis, das wir vorschieben.

Deshalb raten wir zu einem anderen Weg. Die Umstellung der Lebensgewohnheiten nach dem Wir-sind-dann-mal-schlank-Prinzip gleicht dem Besteigen eines Berges: Da steht er vor Ihnen, zweitausend Meter hoch. Wenn es dann heißt: »Na los, heute Abend müssen wir oben sein«, werden Sie dankend ablehnen: »Das schaffe ich nie. Das versuche ich erst gar nicht.« Verständlich.

Doch unter anderen Vorzeichen wird das scheinbar Unmögliche plötzlich machbar: Stellen Sie sich vor, Sie machen jeden Tag einen Spaziergang. Das geht nicht ganz ohne Anstrengung, doch Ihr Weg führt sanft nach oben, sodass Sie das Bergaufgehen nicht mehr als unüberwindbare Hürde empfinden. Mit jedem Tag wird das Gehen leichter und macht mehr Spaß. Wenn Sie zwischendurch das Gefühl haben, nicht weiterzukommen, legen Sie einen Tag Pause ein, bis die Lust zum Weitermachen wieder da ist, weil Ihnen ohne Spaziergang etwas fehlt.

Genauso ist es auch beim Essen: Verlangen Sie am Anfang nicht zu viel von sich. Also nicht »Ab morgen wird alles besser«, sondern »Morgen versuchen wir, einen gesunden Tag durchzuhalten«. Dieser perfekte Tag (oder das perfekte Wochenende) ist der Einstieg. Ein Schnuppertag oder -wochenende liefert Ihnen den Beweis dafür, dass es gar nicht so schlimm ist, wie Sie vielleicht befürchtet haben. Die Gewissheit »Übermorgen darf ich wieder, wie ich will« hilft Ihnen, über schwierige Momente wegzukommen.

Ab jetzt kommen jede Woche kleine oder größere Veränderungen auf Sie beide zu. Je mehr Sie gemeinsam schaffen, desto schneller sehen Sie Erfolge, desto schneller wird das Erlernte zur neuen Gewohnheit und damit selbstverständlich. Checklisten, Erfolgserlebnisse und Belohnungen unterstützen Sie dabei. Ein Scheitern gibt es grundsätzlich nicht. Wenn mal etwas nicht so klappt wie geplant, wiederholen Sie einfach eine Woche.

Mit Liebe, Respekt und guter Laune

Die Erfolgsgeheimnisse einer guten Partnerschaft gelten auch für das Projekt »Abnehmen im Doppelpack«. Hier finden Paare zehn goldene Regeln für ein faires Miteinander, das zu Erfolgen beflügelt, statt Frust zu verbreiten.

1 An einem Strang ziehen

Toll, wenn ein Paar ein gemeinsames Ziel hat. Das bringt beide schneller weiter. Doch wie verhält man sich im Konfliktfall? Wenn zum Beispiel der eine seine sportlichen Ziele bei einer Mountainbike-Tour mit Freunden umsetzen will und der andere lieber zu zweit durch den Stadtwald laufen möchte, wer setzt sich dann durch? Wer gibt nach? Keinesfalls sollten beide nun in einen Wettkampf treten, bei dem der gewinnt, der seine Wünsche am vehementesten vertritt. Auch dauerhaft bescheidene Zurückhaltung (»Ich mache alles mit, damit wir keinen Streit bekommen«) ist zwar auf den ersten Blick schön für den, der sich durchsetzt. Doch dadurch gerät die Beziehung in Schieflage. Wer immer nachgibt, leidet still, auch wenn er es nicht thematisiert. Achten Sie also auf faire Verteilung. Entweder geht's an einem Wochenende mit dem Rad in die Berge, am nächsten in den Stadtwald. Oder jeder macht sein eigenes Ding und lässt den anderen gewähren. Denken Sie daran, dass jeder seinen Weg finden muss und nur dranbleibt, wenn ihm Bewegung Spaß macht. Vor allem am Anfang sind auch kleine Schritte ein Erfolg. In der Tagesbilanz zählt vor allem die Feststellung: Wir haben heute etwas getan.

2 Sich Zeit füreinander nehmen

Viele Paare verbringen ihren Alltag am gleichen Ort, ohne wirklich gemeinsam zu leben. Gemeinsamkeiten zu pflegen. Hinter Wünschen wie »Lass uns mal wieder was machen« oder »Wir brauchen mal Zeit für uns« steckt die Sehnsucht nach schönen gemeinsamen Stunden, in denen die Partnerschaft und persönliche Gespräche im Mittelpunkt stehen. Meist findet das in der Anfangszeit einer Beziehung ausgiebig statt, begeistert beide und lässt dann allmählich nach – bis Mann und Frau schlimmstenfalls das Gefühl haben »Wir leben aneinander vorbei«. Um das zu verhindern, sind feste gemeinsame Rituale hilfreich, die Sie im Rahmen Ihrer Ernährungsumstellung etablieren können: Zusammen kochen und das Essen ohne Ablenkungen genießen, zusammen sportliche Ziele verwirklichen, gemeinsam gezielt entspannen und auch Pläne schmieden, die nichts mit den Themen Essen und Fitness zu tun haben. Zum Beispiel mal wieder einen Ausflug machen wie früher oder eine Kurzreise übers Wochenende. Achten Sie darauf, dass es auch nach Streitereien immer wieder schöne Stunden gibt, die Kraft geben. Je stärker Sie als Paar sind, desto besser.

3 Für gute Laune sorgen

Mal ein bisschen herummeckern, Dampf ablassen, schlechte Stimmung verbreiten – das ist nur allzu menschlich. Es ist ein Ausdruck von Gefühlen, die niemand unterdrücken sollte. Wenn etwas unzufrieden macht, muss es raus – aber ohne dass die Beziehung dabei Schaden nimmt. Bedenklich wird es, wenn einer immer den Griesgram gibt und der andere es sich zur Aufgabe macht, die Stimmung hochzuhalten, indem er die eigenen Bedürfnisse zurückstellt. Die Erpressungs-Nummer »Wenn du nicht das machst, was ich will, kriege ich schlechte Laune« ist leider sehr verbreitet. Für ein gemeinsames Projekt wie Abnehmen im Doppelpack ist sie eine ganz schlechte Voraussetzung. Versuchen Sie herauszufinden, woher die Unzufriedenheit kommt. Was passt dem »Nörgler« nicht? Was möchte er durchsetzen? Schmeckt etwas nicht? Vermisst er etwas? Oft weiß er das selbst nicht so richtig. Fragen wie »Was würdest du anders machen, wenn du unsere Ernährungsumstellung allein durchziehen würdest?« können hilfreich sein. Falls Sie selbst zu den Nörglernkönigen gehören, versuchen Sie, sich in den

nächsten Wochen zurückzuhalten. Sie beide brauchen jetzt einen Partner, der stärkt, lobt, respektiert und anerkennt.

4 Respekt und Verständnis zeigen

Bis neue Gewohnheiten eingespielt sind, dauert es eine ganze Weile. Da kommt es immer wieder vor, dass einer seine guten Vorsätze über Bord wirft und plötzlich, wie von einer unsichtbaren Hand geführt, wieder Dinge isst, die eigentlich nicht zur Tageszeit passen, ganz verbannt werden sollten, für den anderen reserviert sind – und das Gefühl hinterlassen »Ich habe versagt«. Das ist für denjenigen schon schlimm genug. In einer solchen Situation braucht niemand noch Vorwürfe obendrauf, die führen nur zum Frustessen und Aufgeben. Statt einem empörten »Wie konntest du nur!« sind Trost und Motivation angesagt: »Macht nichts, ist halt passiert. Kopf hoch und weitermachen.«

5 Den Partner annehmen, wie er ist

»Wenn er doch endlich einsehen würde, dass Spinat gut für ihn ist. Aber nein, er führt sich auf wie ein kleines Kind und beharrt darauf, dass er Spinat nur auf einer Pizza mag. Ich muss ihn wohl mal umerziehen« – ein typischer Frauensatz. »Was? Du willst schon wieder essen? Ich habe noch gar keinen Hunger. Wann lernst du mal, dich zu beherrschen?« – das typisch männliche Gegenstück.

In beiden Fällen versucht einer, die eigenen Vorlieben oder Bedürfnisse als Maßstab für den anderen zu machen. Das funktioniert nicht. Beim Besser-Essen als Partnerschaftsprojekt gilt die gleiche Regel wie für eine glückliche Beziehung: Versuchen Sie nicht, Ihren Partner zu erziehen wie ein Kind, sondern verhandeln Sie gleichberechtigt. Natürlich darf er ihren Spinat probieren, aber wenn er ihm nicht schmeckt, kocht er sich eben ein anderes Gemüse. Selbstverständlich darf sie einen Eiweiß-Snack essen, wenn ihr Essrhythmus danach verlangt. In solchen Fällen lässt sich konstruktiv verhandeln statt verbieten: »Hältst du noch eine Stunde aus, dann können wir zusammen essen?« Oder: »Nimm doch jetzt einen Snack, und in zwei Stunden kochen wir. Dann habe ich auch wieder Hunger.«

6 Dauer-Diskussionen vermeiden

»Du mit deiner ewigen Fleischesserei.« – »Deine Veggie-Schnitzel werden aber auch nicht CO_2-neutral produziert, und außerdem stecken sie in Plastikfolie.« Natürlich kann man darüber diskutieren, ob es zum Beispiel sinnvoll ist, Vegetarier zu werden oder Plastikmüll zu vermeiden. Doch solche Gespräche bringen bei Tisch selten neue Erkenntnisse und oft Anlässe zum Streiten. Meist dreht man sich dabei argumentativ im Kreis. Es geht dann weniger um Informationsaustausch als darum, den anderen von der eigenen Lebensweise zu überzeugen. Im Sinne des Familienfriedens ist es deshalb sinnvoll, sich über die Grundsatzthemen auszutau-

schen, und danach die Vorlieben des anderen zu akzeptieren. Wer will schon immer wieder mit »Iiii Fleischfresser« oder »Pfui Plastikkäufer« tituliert werden.

7 Immer schön fair bleiben

Wer den Partner persönlich angreift (»Sei doch nicht so dumm, hör endlich auf mit dem ewigen Colatrinken. Das Zeug macht doch dick und ist ungesund«), muss mit Gegenattacken rechnen: »Schlaumeier, das musst du gerade sagen, wo du doch ständig literweise Kaffee mit Zucker trinkst.« Solche Dialoge führen dazu, dass man aus Trotz bei alten, unguten Gewohnheiten bleibt, um dem anderen zu beweisen, dass er keine Macht über einen hat. Das ist verständlich, aber es erhöht die Hürden zum Erfolg. Besser: Nicht fordern und meckern, sondern über Lösungen verhandeln. Zum Beispiel: Jeder setzt sich ein persönliches Ziel. Der eine reduziert seinen Colakonsum, der andere versucht, mit weniger Zucker im Kaffee auszukommen. Keiner setzt den anderen unter Druck oder verlangt Dinge, die der andere nicht selbst will.

8 Die Meinung des anderen akzeptieren

Ist Grünkohl besser als Paprika? Ist Fett gesund? Macht bio schlank? Steckt Salat voller Pestizide? Nehme ich mit Bitterschokolade ab? Auf viele Fragen rund ums Essen gibt es keine eindeutige Antwort, weil dabei viele verschiedene

Faktoren eine Rolle spielen. Da lässt sich lange diskutieren. Ob wissenschaftliche Studienergebnisse auf einen selber zutreffen, hängt in hohem Maße von der Menge, der Konstitution und den Lebensgewohnheiten des Einzelnen ab. Nur sehr wenige Studien sind tatsächlich aussagekräftig, denn Ernährungswissenschaftler können Zusammenhänge oft nur vermuten. Bevor Ernährungsdiskussionen in Haarspalterei ausarten, hilft es mehr, sich im Alltag prinzipiell an Grundregeln zu orientieren, dann spielt ein Stückchen Schokolade so gut wie keine Rolle.

9 Den Zauber des Neuanfangs nutzen

Wenn wir Dinge zum ersten Mal erleben, haben sie eine ganz besonders tiefe emotionale Wirkung. Die meisten Menschen erinnern sich zum Beispiel an die erste Liebe, die erste eigene Wohnung, die erste Zeit im neuen Job, den ersten Urlaub an einem unbekannten Ort oder das erste Auto. Auch wenn es damals vielleicht gar nicht so aufregend war, wie es im Rückblick erscheint, hatte es immer den Reiz des Besonderen, der im Laufe des Lebens natürlich nachlässt. Denn es gibt mit zunehmender Lebenserfahrung immer weniger Dinge, die man noch nicht kennt. Umso reizvoller ist es jedoch, auch in späteren Jahren noch einmal Neustarts zu wagen. Denn damit beflügeln Sie Ihre Motivation. Beispielsweise ist ein romantisches »Weißt du noch, wie du zum ersten Mal für mich gekocht hast und wir bei Kerzenschein in der Küche saßen?« von zeitlosem Zauber.

10 Sich gegenseitig viel loben

Ein Lob und kleine Belohnungen haben noch keinem geschadet, wenn es darum ging, ein Ziel zu erreichen. Hier können Sie beide als Partner im Übermaß austeilen, Komplimente machen, nett zueinander sein, nicht die Schwächen kritisieren, sondern die Stärken lobend hervorheben. Das heißt natürlich nicht, dass Konflikte oder Unstimmigkeiten einfach unterdrückt und weggelächelt werden sollen, nur damit der Partner zufrieden ist. Doch sie dürfen nicht das Ende des Projekts bedeuten. Deshalb halten Sie sich an die Grundregeln einer guten Kommunikation: Ob es ums Essen oder um andere Dinge im täglichen Zusammensein geht – schlagen Sie nicht verbal unter die Gürtellinie, und tragen Sie Streitereien nicht vor Publikum aus. Akzeptieren Sie die Meinung des anderen, auch wenn sie nicht Ihrer eigenen entspricht. Lenken Sie ein, wenn Sie eine Möglichkeit sehen, den Krach zu beenden. Verhandeln Sie möglichst auf der Sachebene: Wenn Mann und Frau zum Beispiel unterschiedliche Essenswünsche haben, sollte einer den anderen nicht schlecht machen, um die eigenen Interessen durchzusetzen. Geht es beispielsweise um die Frage »Was wollen wir heute Abend essen?«, ist es besser, wenn er ihren Wunsch nach Salat lobt (»Toll, dass du das willst«) und sich selbst noch ein paar Würstchen dazu verhandelt, als wenn er seinen Wunsch nach etwas Deftigem mit einem Vorwurf wie »Typisch, du immer mit deinem Salatwahn« durchsetzt.

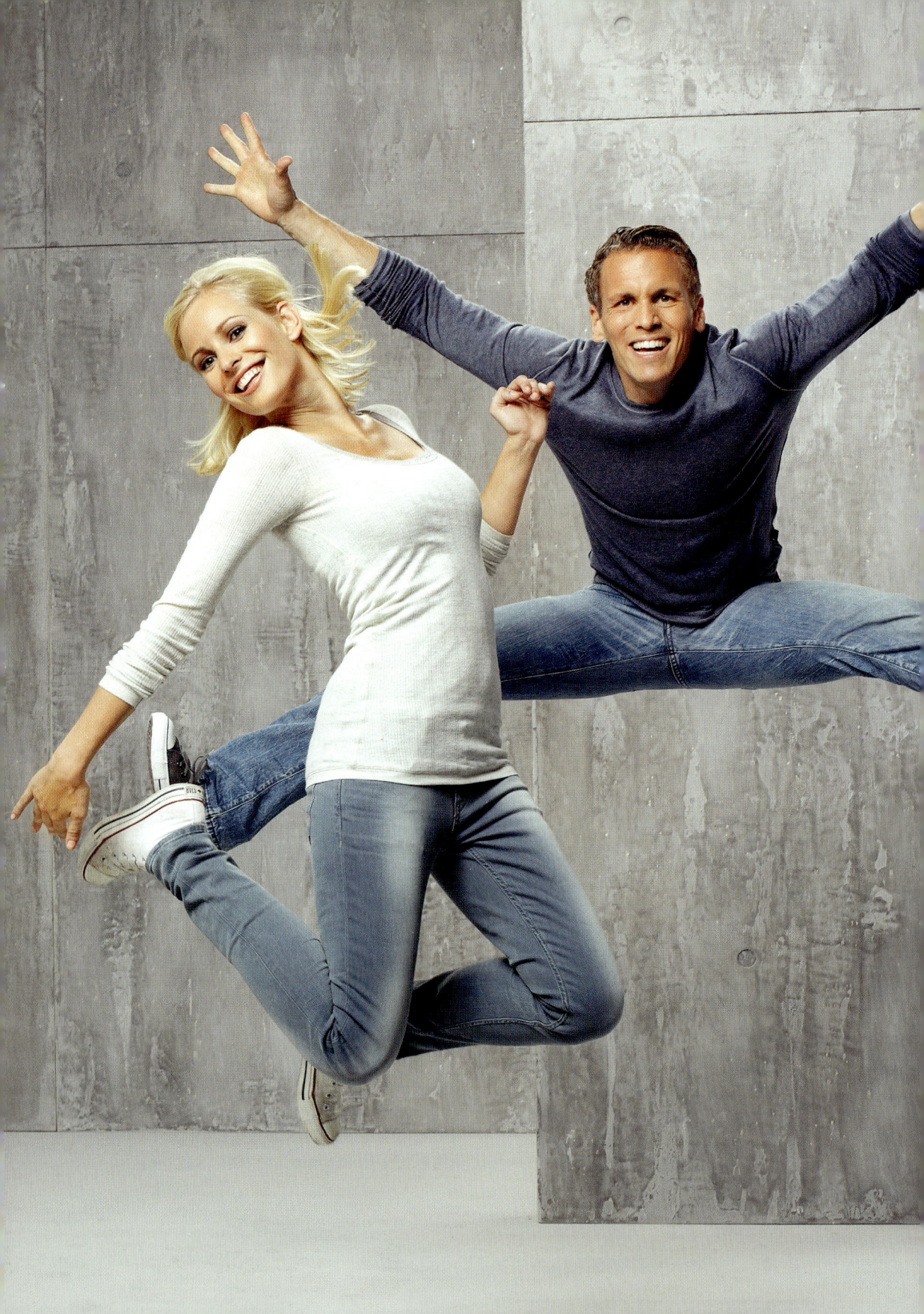

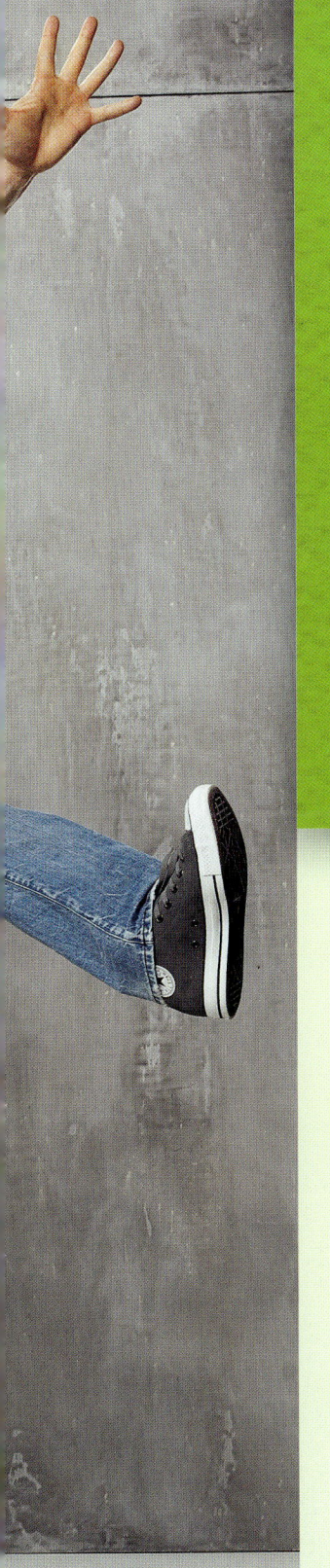

Wir legen dann mal los!

Das Sechs-Wochen-Programm

Ernährung, Bewegung und Entspannung – das sind die drei wichtigsten Bereiche, in denen die meisten Frauen und Männer ihr Verhalten ändern müssen, um abzunehmen. Das klappt nicht im Hauruck-Verfahren, sondern indem Sie gute Vorsätze schrittweise umsetzen. Jede Woche gibt es neue Aufgaben, aber auch leckere Rezepte für jede Tageszeit und dazu eine Belohnung.

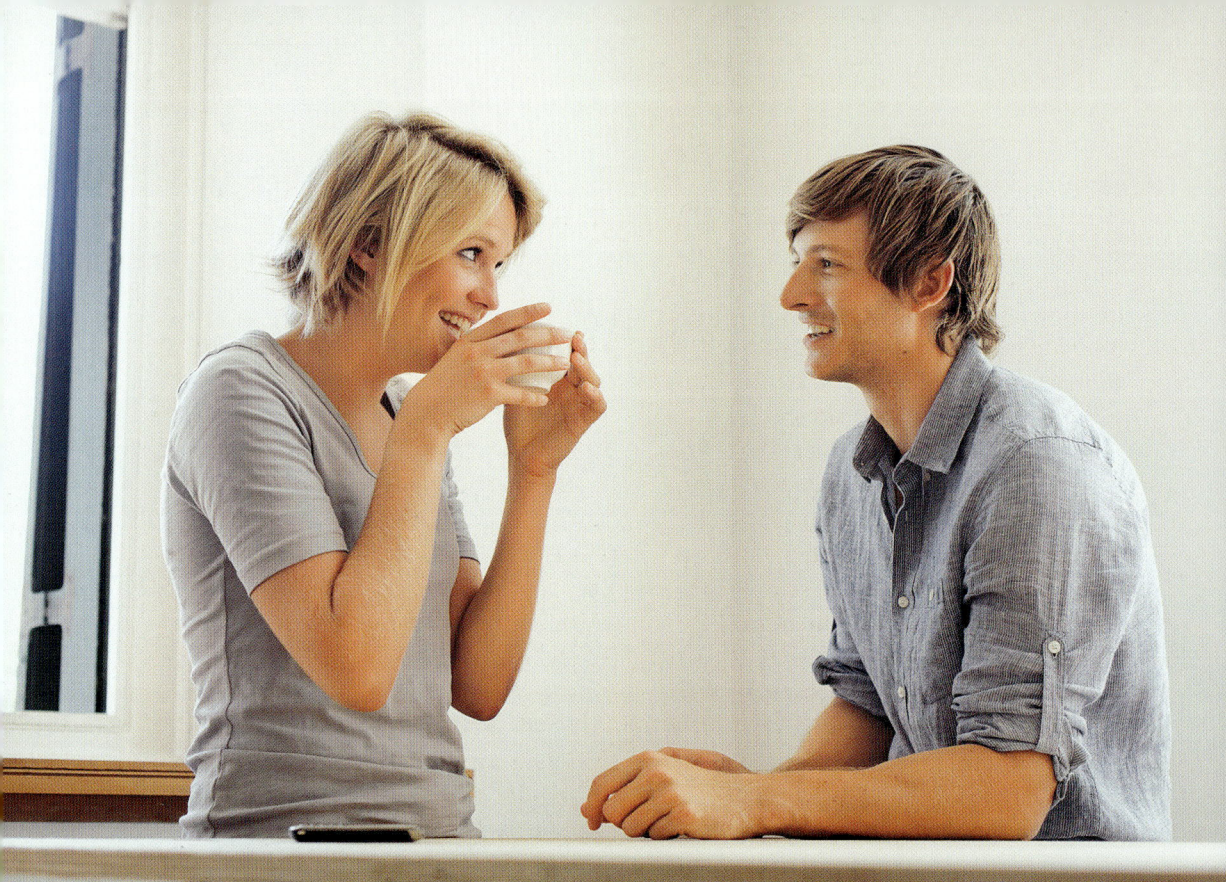

1. Woche:
Wo stehen wir?

In welchem Bereich sind wir ein Dreamteam? Wo blockieren wir uns gegenseitig? Während Sie die ersten Aufgaben erfüllen, können Sie gleichzeitig herausfinden, in welcher Besetzung Sie Bestleistungen erbringen.

IHRE ERSTE WOCHE ist einerseits ein Schnupperkurs: Sie können planen und ausprobieren, wie Sie welche Hürden am besten gemeinsam nehmen. Andererseits machen Sie gleich die ersten Schritte. Sie wollen ja schnell Ergebnisse sehen.

Überlegen Sie gemeinsam, an welchem Tag Sie anfangen wollen. Legen Sie ruhig gleich morgen los und gehen Ihre erste Aufgabe an. Sie können sich aber auch noch ein paar Bedenktage nehmen. Es sollten nur nicht zu viele sein – und vor allem brauchen Sie keine offizielle Abschiedsfeier von Ihrem bisherigen Leben in Form einer Henkersmahlzeit, bei der Sie extra viel und ungesund essen. Da Sie bei der Wir-sind-dann-mal-schlank-Methode nicht alles auf einmal ändern, ist das nicht nötig.

Flexibel

Die Wochenaufgaben können Sie so verteilen, wie es in Ihren Alltag passt. Ob Sie nach sieben Tagen alles erledigt haben, kontrollieren Sie dann mit der Doppelerfolgscheckliste auf der letzten Seite jeder Woche. Falls Sie nicht überall ein Häkchen machen können: Nicht so schlimm – wiederholen Sie die Woche (gern auch mit neuen Rezepten aus den anderen Wochen), beim zweiten Mal klappt's! Hat nur einer von Ihnen alles erledigt, überlegen Sie: Wo blockieren Sie sich noch gegenseitig, wie können Sie sich besser unterstützen (siehe ab Seite 23)? Allein davonziehen gilt nicht!

1 Ernährung

Am späten Abend schließt die Küche

Die erste Wochenaufgabe können Sie ohne Vorbereitungen schaffen: Sie verbringen einen Abend ohne ein Zweitessen in Form von Naschereien, Knabberkram, dem Feierabendbier und anderen Nachschlägen. Das hört sich einfach an. Doch wenn Sie es nicht gewohnt sind, werden Sie reflexartig in die Küche laufen, sobald der Zeitpunkt kommt, an dem Sie sonst routiniert noch einmal den Kühlschrank durchchecken oder nachsehen, was die Knabberschublade hergibt. Essen Sie sich bei der Abendmahlzeit ruhig satt, wie Sie es gewohnt sind. Der Unterschied besteht nur darin, dass die Küche (möglichst bis 19 Uhr) nach dem Abendbrot bis zum nächsten Morgen geschlossen bleibt.

Die zweite Aufgabe gehen Sie an zwei weiteren Abenden dieser Woche an: Sie lassen das späte Knabbern und Naschen ebenfalls und verzichten zusätzlich beim Abendessen auf Kohlenhydrate. Sie essen also abends so, wie die Ernährungs-Uhr (siehe Seite 36) es vorgibt – entweder indem Sie Ihre Mahlzeit selbst zusammenstellen oder indem Sie eins der Abendrezepte aus diesem Buch nutzen. Wird die Sehnsucht nach Süßem zu groß, geben Sie nicht nach, sondern knabbern statt Chips eine Karotte oder statt Keksen ein Stück Käse. Das ist auch zu später Stunde noch erlaubt und befriedigt das Bedürfnis »Ich brauche jetzt noch was zwischen die Zähne«. Außerdem können Sie sich und Ihren Partner gut trösten: Die Lieblingsschokolade oder der begehrte Kuchen ist morgen wieder erlaubt.

Aufgabe drei schränkt dies jedoch etwas ein: Sie verlagern an drei Tagen der Woche alles Süße, von dem Ihnen der Abschied schwerfällt, auf die erste Tageshälfte. Am besten gleich zum Frühstück oder als Dessert zum Mittagessen (siehe Seite 40). Auch als Snack am Vormittag ist es noch erlaubt. Sie können die Aufgabe an drei Tagen lösen, an denen Sie Aufgabe zwei nicht bewältigen. Oder trauen Sie sich schon beides an einem Tag zu?

Gut satt dank Eiweiß

Damit Sie am Abend auch ohne Butterbrot oder Nudeln gut satt werden, essen Sie besonders eiweißreich. In unseren Rezepten für diese Woche finden Sie deshalb Gerichte mit besonders hohem Proteinanteil. Zum köstlichen Auberginengemüse etwa gibt es für die Damen knuspriges Zanderfilet; die Herren essen sich an kräftigen Rindfleischstreifen satt.

Einkaufen: Jetzt gelten feste Regeln

Ihre vierte Aufgabe in ersten Woche ist eine Schlank-Expedition in den Supermarkt. Dort müssen Sie ein paar Fallen erkennen und umschiffen. Meist geht's mit tollen Vorsätzen los (»Wir kaufen nur ein paar Äpfel und die Zutaten für einen Gemüseeintopf, der uns zwei Tage lang satt macht«) und endet mit einem Wagen voller Lustkäufe: Kekse, die im Angebot sind, Schokotafeln zum halben Preis, die Großpackung süße Kindersnacks. Damit ist jetzt Schluss: Ziehen Sie gemeinsam los. Wählen Sie einen Zeitpunkt, an dem Sie nicht hungrig und nicht in Eile sind. Ihr Ziel: Wir gehen nach einem festen Plan vor, der sich an den Wir-sind-dann-mal-schlank-Regeln orientiert. Das heißt:

• Wir wählen zum Großteil Frisches und Unbehandeltes aus der Obst- und Gemüseabteilung – idealerweise nach Saison und aus der Region.
• Bei den Eiweißprodukten (Hühnereier, Käse, Wurst, Fleisch, Fisch, Milch, Quark, Naturjoghurt und Co) greifen wir ebenfalls in größeren Mengen zu.
• Von guten Kohlenhydraten aus Vollkorn (Brot, Müsli, Naturreis, Nudeln) kaufen wir »halb so viel«, denn die gibt's bald nur noch morgens und mittags.
• Wir meiden Fertigessen und die schlechten Kohlenhydrate wie Süßigkeiten und Weißmehl-Produkte.
• Wir lassen uns nicht von Werbung beeinflussen, indem wir nur kaufen, was auf unserem Zettel steht (siehe Seite 67).
• Wenn möglich, tragen wir unsere Schätze zu Fuß oder per Fahrrad nach Hause, das schützt vor Zuviel-Kaufen und sorgt für Fitnesstraining nebenbei.

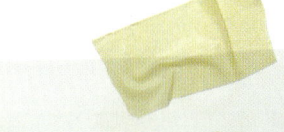

Bio ist besser

Achten Sie beim Kauf von Fleisch und Wurst auf kontrolliert ökologische Tierhaltung, bei Fisch auf das blaue MSC-Siegel oder ökologische Erzeugung. So bekommen Sie nährstoffreiche, weniger mit Medikamenten belastete Waren und tun etwas für artgerechte Haltung und Umwelt. Die meisten Supermärkte haben entsprechende Waren im Angebot.

Kinder

KLEINE DETEKTIVE IM SUPERMARKT

Die Lebensmittelindustrie appelliert in perfider Weise an die Spiel- und Sammellust von Kindern, um sie zum Süßigkeitenkaufen zu verführen. Machen Sie Ihr Kind fit für den Widerstand.

Kinder sammeln gern. Ob Murmeln, Blätter, Klebebildchen – sie folgen ihrem natürlichen Bedürfnis nach Erobern, Besitzen, Zählen, Sortieren, Tauschen. Die Ernährungsindustrie nutzt das gezielt aus: Ob mit Sammelpunkten, Gimmicks oder Comicfiguren – angeblich für Kinder besonders geeignete Lebensmittel werden dreist beworben. Meist geht es um Süßigkeiten, Softdrinks oder Snacks, oft auch noch mit vielen ungesunden chemischen Zusatzstoffen. Da ist es kein Wunder, wenn Siebenjährige im Supermarkt plötzlich ganz bestimmte Schokoriegel in den Einkaufswagen packen und den Eltern treuherzig erklären: »Dafür kriege ich ein offizielles Deutschland-Trikot.«

Wie Eltern ihren Kindern prima erklären können, warum sie nicht auf Werbeversprechen hereinfallen sollten, zeigt die Organisation Foodwatch (Adresse siehe Seite 158) in einem anschaulichen Beispiel. Da fordert ein Lebensmittelkonzern ganz harmlos: Sammle Punkte für Fußball-Fanartikel. Das klingt sportlich und keineswegs nach Süßigkeiten-Betteln. Wie viel man tatsächlich ausgibt, bis das begehrte Hemd bezahlt ist, demonstriert Foodwatch in Form eines

Riegel-Regens: 500 Stück müsste ein kleiner Sammler haben, um sein Ziel zu erreichen. Er müsste 59000 Kalorien verputzen, fünfeinhalb Kilo Zucker und mehr als dreieinhalb Kilo Fett vertilgen. Um das wieder abzubauen, wäre Dauerfußball angesagt. Hundert Stunden, zwei Europameisterschaften lang. Macht der Schokofreund das nicht, bleibt das schwer erfutterte Trikot nutzlos. Sein kleiner Besitzer würde nämlich gar nicht mehr reinpassen.

Sensibilisieren Sie Ihre Kinder schon früh dafür. Lassen Sie sie in die Rolle kleiner Detektive schlüpfen, die gezielt nach Werbetricks suchen und den Großen erklären, warum das Gesundversprechen falsch ist. Wer am meisten findet und das nicht kauft, hat gewonnen.

Zu Hause kochen Sie gemeinsam, lassen Ihre Kinder die Zutaten probieren und genießen ein gesundes, leckeres Familienmahl, zum Beispiel das süß-saure Schweinefilet von Seite 73. Als Dessert gibt es ein kleines, aus Obstsaft selbst gemachtes Wassereis, eine kleine Portion selbst gekochten Schokopudding oder einen Joghurt mit frischen Früchten.

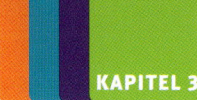

Der Wir-sind-dann-mal-schlank-Einkaufszettel

Unser Einkaufszettel (zum Download unter www.ich-bin-dann-mal-schlank.de) gibt Orientierung in Sachen Mengenverhältnisse. Sie finden dort, ähnlich wie auf der Ernährungs-Uhr, einen großen dunkelgrünen Bereich für frisches Gemüse, Salat und Obst, der vom Volumen her fast die Hälfte Ihres Einkaufs bestimmt. Im hellgrünen Bereich notieren Sie den mengenmäßig zweitgrößten Posten Ihres Einkaufs: Eiweißprodukte (siehe Seite 64), im gelben Bereich die Beilagen wie Kartoffeln, Reis und Vollkornprodukte, im blauen kalorienfreie Getränke (Wasser, Kräutertee, Schwarztee, Grüntee, Bohnenkaffee). Auf die Rückseite des Zettels schreiben Sie alles, was Sie sonst noch brauchen, was aber in keinen Bereich passt, zum Beispiel Olivenöl, Kaffeebohnen, Gewürze, Waschmittel, Müllbeutel, Ketchup, Toilettenpapier.

Dann ist da noch der sehr kleine (!) rote Bereich. Hier dürfen Sie Ihren Lieblingsnasch notieren, solange Sie ihn noch brauchen. Wer's schafft, kann gleich mit Gesundvarianten einsteigen: Bitter- statt Vollmilchschokolade, Salzstangen statt Chips. Auch gesüßte Getränke, gezuckerter Joghurt, Pudding, Kuchen und Kekse gehören hierher.

»Was du dir erlaubst, das will ich auch haben«

Klingt ganz leicht, doch dabei stoßen Paare wie Julia und Jonas schnell auf kleine zwischenmenschliche Konflikte. Obwohl beide eigentlich einen vorbildlichen Einkauf machen wollten, legt Jonas plötzlich die Salamipizza und ein paar Bierfläschchen in den Wagen. Was nun? Soll Julia die Sachen zurückstellen wie bei einem Kind? Selbst »zur Strafe« eine Tafel Schokolade für sich einpacken? Damit keiner zum Trotzkauf verleitet wird und weil Streitereien vor Publikum unfair sind, sollten Julia und Jonas schon vorher überlegen, was in solchen Fällen zu tun ist. Hier zwei Lösungsbeispiele:

● Paare, die sich gegenseitig Freiheiten lassen wollen, legen fest: Wir haben ein gemeinsames Ziel, aber für den genauen Weg dahin und für das Tempo ist jeder selbst verantwortlich. Will Jonas seine Pizza und sein Bier weiterhin kaufen, darf er das, ohne dass Julia sich einmischt. Es ist aber fair gegenüber Julia, den Pizzaduft nicht gerade dann durch die Wohnung ziehen zu lassen, wenn sie übt, Gurkensticks statt Gummibärchen zu kauen.

● Wenn beide sich dagegen auf Gerechtigkeit in Form von »Was du darfst, das will ich auch« einigen, bekommt jeder ein kleines »Sündenbudget« und darf sich dementsprechend Süßes, Salziges oder Alkoholisches kaufen. Der rote Bereich des Einkaufszettels wird gezielt ausgefüllt – und davon wird nicht abgewichen, indem man mehr kauft als geplant.

Neuordnung im Kühl- und Vorratsschrank

Nun zur fünften Aufgabe der ersten Woche: Zu Hause wird auf- und umgeräumt – und zwar erst einmal im Kühlschrank. Damit der bald frei von Dickmachern ist, kaufen Sie die nicht mehr ein. Die Gesund- und Fitmacher erobern sich stattdessen ihre Plätze. Am besten teilen Sie den Kühlschrank gedanklich in zwei Hälften: In den Morgen-Mittag-Bereich

Unser Einkaufszettel

Dunkelgrün: 2 Kilo Äpfel, 8 Orangen, 1 Bund Karotten, 2 Köpfe Eisbergsalat, 2 Salatgurken, 2 Kilo Tomaten, 1 Kilo Zwiebeln, 1 Netz Schalotten, 1 Knolle Knoblauch, 1 Bund glatte Petersilie, 2 Packungen TK-Himbeeren
Hellgrün: 6 Liter Halbfett-Milch, 1 Becher Magerquark, 1 Stück Biobutter, 1 500-g-Becher Naturjoghurt (1,5 % Fett), 10 Bio-Eier, 2 Mozzarella, 1 Hüftsteak, 1 Packung Bio-Lachs natur (TK), 1 Tüte Mandeln
Gelb: 2 Packungen Vollkornspaghetti, 1 Tüte Naturreis
Rot: Bitterschokolade, Salzstangen, Bonbons für die Kids, Marmelade
Hellblau: 1 Kasten stilles Mineralwasser, Espresso, Grüntee, Kräutertee, Schwarztee

2 Rezepte
Zum Einstieg was einfach Leckeres

In der ersten Woche erfordern unsere Rezepte noch keine große Umstellung der lieb gewordenen Gewohnheiten. Am Morgen darf es zum Beispiel ein leckeres Müsli mit Obst sein und mittags ein deftiger »Armer Ritter« – beides natürlich jeweils mit einem besonderen Extra für sie und ihn, wobei auch getauscht, beim anderen probiert oder für beide das Gleiche zubereitet werden darf. Reduzieren Sie dann für die Frau die Mengen etwas.

Auch der Snack kommt den unterschiedlichen weiblichen und männlichen Vorlieben entgegen. Satt macht er in jedem Fall, falls sich am Nachmittag der kleine Hunger bemerkbar macht. Wenn Sie zwischendurch nicht hungrig sind, geht's gleich an den Abendbrottisch.

Apropos: Brot gibt's heute Abend ja nicht mehr. Doch daran werden Sie sich schnell gewöhnen, denn eiweißreiches Essen serviert jede Menge Aminosäuren (zum Beispiel Tryptophan, siehe Seite 27), die im Gehirn schnell Sättigungssignale auslösen. Das kommt gerade den Männern ohnehin entgegen, die ja oft gerne ein ordentliches Stück Fleisch auf dem Teller haben.

Für alle, die eine zusätzliche Portion Eiweiß mögen, ist jede Woche ein besonders proteinreiches Rezept dabei. Sie erkennen es am entsprechenden Icon (siehe Seite 39). Außerdem können Sie zusätzlich Eiweißpulver für Shakes oder zum Kochen oder Backen verwenden (siehe Seite 39). Wenn Sie darauf Appetit haben, ersetzen Sie dadurch einfach eines der anderen Gerichte.

gehören süße Milchprodukte wie Joghurt mit Früchten, Marmelade und Süßes für die, die es brauchen. Im »neutralen« Bereich für jede Tageszeit lagern Gemüse, Fisch, Fleisch, Eier, Käse, Wurst, Naturjoghurt und andere ungesüßte Eiweißprodukte, die auch sonst erlaubt sind.

Ebenso trennen Sie im Vorratsschrank Kohlenhydrate wie Reis, Nudeln, Hülsenfrüchte, Ketchup und Balsamico-Essig (enthält viel Zucker!) von Eiweißlieferanten (Nüsse) und neutralen Lebensmitteln wie Pflanzenölen und Saaten, Tomatenmark und Gewürzen.

Quark-Müsli mit Himbeeren

*Zubereitungszeit ca. 10 Minuten
plus 20 Minuten Einweichzeit*

125 g zarte Haferflocken | 150 ml Orangensaft | Saft von ½ Zitrone | 150 g Himbeeren (frisch oder TK) | 3 EL flüssiger Honig | 200 g Magerquark | 1 mittelgroßer Apfel

1. Die Haferflocken in einer Schüssel mit dem Orangensaft, dem Zitronensaft und den Himbeeren mischen. Die Mischung zirka 20 Minuten ziehen lassen; in dieser Zeit tauen auch die Himbeeren auf, falls Sie Tiefkühlware verwenden.
2. Den Honig mit einer Gabel gut unter den Quark rühren. Den Apfel waschen, vierteln, vom Kerngehäuse befreien und samt Schale grob raspeln.

Den Honigquark und die Apfelraspel sofort unter die Haferflocken mischen. Dann auf zwei Müslischalen verteilen und genießen.

Für das süße Erwachen: Ein Täfelchen (ca. 5 g) Bitterschokolade (mindestens 75 % Kakaogehalt) raspeln oder fein hacken und das Müsli damit bestreuen.

Schön knackig für Kerle: 2 EL Haselnüsse grob hacken und das Müsli damit bestreuen. Wer mag, kann die gehackten Nüsse zuvor in einer Pfanne ohne Fett anrösten.

Pro Portion:
450/523 kcal | 23/25 g E | 71/71 g KH | 6/14 g F

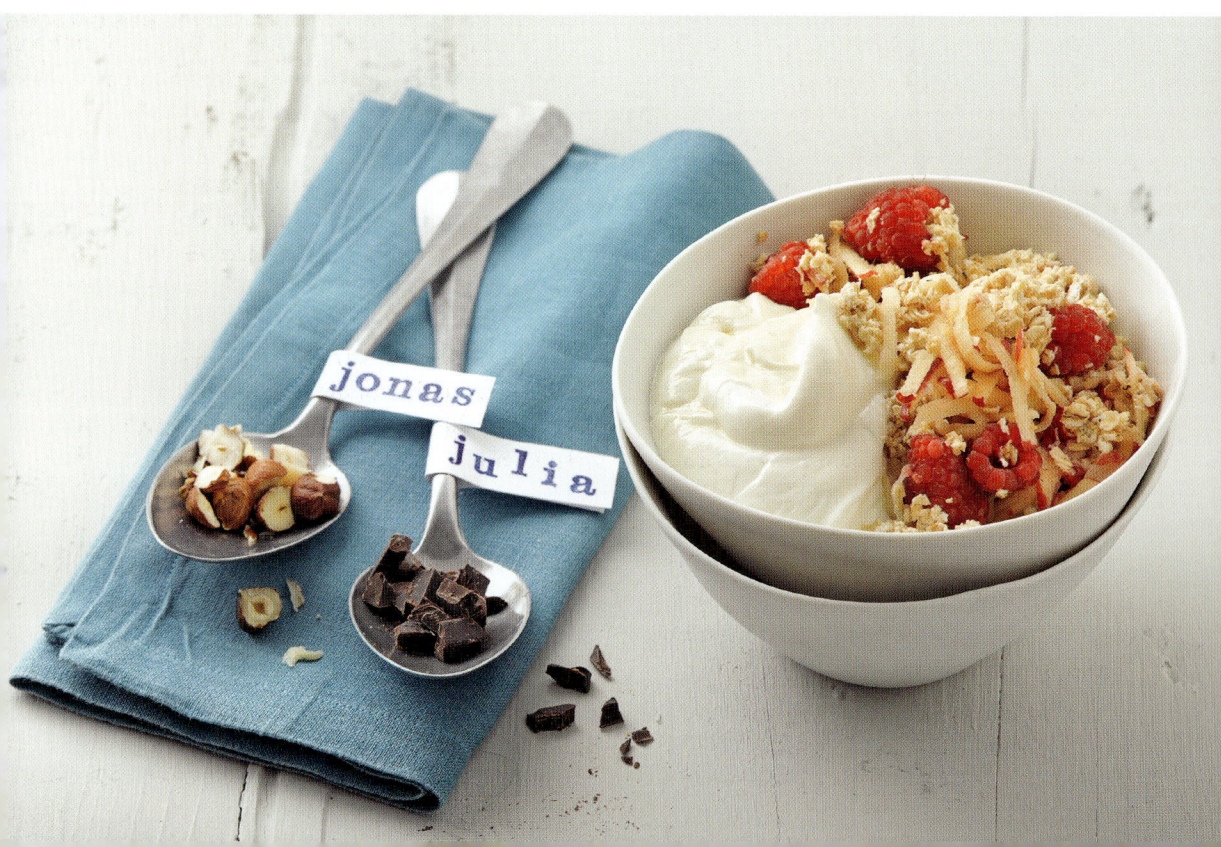

Pikante Arme Ritter

Zubereitungszeit ca. 20 Minuten

2 Eier (Größe M) | 150 ml Milch
(1,5 % Fett) | 1 Msp. getrockneter Thymian | Salz | 4 Scheiben Vollkorntoast |
1 EL Olivenöl | 2 Birnenhälften (Dose) |
125 g Lachsschinken | 75 g geriebener
Schnittkäse wie Gouda oder Emmentaler

1. Ein Backblech mit einer Lage Backpapier auslegen.
2. Die Eier mit der Milch, dem Thymian und 1 Prise Salz in einer flachen Schale gut verquirlen. Die Toasts anschließend in der Eiermilch wenden, bis sie sich vollgesogen haben.
3. Das Öl in einer Pfanne mäßig erhitzen. Die Brotscheiben darin von jeder Seite 3 Minuten braten und auf das Backblech legen.
4. Die Birnen abtropfen lassen, längs halbieren und in Scheiben schneiden. Die Toasts erst mit dem Schinken, dann mit den Birnen belegen und den Käse darüberstreuen.
5. Die Grillfunktion des Backofens einschalten (220 Grad). Die Brotscheiben unter dem Grill 3 bis 4 Minuten überbacken, bis der Käse schön gelb geschmolzen ist. Anschließend sofort servieren.

Abwechslung gefällig? Mit Ziegenkäse oder schnittfestem Schafskäse wie dem spanischen Manchego werden die Toasts noch aromatischer, und der Käse passt hervorragend zum Aroma der Birnen. Im Herbst können Sie auch frische, reife Birnen verwenden, die Sie besonders dünn aufschneiden. Eignet sich auch prima als Vorspeise für Gäste!

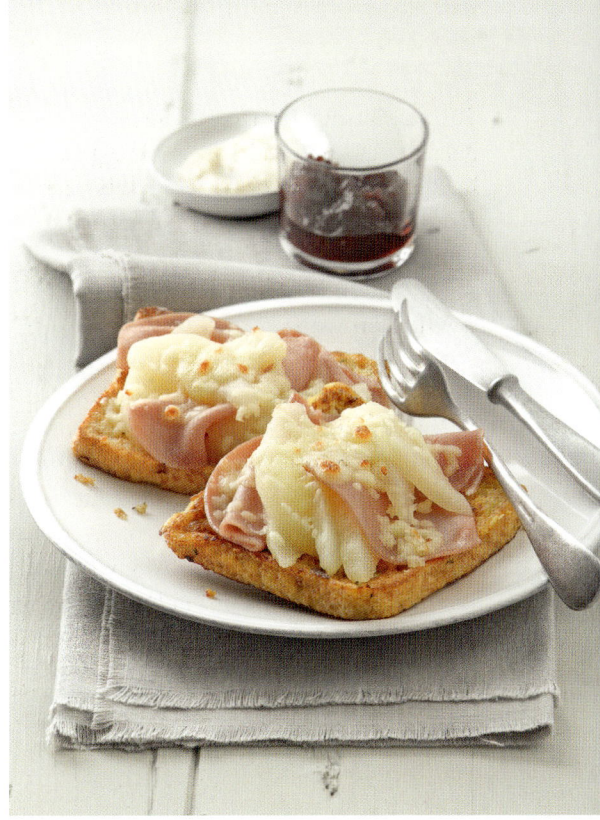

Versüßen Sie den Armen Rittern ruhig das Leben: Garnieren Sie Ihre zwei davon mit je 1 TL Preiselbeeren aus dem Glas.

Die schärfere Variante: Bestreichen Sie Ihre in der Eiermilch gewendeten beiden Brotscheiben vor dem Belegen mit je 2 TL Sahnemeerrettich.

Pro Portion:
593/622 kcal | 37/37 g E | 37/37 g KH | 27/31 g F

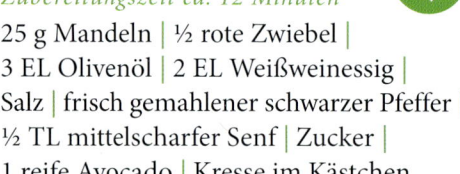

Avocado-Carpaccio

Zubereitungszeit ca. 12 Minuten

25 g Mandeln | ½ rote Zwiebel |
3 EL Olivenöl | 2 EL Weißweinessig |
Salz | frisch gemahlener schwarzer Pfeffer |
½ TL mittelscharfer Senf | Zucker |
1 reife Avocado | Kresse im Kästchen

1. Die Mandeln grob hacken. Die Zwiebel sehr fein würfeln.
2. Für die Vinaigrette das Öl, den Essig, das Salz, den Pfeffer, den Senf, 1 Prise Zucker und 2 EL Wasser gut verrühren, die Zwiebeln untermischen.

3. Die Avocado längs halbieren, den Kern entfernen. Das Fruchtfleisch mit einem Löffel vorsichtig aus der Schale heben und längs in dünne Scheiben schneiden. Auf zwei Tellern fächerförmig auslegen, mit der Vinaigrette beträufeln und die Mandeln darüberstreuen.
4. Nach Belieben Kresse vom Beet schneiden und das Avocado-Carpaccio damit garnieren. Sofort genießen.

Die nötige Reife: Nur reife, weiche Avocados schmecken richtig gut und lassen sich leicht von der Schale befreien. Meist ist es nicht einfach, im Laden den Reifegrad zu erkennen oder zu erfragen. Noch sehr feste Früchte schlagen Sie zu Hause in Zeitungspapier ein oder lagern sie zusammen mit Äpfeln, dann reifen sie schneller nach.

Milch-Extra für Naschkatzen: Eine cremige Note bekommt das Carpaccio, wenn Sie noch 4 EL körnigen Frischkäse (20 % Fett i. Tr.) mit etwas Salz und Pfeffer würzen und dazu servieren.

Darf es etwas kräftiger sein? 2 Scheiben Vollkornbrot in Würfel schneiden und in einer Pfanne ohne Fett anrösten. Warm und knusprig mit dem Carpaccio anrichten.

Pro Portion:
443/566 kcal | 15/11 g E | 5/40 g KH | 41/40 g F

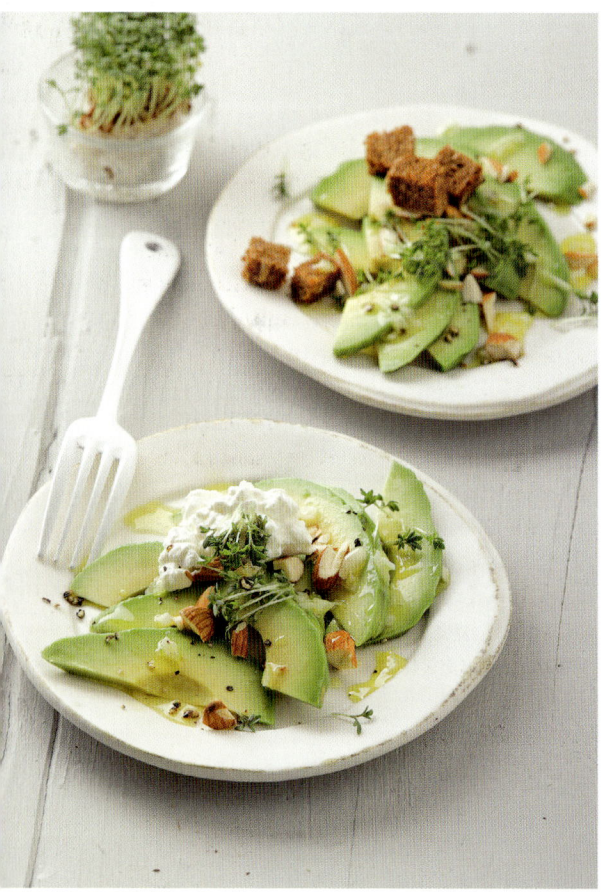

Auberginen alla Nonna

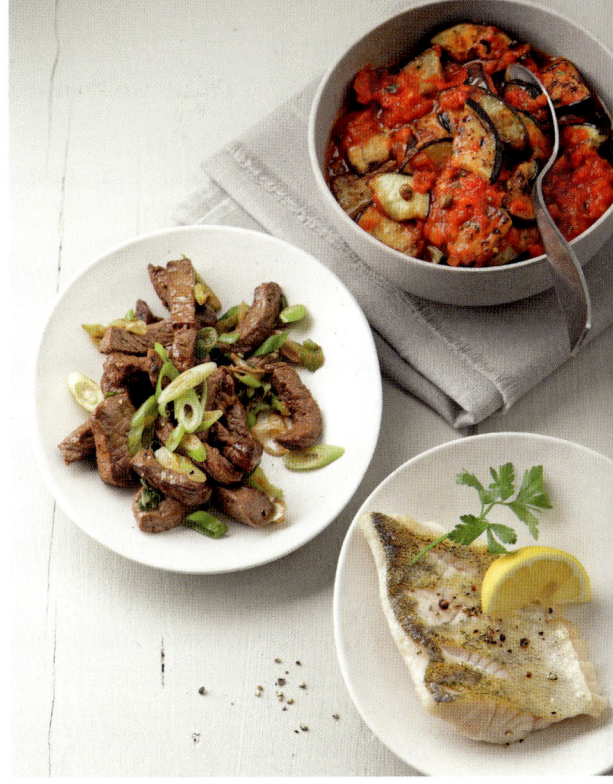

Zubereitungszeit ca. 25 Minuten

2 mittelgroße Auberginen | Salz |
1 große Dose Tomaten (800 g) |
2 kleine Zwiebeln | 3 Knoblauchzehen |
3 EL Olivenöl | 3 EL Kapern mit Lake |
frisch gemahlener schwarzer Pfeffer |
1 EL Rotweinessig | 2 EL gehackte Peter-
silie (frisch oder TK)

1. Die Auberginen waschen, putzen,
   in mundgerechte Würfel schneiden
   und mit etwas Salz vermengt einige
   Minuten ziehen lassen. Die Tomaten
   in einer Schüssel grob mit einer Gabel
   zerdrücken. Die Zwiebeln und den
   Knoblauch schälen und fein würfeln.
2. Die Auberginen leicht ausdrücken.
   1 EL Öl in einer Pfanne erhitzen und
   die Auberginen darin scharf anbraten.
   Herausnehmen und beiseitestellen.
3. Das restliche Öl in derselben Pfanne
   sanft erhitzen, Zwiebeln und Knoblauch darin glasig dünsten. Die Auberginen zusammen mit den Tomaten
   und den Kapern dazugeben und alles
   zugedeckt bei geringer Hitze in 10 bis
   15 Minuten gar köcheln.
4. Vom Herd nehmen, mit Salz, Pfeffer,
   dem Essig und der Petersilie würzen.
   Mit dem unten beschriebenen Fisch
   und Fleisch anrichten.

Universell: Auberginenragout ist ideal
zum Vorbereiten und Aufwärmen. Übrigens passt es auch hervorragend mittags
zu Vollkornpasta oder Vollkornreis.

Fleischlos glücklich: Vegetarier braten
sich statt der Frau- oder Mann-Variante
zwei knusprige Spiegeleier dazu.

Knusprig zart: 150 g Zanderfilet
mit Haut an der Hautseite 2-mal
längs ½ cm tief einschneiden. 1 EL Rapsöl in einer Pfanne erhitzen, den Fisch auf
der Hautseite bei mittlerer Hitze knusprig
braten. Salzen und pfeffern, wenden und
auf der anderen Seite kurz anbraten.

Kräftig-fleischlich: 3 Frühlingszwiebeln in feine Ringe schneiden.
200 g Rinderfilet in dünne Streifen
schneiden. 2 EL Rapsöl in einer Pfanne
erhitzen, das Filet darin rundum 1 Minute scharf anbraten, die Frühlingszwiebeln
dazugeben und noch 1 Minute mitbraten.
Mit Salz und Pfeffer würzen.

Pro Portion:
463/656 kcal | 42/52 g E | 27/35 g KH |
20/33 g F

Schweinefilet mit Spitzkohl und Dips

Zubereitungszeit ca. 30 Minuten

400 g Spitzkohl | 1 ca. pflaumengroßes Stück frischer Ingwer (30 g) | 2 Zwiebeln | 2 Knoblauchzehen | 500 g Schweinefilet | Salz | frisch gemahlener schwarzer Pfeffer | 2 EL Olivenöl

1. Den Backofen auf 210 Grad vorheizen.
2. Den Spitzkohl von äußeren welken Blättern befreien, längs vierteln und den harten Strunk entfernen. Den Kohl mit einem scharfen Messer quer in feine Streifen schneiden.
3. Den Ingwer dünn schälen und raspeln. Die Zwiebeln und den Knoblauch schälen und in feine Würfel schneiden.
4. Das Filet rundum salzen und pfeffern. 1 EL Öl in einer Pfanne erhitzen und das Fleisch darin auf jeder Seite scharf anbraten. In eine feuerfeste Form geben und im vorgeheizten Ofen 15 Minuten garen. Anschließend aus dem Ofen nehmen, in Alufolie einschlagen und einige Minuten ruhen lassen.
5. Inzwischen die Pfanne mit Küchenpapier ausreiben, das restliche Öl darin erhitzen und die Zwiebeln darin kurz andünsten. Spitzkohl, Ingwer und Knoblauch dazugeben und alles unter Rühren 5 Minuten dünsten. Mit Salz und Pfeffer würzen.
6. Das Fleisch in Streifen schneiden und mit dem Kohlgemüse sowie den unten beschriebenen Dips genießen.

Pro Portion:
505/495 kcal | 65/66 g E | 22/21 g KH | 18/17 g F

Erfrischende Gurken-Minz-Raita: 25 g Frischkäse (17 % Fett) mit 75 g Magerjoghurt, Salz, frisch gemahlenem weißem Pfeffer und nach Belieben etwas gemahlenem Kreuzkümmel schaumig rühren, 1 geraspelte Minigurke und einige fein geschnittene Minzblättchen untermischen.

Joghurt: 1 TL Olivenöl in einem kleinen Topf sanft erhitzen und 1 TL mildes oder 1 TL scharfes Currypulver darin kurz andünsten (nicht zu heiß!), damit das Aroma vom Öl aufgenommen wird. Abkühlen lassen, mit 75 g Magerjoghurt und 1 TL Limettensaft verrühren, mit Salz und Pfeffer würzen.

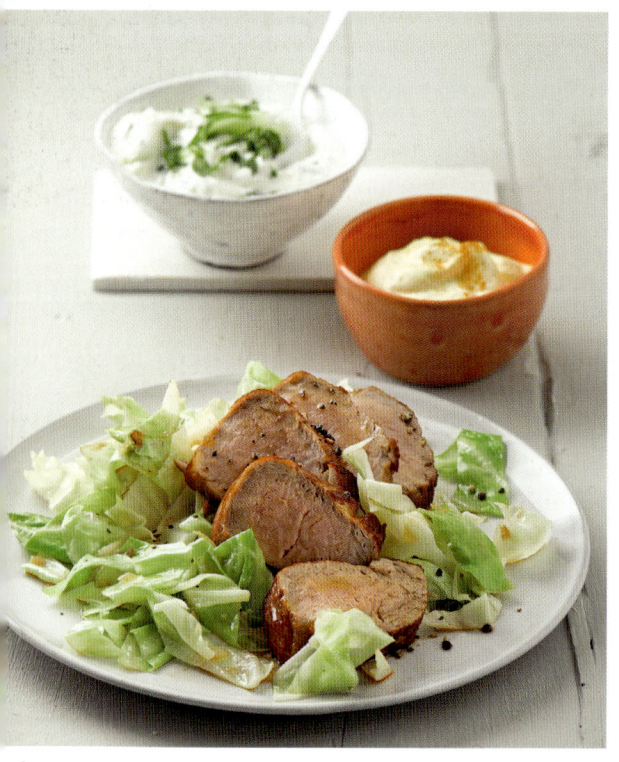

Schweinefilet süß-sauer

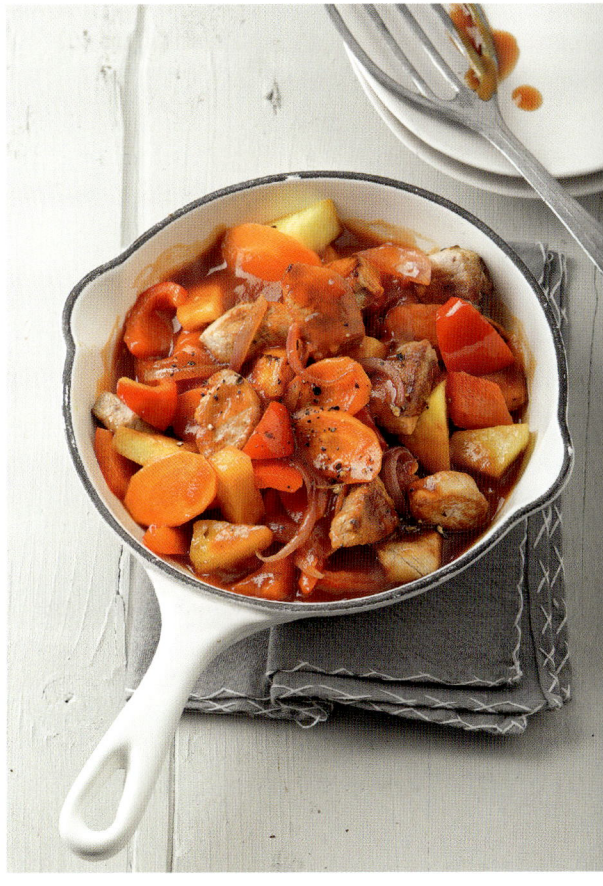

Für zwei Kinder und zwei Erwachsene

Zubereitungszeit ca. 30 Minuten

2 kleine Möhren | 1 rote Paprikaschote | 1 kleine rote Zwiebel | 300 g Ananas (frisch oder ungezuckerte Konserve) | 600 g Schweinefilet | Salz | frisch gemahlener schwarzer Pfeffer | 1-2 TL Speisestärke | 3 EL Rapsöl | 150 ml Orangensaft | 2 EL Rotweinessig | 150 ml Ketchup | 2 EL Zucker oder Honig

Für die Kinder jeweils 80 g Vollkornreis nach Packungsanleitung zubereiten und mit dem Fleisch und dem Gemüse anrichten.

1. Während der Reis gart, die Möhren abbürsten oder schälen, putzen und in Scheiben schneiden. Die Paprika waschen, vierteln, putzen und in Würfel schneiden. Die Zwiebel schälen, halbieren und längs in Streifen schneiden. Das Ananasfruchtfleisch in 1 cm große Würfel schneiden.
2. Das Fleisch in 3 cm große Würfel schneiden. Salzen, pfeffern und in der Speisestärke wenden.
3. 1 EL Öl in einer Pfanne erhitzen, Möhren, Paprika und Zwiebeln darin 3 Minuten andünsten. Den Orangensaft, den Essig, das Ketchup und den Zucker oder Honig in die Pfanne geben, kurz aufkochen und alles 4 Minuten köcheln. Mit Salz und Pfeffer würzen, warm stellen.
4. Das restliche Öl in einer zweiten Pfanne erhitzen und das Fleisch darin rundherum 4 bis 5 Minuten anbraten. Mit dem Gemüse anrichten.

Pro Portion (Grundrezept ohne Reis): 440 kcal | 45 g E | 39 g KH | 10 g F

Als Mittagessen: Wenn Sie das Gericht mittags gemeinsam genießen, bereiten Sie einfach die doppelte Menge Reis zu – die Erwachsenen »dürfen« dann auch Kohlenhydrate essen (zusätzlich pro Portion: 137 kcal | 3 g E | 28 g KH | 1 g F)

Scharfer Kokosshake

Zubereitungszeit ca. 10 Minuten

1 Schalotte | 1 TL rote Currypaste | 400 ml Kokosmilch | 1 TL gemahlener Ingwer | 200 ml sehr kalte Milch (1,5 % Fett) | 2 EL Eiweißpulver Vanille | einige Eiswürfel

1. Die Schalotte schälen und sehr fein würfeln. Alle Zutaten außer den Eiswürfeln im Mixbecher verrühren und anschließend mit dem Mixstab pürieren.
2. Die Eiswürfel in zwei Gläser geben und mit dem Shake auffüllen.

Es geht auch etwas sanfter: Geben Sie vor dem Mixen noch 125 g geschälte und grob in Stücke geschnittene Salatgurke dazu.

Krabben-Knabber: Zum Shake knabbern Sie 30 g Krabbenchips (Kroepoek, bekommen Sie in der Asia-Abteilung des Supermarkts oder bei jedem Asia-Imbiss).

Pro Portion:
173/312 kcal | 12/11 g E | 19/37 g KH | 5/12 g F

Scharf macht schlank: Wer gern mit Curry, Chili oder Ingwer würzt, nimmt schneller ab. Denn diese Gewürze enthalten Scharfmacher-Stoffe, die Körpertemperatur und Kalorienverbrauch erhöhen und den Stoffwechsel in Schwung bringen. Außerdem mindert Scharfes die Lust auf Salziges und Fettiges.

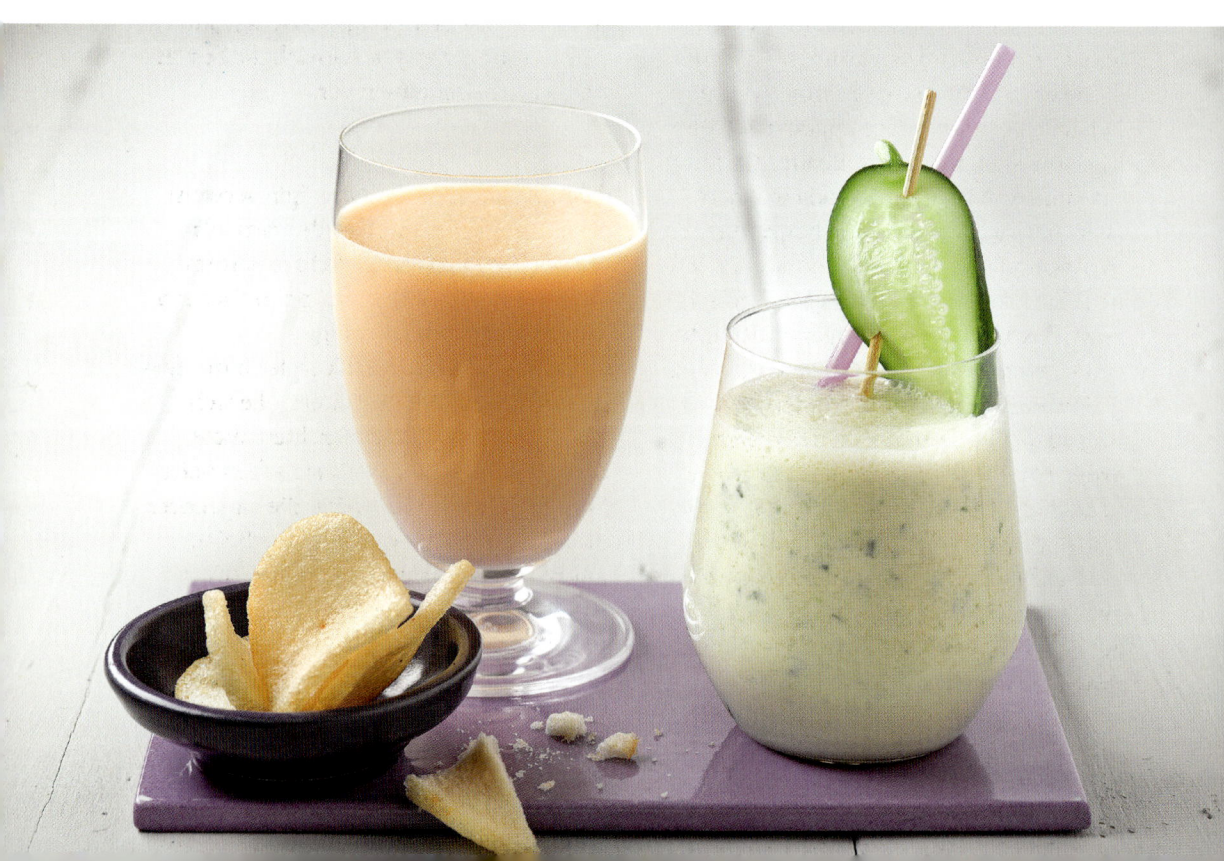

3 Bewegung

Wir kommen in Schwung

Wenn Sie die Ich-bin-dann-mal-schlank-Methode bereits kennen, wissen Sie, dass der Schwerpunkt des Bewegungsprogramms auf dem Muskeltraining liegt. Für Männer meist kein größeres Problem. Jonas macht das sogar Spaß. Na klar, er ist ja auch gut darin und kann es seiner Julia so richtig zeigen. Die hingegen rümpft erst einmal die Nase: »Ich soll mir Muckis aufbauen? Nee, ich will doch nicht als aufgepimptes Kraftpaket wie eine Bodybuilderin herumlaufen.« Ein Satz, der jeden Fitnesstrainer zum Seufzen bringt. Denn für üppige Muskelpakete müssten die Damen viel mehr tun als Männer, sie haben dafür zu wenig vom Hormon Testosteron, das für Muskelwachstum benötigt wird. Also keine Angst ...

Was Männer von Frauen in Sachen gesundes Essen lernen können, dürfen die Frauen sich bei den Männern ruhig in Sachen Muskelpflege abgucken. Denn Muskeln sind das wahre Beauty-Geheimnis einer guten Figur. Muckis machen aber nicht nur optisch was her, sondern fressen auch im Ruhezustand noch reichlich Energie. Das Fett eines Muskelbesitzers schwindet deshalb sogar an Relaxtagen – vorausgesetzt natürlich, dass nicht gleichzeitig mehr gegessen wird.

Ihre sechste Aufgabe in der ersten Woche lautet: Finden Sie heraus, wo Sie in Sachen Fitness stehen. Damit es kein Kaltstart wird, wärmen Sie beide sich kurz auf. Gehen, laufen und hüpfen Sie auf der Stelle, heben und kreisen die Arme, bis Ihnen richtig warm ist. Dann testen Sie gemeinsam Ihre Fitness

Beine – was geht?

Setzen Sie sich beide aufs Sofa und versuchen Sie auf einem Bein aufzustehen. Ohne Festhalten, ohne Abstoßen und ohne Schwung – nur mit Kraft. Klappt das? Wenn ja, sind Sie beide ziemlich gut in Form. Doch möglicherweise wackelt einer oder beide etwas. Mussten Sie sich beim Aufstehen aneinander festhalten? Dann setzen Sie sich beim zweiten Versuch getrennt hin. Aber nicht einer auf die Couch, der andere auf einen Stuhl, denn je höher die Sitzfläche, umso leichter geht es natürlich. Nun probieren Sie auch noch aus, wer es sowohl mit dem rechten als auch mit dem linken Bein problemlos schafft.

Wer bei diesem Test noch Probleme hat (meist ist es dann die Frau), startet in der zweiten Woche (siehe ab Seite 94) jeweils mit der Einsteiger-Variante. Wer mit der Aufsteh-Übung beidseitig gut klarkommt, nimmt sich gleich die Fortgeschrittenen-Versionen vor.

Wie kräftig sind Ihre Arme?

Beim Liegestütz werden möglicherweise Erinnerungen an die Schule wach, als man an der Turnstange keinen Klimmzug zustande brachte oder beim Klettern kraftlos in den Seilen hing.

Damit die Frauen im Vergleich mit den oftmals kräftigeren Männern, die sich locker rauf und runter wuchten, nicht frustriert sind, gibt es für sie schon beim Test den halben Liegestütz: die einfachere »Mädchenvariante«, bei der die Beine angewinkelt auf dem Boden abgestützt werden, während bei den Männern lediglich die Fußballen und die Zehen Bodenkontakt haben.

Wer bei diesem Test bis zu 15 »halbe« Liegestütze schafft, startet bei der Übung auf Seite 97 mit der Einsteiger-Variante, wer 15 »ganze« Liegestütze macht, legt gleich mit der Fortgeschrittenen-Variante los. Beide können also bei gleichem Zeitaufwand gemeinsam trainieren. **1**

Wie viel Kraft hat der ganze Körper?

Das sieht leicht aus, hat es aber in sich: Beide legen sich nebeneinander bäuchlings auf den Boden. Eine Uhr steht in Sichtweite. Stützen Sie sich nun auf den Unterarmen und Zehen auf und drücken Sie den Körper als gestreckte Linie empor. Wer nach 20 Sekunden anfängt zu zittern, startet bei den Übungen ab Seite 94 als Einsteiger, wer eine ganze Minute lang durchhält, wagt sich an die Fortgeschrittenen-Varianten. **2**

Wie geht's weiter?

Entscheiden Sie nach diesem Test, wie Sie ab der zweiten Woche »arbeiten« möchten: Zusammen und gegebenenfalls mit unterschiedlich schwierigen Übungen?

Oder lieber jeder allein mit Übungen, die jeweils zum persönlichen Status quo passen? Welche dieser Varianten Sie wählen, hängt von Ihrer Partnerschaft und Ihrem Alltagsrhythmus ab. Die Hauptsache ist, dass Sie jede Woche zwei- bis dreimal 20 Minuten in Ihre Muskeln investieren.

Bitte auch das Ausdauertraining nicht vergessen: Suchen Sie sich eine Sportart aus, die Sie gemeinsam oder einzeln weiterbringt un die Ihnen Spaß macht, und machen Sie damit in dieser Woche eine Schnupperstunde (Vorschläge dazu finden Sie ab Seite 51).

Ein Schrittzähler steigert das Bewegungspensum

Ihre siebte Aufgabe für die erste Woche lautet: Kaufen Sie sich zwei Schrittzähler für die Hosentasche (auch Pedometer genannt; diese kleinen, leichten Geräte gibt es in einfachen Ausführungen schon für ein paar Euro in fast jedem Sportgeschäft). Mit einem solchen ständigen Begleiter als Motivation lässt sich erwiesenermaßen das tägliche Bewegungspensum ganz nebenbei steigern.

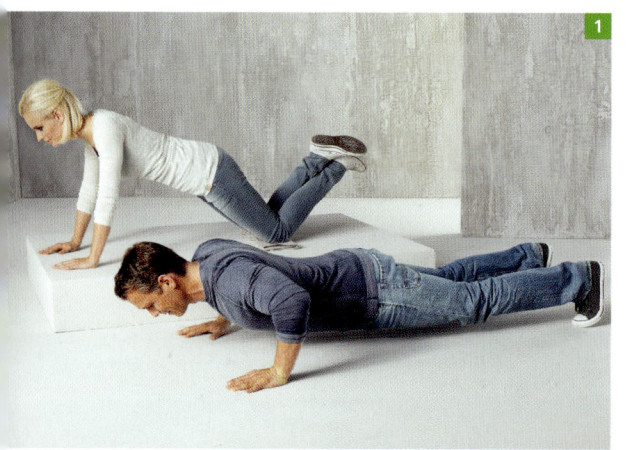

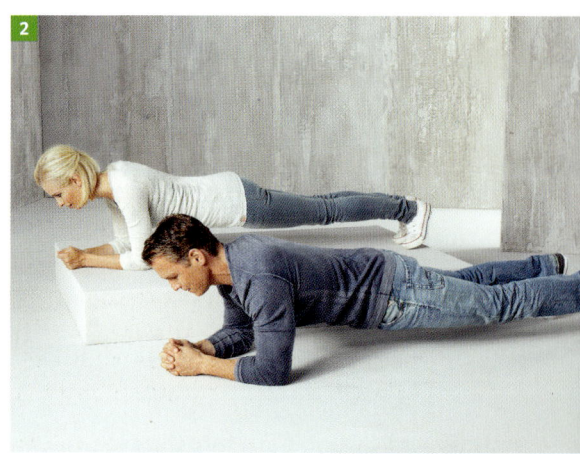

Zählen Sie mit seiner Hilfe an vier Tagen Ihrer ersten Woche, wie viele Schritte Sie jeweils im Laufe von 24 Stunden machen. Im Durchschnitt kommt der moderne Stubenhocker kaum über 1500 Schritte. Das lässt sich aber deutlich steigern: Versuchen Sie anfangs, auf 3000 Schritte zu kommen. Im Verlauf Ihres

Wir-sind-dann-mal-schlank-Programms sollen es 8000 werden. Weil Erfolge mit dem Pedometer prima messbar sind, motiviert der kleine Begleiter sehr gut. Als Paar rechnen Sie Ihre Schritte zusammen, das sind in der ersten Woche 6000 am Tag. Klar, dass jeder seinen Zähler beim Abendspaziergang dabeihat.

Solokünstler

BITTE RÜCKSICHT NEHMEN

Gleichgültig ob Sie bereits von Anfang an allein ans Ziel wollten oder Ihr Partner wieder aussteigt, bevor es überhaupt richtig losgeht – Sie absolvieren allein die gleichen Aufgaben wie im gemischten Doppel.

- Sie schließen in der ersten Woche an einem Abend die Küche um 19 Uhr. Ihr Partner sollte dabei rücksichtsvoll sein, sich – wenn überhaupt – heimlich in die Küche schleichen und weder Gerüche noch Geräusche hinterlassen, die Sie verführen könnten.
- Sie essen an zwei Abenden nach der Ernährungs-Uhr und verzichten nachmittags und abends auf Kohlenhydrate. Ihre bessere Hälfte hingegen darf ruhig ein Butterbrot dazunehmen.
- Sie naschen an drei Tagen nur noch in der ersten Tageshälfte und achten gar nicht darauf, was Ihr Partner tut.
- Sie kaufen nach den Wir-sind-dann-mal-schlank-Regeln ein, was Ihr Partner hoffentlich unterstützt, und räumen den Kühlschrank entsprechend um. Bitten Sie Ihre Liebsten, die Ordnung nicht durcheinanderzubringen.
- Ob Kinderbetreuung oder Haushaltspflichten – für Bewegungseinheiten sollte Ihre Familie Ihnen freigeben oder mitkommen.
- Versuchen Sie an vier Tagen auf mindestens 3000 Schritte zu kommen.
- Sprechen Sie mit Partner oder Partnerin über Ihre Ziele und erklären Sie, wie wichtig die Unterstützung zu Hause ist.
- Die Erfolgschecklisten füllen Sie allein aus. Sie müssen dabei nur 8 Haken machen und können im Erfolgsfall entscheiden, ob der Partner an der Belohnung teilhaben darf oder ob Sie sich lieber allein feiern.

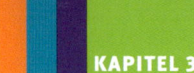
4 Entspannung

Kleiner Spaziergang mit Mehrwert

Vorm Fernseher abhängen, nichts tun (außer vielleicht etwas essen) und dabei unterhalten werden – für viele Menschen ist das der Inbegriff von Feierabend. Doch so entspannend ist das »Chillen« vor Fernseher oder Computer gar nicht. Denn unser Gehirn, unser Organismus kann nicht abschalten, wenn ein Bildschirm mit ständig wechselnden Informationen unsere Aufmerksamkeit fordert. Fernsehen beansprucht uns oft mehr als die Arbeit, von der wir uns erholen wollen. Außerdem hinterlässt es häufig Frust und raubt viel wertvolle Zeit, die dann für Wichtigeres fehlt: für Bewegung, frische Luft, Gespräche und echte Entspannung.

Ihre achte Aufgabe in der ersten Woche verbindet all das: An einem Abend bleiben die Flimmerkisten kalt, und Sie gehen zusammen nach draußen: in den Park, ins Naherholungsgebiet vor der Stadt, in den Wald hinterm Haus ... Wenn es im Winter dunkel ist, können Sie auch eine Abendrunde durch die Fußgängerzone oder Ihr Wohngebiet machen. Wenn Schnee liegt, erinnern Sie sich an Kindheitsfreuden, bauen einen Schneemann oder machen eine Schneeballschlacht.

Plaudern Sie unterwegs miteinander, damit auch Ihre Partnerschaft profitiert. Sprechen Sie Themen an, die Sie jetzt beschäftigen. Waren Sie als Kind oder Jugendlicher besonders gut in einer Sportart? Ist es Ihnen mal gelungen, abzunehmen oder sich eine Zeit lang gesund zu ernähren? Wann hatte wer sein Wunschgewicht? Was hat dazu geführt beziehungsweise davon abgehalten? Wann hat Bewegung Spaß gemacht? Sprechen Sie ruhig auch ehrlich über die Frage: Wie zufrieden oder unzufrieden bin ich mit mir selbst, wie anziehend finde ich derzeit meinen Partner/meine Partnerin? Reden tut gut. Und Bewegung hilft sehr dabei, einen Anfang zu finden.

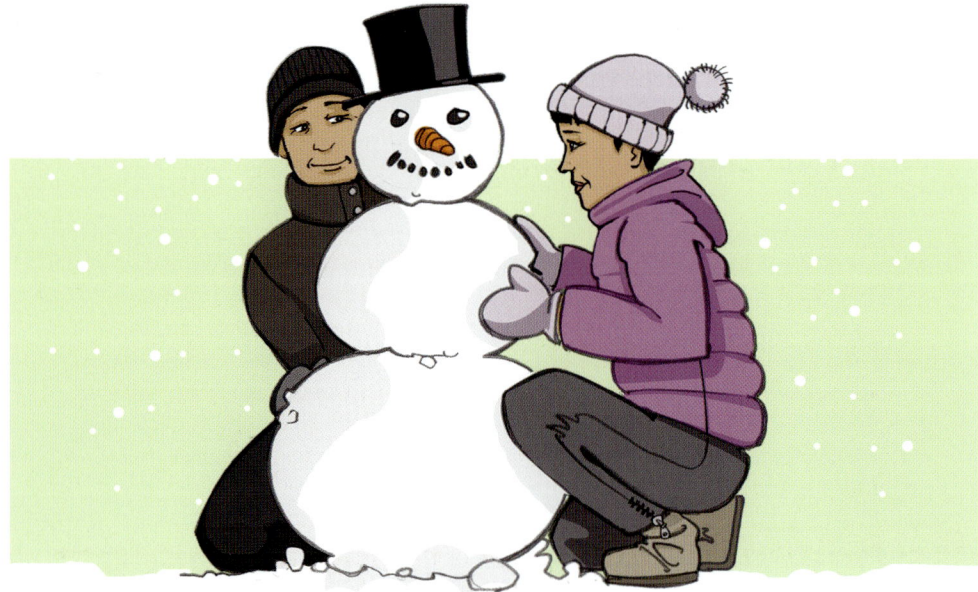

Erfolgscheckliste

DAS HABEN WIR IN DIESER WOCHE GESCHAFFT:

Doppelerfolgscheckliste für die erste Woche

♀ ♂

☐ ☐ Ich habe an einem Abend die Küche nach 19 Uhr geschlossen.

☐ ☐ Ich habe an zwei Abenden nach der Ernährungs-Uhr gegessen oder nach den Rezepten im Buch und nachmittags und abends auf Kohlenhydrate verzichtet.

☐ ☐ An drei Tagen habe ich nur noch in der ersten Tageshälfte genascht.

☐ ☐ Ich habe mit meiner Partnerin/meinem Partner nach den Wir-sind-dann-mal-schlank-Regeln eingekauft.

☐ ☐ Ich habe mit meiner Partnerin/meinem Partner den Kühlschrank umgeräumt.

☐ ☐ Ich habe den Bewegungstest gemacht und weiß jetzt, wie ich nächste Woche in mein Fitnessprogramm starte.

☐ ☐ Ich habe mit meiner Partnerin/meinem Partner zusammen an vier Tagen mindestens 6000 Schritte pro Tag gemacht.

☐ ☐ Ich war mit meiner Partnerin/meinem Partner an einem Abend draußen, um einen Spaziergang zu machen und über Persönliches zu reden.

Wenn Sie zusammen 16 Haken machen können, haben Sie Ihre erste Woche erfolgreich bewältigt und sich Ihre Belohnung verdient. Ist es nicht so gut gelaufen, wiederholen Sie die Woche einfach. Zur Belohnung geht's am Sonntagabend ins Theater oder ins Konzert. Überlegen Sie gemeinsam, was Sie reizen würde. Es kann bei einer Ernährungsumstellung hilfreich sein, ungewohnte, neue Dinge zu tun oder in Stadtteile zu kommen, in denen man noch nie war. Der Reiz des Neuen hilft bei der Veränderung!

Wichtig: Bevor Sie ins abendliche Belohungsprogramm starten, essen Sie sich zu Hause satt. Genießen Sie die Darbietung – ohne Brezel, Sandwich, Chips oder Alkohol in der Pause oder danach.

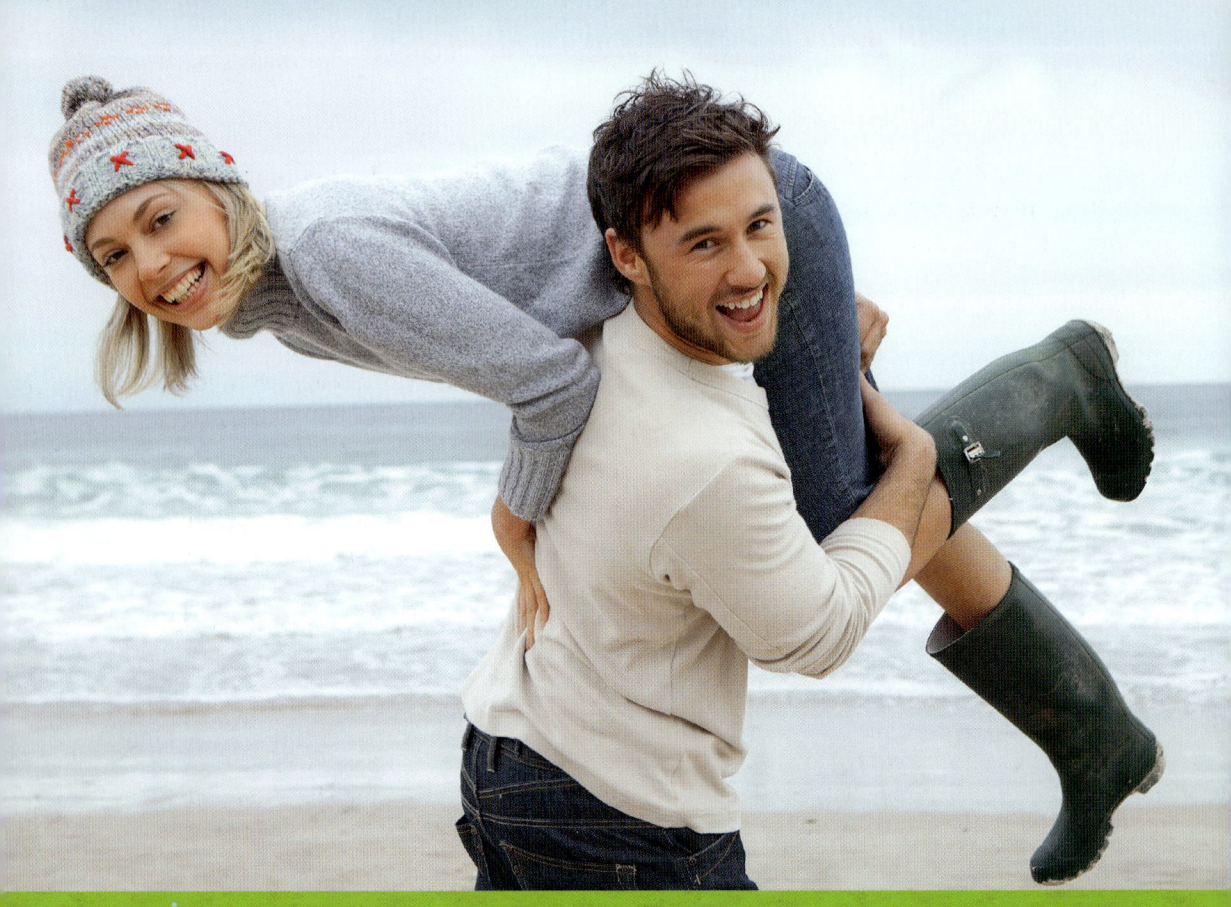

2. Woche:
Auf ins Abenteuer!

Von Montag bis Freitag absolvieren Sie Ihre Aufgaben, dürfen aber immer noch kleine Ausflüge zurück in Ihr altes Leben machen. An Ihrem ersten perfekten Wochenende hingegen soll dann alles klappen.

DIE ANFANGSEUPHORIE gibt besondere Kraft, um jetzt in Doppelschritten ans Ziel zu gehen. In der letzten Woche haben Sie gemerkt, dass kleine Veränderungen gar nicht schwer sind. Sie erfordern keine Höchstleistungen, sondern nur einen anderen, bewussteren Umgang mit Gewohnheiten, die sich über Jahre oder Jahrzehnte eingeschlichen haben. Keine Sorge, Sie müssen Ihr Leben nicht komplett umstellen. Das würde auch gar nicht klappen. Der Mensch ist nun mal ein Gewohnheitstier.

Auch hier spielen die Urzeit-Gene eine Rolle. Um mit möglichst wenig Energieaufwand möglichst viel zu erreichen, setzt unser Gehirn am liebsten auf Erfahrung. Was sich einmal bewährt hat, kann nicht schlecht sein. Was sich gleich mehrmals bewährt hat, muss sogar gut sein, stellt das im Prinzip denkfaule Gehirn freudig fest und beschließt: Das können wir problemlos wiederholen. Warum also etwas Neues probieren, wenn es mit anstrengenden Überlegungen und umständlichen Abläufen einhergeht und möglicherweise nicht klappt? Zu blöd, sagt die Lebenserfahrung, und gibt das Kommando an alle: Wir machen's wie immer. Körper und Hirn sind zufrieden. Niemand muss Angst haben oder sich unsicher fühlen. Große Erleichterung breitet sich aus.

Doch nun naht der Zeitpunkt, an dem es grundsätzlich möglich ist, Gewohnheiten zu verändern. Schließlich kann man sie genauso loswerden, wie sie gekommen sind. Kurzfristig ginge das sogar im Hauruckverfahren mit strengen Verboten, selbst auferlegten Strafen und Druck, aber eben nicht auf Dauer.

Langfristig lassen sich gute, neue Gewohnheiten nur mit Lob, Liebe und Leidenschaft etablieren. Emotionale Motive können unsere Urzeit-Gene überlisten. Wenn wir erkennen, dass eine Verhaltensänderung emotionale Vorteile – sprich Glücksgefühle – auslöst, sind wir innerlich dazu bereit. Es wird dann zwar nicht von heute auf morgen alles anders. Doch bis sich die ersten sichtbaren und spürbaren Erfolge einstellen, verschafft es Julia und Jonas schon mal ein kleines Glücksgefühl zu erleben, dass man gesund essen und dabei abnehmen kann und trotzdem nicht hungern muss.

Der ewige Machtkampf zwischen Kopf und Bauch

Erst wenn die gewohnte Harmonie zwischen Kopf und Bauch aufgebrochen wird, ist ein langfristiges Umdenken möglich. Zum Beispiel bei Julia: Wenn sie eine von ihren legendären Crash-Diäten machen will, beschließt der Kopf: »Ab jetzt gibt's weniger zu essen.« Der Bauch sieht das aber gar nicht ein und bleibt dabei: »Ich habe Hunger.« Wenn Julia es auf einen Machtkampf ankommen lässt (»Wer setzt sich durch?«), wird der Bauch gewinnen. Der ist einfach stärker, er muss schließlich das Überleben sichern und setzt das mit aller Macht durch. Er treibt »seine« Julia an Orte, die ihr Kopf jetzt eigentlich verbietet: zum nächsten Bäcker mit duftendem Butterkuchen, an den Kühlschrank mit der kalten Pizza und den Pfannkuchen oder zum Fastfoodfenster in der Fußgängerzone. Wenn Julia dort schwach wird, ist ihr Bauch danach zwar zufrieden, ihr Kopf aber keineswegs. Die gewohnte Harmonie, die Julias Kopf

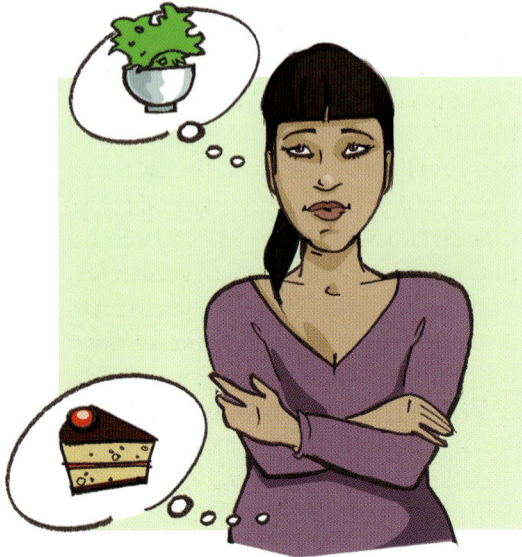

und Bauch sonst nach einem guten Essen immer durchströmt hat, ist zerstört. Statt Glück erlebt Julia Frust, obwohl ihr Magen jetzt nicht mehr knurrt.

Positive Gefühle leiten uns auf dem Weg zum Erfolg

Wenn es Julia und Jonas gelingt, sich von positiven Gefühlen dazu verleiten zu lassen, Gewohnheiten zu ändern, ist die Chance am größten, dass sie eine Ernährungsumstellung tatsächlich schaffen. Ein Beispiel: Die beiden stehen hungrig vor der Frage »Pommesbude oder nicht?«. Doch im Gegensatz zu früher denken sie jetzt einen Schritt weiter: Das Glück wird nicht lange anhalten, weil die Reue ihnen den Spaß verdirbt. Also erinnern sie sich an die guten Erfahrungen aus der letzten Woche. »War doch gar nicht so schlecht, unser eiweißreiches Abendessen am Mittwoch. Danach hatten wir tatsächlich keinen Hunger mehr und trotzdem ein gutes Gewissen.« Vom Stolz auf die

vollbrachte Leistung einmal ganz abgesehen. Aus der Psychologie ist bekannt, dass Menschen sich nur dann langfristig für Anstrengungen oder Veränderungen motivieren können, wenn dies nicht auf Druck von außen, sondern auf Selbstmotivation beruht. Paare können dieses Phänomen doppelt für sich nutzen. Keiner von beiden sollte für den anderen abnehmen, sondern in erster Linie sollte jeder dies für sich selbst tun. Es motiviert aber sehr gut und schützt vor Rückschlägen, wenn Jonas und Julia sich in schwachen Momenten gegenseitig an ihre bisher erreichten Erfolge erinnern. Zum Beispiel, wenn sie jetzt, in der zweiten Woche, ihr erstes perfektes Wochenende auf dem Plan haben.

1 Ernährung
Unser erstes perfektes Wochenende

Ein wichtiger Teil der Wir-sind-dann-mal-schlank-Methode ist der langsame Einstieg in Form von perfekten Tagen. Je nachdem wie schnell Sie Ergebnisse sehen wollen, beginnen Sie grundsätzlich mit einem, zwei oder mehreren Tagen in der Woche, an denen Sie (fast) alles vorbildlich machen. Also so richtige Strebertage einlegen – mit gesundem Essen, viel Bewegung und einer Motivationsstrategie, die gute Laune vermittelt.

Das ist übrigens auch ein guter Trick, wenn Ihr Partner, Ihre Partnerin oder jemand anders nicht so richtig will und noch überzeugt werden soll. Laden Sie ihn oder sie einfach mal auf einen Probetag ein. Häufig ist das der Start für mehr. Ihre Aufgabe eins in der zweiten Woche:

An Ihrem ersten perfekten Wochenende am Ende der zweiten Woche ernähren Sie sich zweimal hintereinander vom Aufstehen bis zum Schlafengehen nach der Ich-bin-dann-mal-schlank-Uhr. An einem der beiden Tage machen Sie Ausdauertraining, am anderen tun Sie etwas für den Muskelaufbau. Nebenbei achten Sie darauf, dass Sie Ihre täglichen 3000 Schritte nicht vernachlässigen und sich schöne Entspannungseinheiten gönnen.

Einstieg mit Zeit und Ruhe

Ihre zweite Aufgabe in dieser Woche: Kochen Sie gemeinsam oder einer für den anderen. Zum Einstieg empfehlen wir das Wochenende, weil es an freien Tagen leichter ist, alles zu planen. Das fängt beim Frühstück an: Genießen Sie es aus-giebig. Gönnen Sie sich ruhig Ihre Sonntagsbrötchen, bevorzugen Sie aber die Vollkornvarianten. Kochen Sie sich dazu Frühstückseier und genießen Sie auch frisches Obst. Geben Sie in Ihr Müsli Nüsse statt gezuckerte Crossies oder Flocken. Wenn Sie Lust haben, schon morgens nach Rezept zu kochen, wählen Sie ein Frühstücksrezept aus diesem Buch.

Nach einer solchen Morgenmahlzeit halten Sie bis zum Mittagessen wahrscheinlich auch ohne Zwischenmahlzeit durch. Essen Sie dann mittags nach der Ernährungs-Uhr oder wählen eins von unseren Rezepten.

Wenn Sie im Laufe der beiden perfekten Tage noch sporteln und danach hungrig in die Küche kommen, sollte es beim Abendessen-Zubereiten schnell

Solokünstler

LIEBLING, SEI MEIN KOCH

Ob beim Essen oder Bewegen – Partner sollten an den anderen die gleichen Ansprüche stellen wie an sich selbst.

An Ihrem ersten perfekten Wochenende ebenso wie im Alltag kann Ihnen der Partner gut beim Vorbereiten oder Vorkochen helfen.

Strukturieren Sie Ihren Tag am besten gleich morgens beim Frühstück durch. Wenn Ihr Liebster oder Ihre Liebste am Herd steht, während Sie trainieren, ist die Zeit optimal ausgenutzt, und in der Küche wartet bereits eine Belohnung.

Wenn die Motivation bei demjenigen, der abnehmen will, nachlässt, kann es auch hilfreich sein, sich außerhalb der Familie Gleichgesinnte zu suchen. Zum Beispiel zum Ausdauertraining. Für den, der nicht mitmachen möchte, gilt dann: Lassen Sie den Partner losziehen, gönnen Sie ihr oder ihm die Freude daran und nutzen Sie die Zeit, um ein schönes, gesundes Mahl für Sie beide zu kochen.

gehen, bis eine kohlenhydratfreie Mahlzeit fertig und warm (schön fürs Wohlfühlen und Genießen!) auf dem Tisch steht. Kochen Sie am besten vor, etwa die gefüllten Paprika von Seite 91. Die müssen Sie dann nur noch aufwärmen.

Essregeln für die zweite Woche

Von Montag bis Freitag (also außerhalb des perfekten Wochenendes) gilt in der zweiten Woche:

● Wir lassen das Frühstück (entweder zu Hause oder später bei der Arbeit) nicht mehr ausfallen.

● Wir essen mittags wie gewohnt (darf natürlich auch nach den Wir-sind-dann-mal-schlank-Regeln sein).

● Wir kaufen weiterhin möglichst nach unserem Ich-bin-dann-mal-schlank-Einkaufszettel ein, wie wir es in der ersten Woche gelernt haben.

● Aufgabe drei für diese Woche lautet außerdem: Nicht zwischendurch naschen, sondern nur nach dem Mittagessen.

● Aufgabe vier: An zwei Alltagsabenden bleibt die Küche kohlenhydratfrei.

Gelegentliche »Heimwehtage« schaden keineswegs

Ein Hintertürchen halten Sie sich immer offen. Auch wenn Sie später das Sechs-Wochen-Programm aus diesem Buch längst abgeschlossen haben, dürfen Sie gelegentliche Heimwehtage einlegen. Das heißt: Wenn die Sehnsucht nach Ihrem alten Leben mit allen lieb gewordenen Gewohnheiten allzu groß wird, geben Sie ihr nach. Gehen Sie also gefühlt wieder »nach Hause« und essen Sie nach Lust und Laune und ohne Rücksicht auf die Uhrzeit alles, auf was Sie sonst verzichten.

Das kann zwar auf der Waage zu kleinen Rückschlägen führen, hat aber eine wichtige psychologische Funktion. Wie so oft, wenn man sich sehr stark nach etwas sehnt und der Traum endlich in Erfüllung geht, kommt die Ernüchterung: »Hm, tja, das war's jetzt? Na ja, soll toll ist es jetzt auch wieder nicht. Das war früher irgendwie besser.«

Die Folge: Nach einiger Zeit sind Ihnen die Heimwehtage gar nicht mehr so wichtig. Wahrscheinlich erleben Sie sogar das Gegenteil: Viele Menschen, die mit der Ich-bin-dann-mal-schlank-Methode erfolgreich und dauerhaft abgenommen haben, berichten, dass sie gar keine Lust mehr dazu hatten, nachdem die perfekten Tage zur Regel geworden waren und es ihnen damit prima ging.

Ein Beispiel aus dem Ich-bin-dann-mal-schlank-Forum

»Ich habe mein Ziel erreicht, bin mit meinem Gewicht zufrieden und muss es jetzt nur noch halten, was ja eins der schwersten Dinge ist, wie wir alle wissen. Bei mir schummeln sich nicht mehr so viele Heimwehtage ein. Einer pro Woche ist gut. Da freue ich mich lange drauf, und da esse ich alles, was ich mir sonst verkneife. Auch mal ungesunde Sachen, aber ohne Reue oder schlechtes Gewissen. Ich stelle auch fest, dass meine Heimwehtage gar nicht mehr so übertrieben ungesund sind wie am Anfang. Da habe ich mir immer so richtig schön fettige Salamipizza gemacht. Die würde ich heute gar nicht mehr runterkriegen. Der Geschmack verändert sich und viele Dinge mag man von alleine nicht mehr essen.« Ist das nicht motivierend?

Kinder

ICH WILL AUCH MITMACHEN

*Kinder raus aus der Küche? Von wegen. Je mehr die Klei-
nen beim Kochen und Entscheiden mit einbezogen werden,
desto besser gewöhnen sie sich ans gesunde Essen.*

Die Zeit, in der Kinder mit Gemüse gut
versorgt werden, ist im Durchschnitt
sehr kurz. Meistens gibt's im zweiten,
dritten und vierten Lebenshalbjahr,
wenn zur Milch Brei hinzukommt,
noch genug Gemüsemahlzeiten. Nach
dem zweiten Geburtstag wird das
aber schon wieder weniger, denn nun
bestimmt das Kind mit darüber, was es
isst. Karotten, Erbsen, Kohl und Co verlieren dann erst mal oft an Attraktivität
für die Kleinen.

Im Kindergarten- und Schulalter lassen Mädchen und Jungen sich wenig
beeindrucken, wenn Mama und Papa
ihnen erklären: »Das ist aber gesund.«
Schließlich hat ein Kind in diesem Alter
schon genug Lebenserfahrung, um zu
wissen, dass niemand krank wird, wenn
er die Bohnen aus dem Essen heraus-
sortiert. Deshalb ist der Spaß- und
Spielfaktor viel wichtiger.

Wenn die Großen in der Küche arbeiten,
helfen Kinder gern, wenn sie alters-
gerechte Aufgaben bekommen. Die
Verantwortung beim Zubereiten (»Ich
bin wichtig«) führt auch dazu, dass sie
plötzlich Dinge essen, die sie sonst
verweigern würden. Am Anfang ist das

natürlich noch keine Zeitersparnis, sondern häufig das Gegenteil. Doch jetzt
geht es vielmehr darum, den Kindern
zu zeigen, dass gemeinsames Kochen
Spaß macht.

Ob sie Kartoffeln aus der Speisekam-
mer holen, den Tisch decken, Möhren
raspeln, Gurken schneiden oder einfach
den richtigen Topf im Schrank heraus-
suchen – es gibt für alle Altersstufen
etwas zu tun.

Ein weiteres Plus: Wer in Entschei-
dungen mit einbezogen wird, lässt sich
leichter überzeugen. Bieten Sie selbstverständlich Gemüse an. Darüber wird
nicht verhandelt. Das Kind darf aber
die Frage »Welches Gemüse möchtest
du heute essen?« nach seinen persönlichen Vorlieben beantworten.

Wenn Ihr Kind trotz aller Bemühungen
ein Gemüsemuffel bleibt, müssen Sie
nicht in Panik verfallen. Machen Sie in
regelmäßigen Zeitabständen immer
wieder neue Versuche und achten Sie
darauf, dass die Kinder in ihren Gemü-
severweigerungs-Phasen mehr Obst
essen. Das schmeckt süß und wird von
den meisten Kindern geliebt.

2 Rezepte

Zu zweit geht's effektiver

Auch die Rezepte in der zweiten Woche verlangen von Ihnen noch keine allzu große Veränderung des gewohnten Speiseplans. Aber einige kleine Veränderungen schon: Morgens gibt es Vollkornbrötchen oder -brot statt Weißbrötchen, mittags kommt Mischkost mit mehr Gemüse und weniger Nudeln auf den Tisch – mit einer leckeren Kindervariante natürlich. Und abends verzichten Sie wieder auf die Kohlenhydrate. Dafür gibt es sättigende Gerichte für sie und ihn – gemeinsam gekocht oder einfach vorbereitet, damit es am Feierabend schnell geht und trotzdem lecker schmeckt.

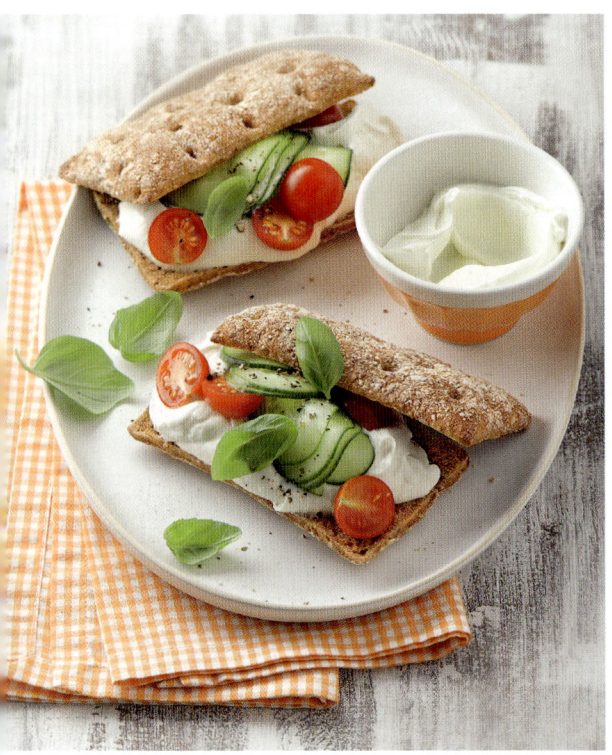

Kürbiskernöl-Quark auf Finnbrötchen

Zubereitungszeit ca. 10 Minuten

200 g Magerquark | 2 EL Kürbiskernöl | 1 EL Zitronensaft | Salz | weißer Pfeffer | Zucker | 4 Kirschtomaten | 1 Minigurke oder ¼ Salatgurke | 2 Finnbrötchen (oder andere Vollkorn-Toaster-Brötchen) | einige Blättchen Basilikum

1. Den Quark in einer Schüssel mit dem Kürbiskernöl, dem Zitronensaft, etwas Salz, Pfeffer und einer Prise Zucker verrühren. Die Kirschtomaten und die Gurke waschen, Tomaten halbieren, Gurke in Scheiben schneiden.

Kernig-sättigend: Die Hälfte des Quarks mit je 1 EL gehackten Kürbiskernen und Leinsamenschrot verrühren und auf zwei der Brötchenhälften streichen.

So wird's herzhafter: »Seine« beiden Brötchenhälften nach dem Bestreichen zusätzlich mit 40 Gramm Baguette-Salami belegen.

2. Die Finnbrötchen halbieren, nach Packungsanweisung toasten und etwas abkühlen lassen. Die Hälften jeweils mit dem Quark bestreichen, mit Tomaten und Gurke belegen und mit dem Basilikum garnieren.

Pro Portion:
325/450 kcal | 16/28 g E | 37/39 g KH | 12/20 g F

Krabbensalat mit Apfel

Zubereitungszeit ca. 20 Minuten

1 TL flüssiger Honig | 2 TL süßer Senf |
1 EL Weißweinessig | Salz | frisch gemahlener schwarzer Pfeffer | 4 EL Rapsöl |
1 kleine Gewürzgurke | 1 kleine rote
Zwiebel | 150 g frisches Nordsee-Krabbenfleisch | 1 TL gehackter Dill (frisch
oder TK) | 1 kleiner säuerlicher Apfel |
1 Kästchen Kresse

1. Den Honig und den Senf mit dem
   Weißweinessig sowie etwas Salz und
   schwarzem Pfeffer gut verrühren. Das
   Öl unterrühren.
2. Die Gewürzgurke fein würfeln. Die
   Zwiebel schälen und ebenfalls fein
   würfeln. Beides zusammen mit den
   Krabben und dem Dill unter das Dressing mischen.
3. Den Apfel waschen, vierteln, vom
   Kerngehäuse befreien und ungeschält
   in feine Würfel schneiden. Vorsichtig
   unter den Krabbensalat mischen.
4. Die Kresse vom Beet schneiden und
   den Krabbensalat damit bestreuen.

So bleiben Sie länger satt: Knabbern Sie zum Salat einige Reiscracker oder zwei Reiswaffeln (pur, ohne
Sesam oder anderes, ca. 30 Gramm).

So wird's etwas deftiger: Ersetzen
Sie die Krabben durch in Streifen
geschnittenen Bismarckhering oder frische Matjesfilets.

Pro Portion:
395/568 kcal | 15/24 g E | 20/19 g KH |
28/44 g F

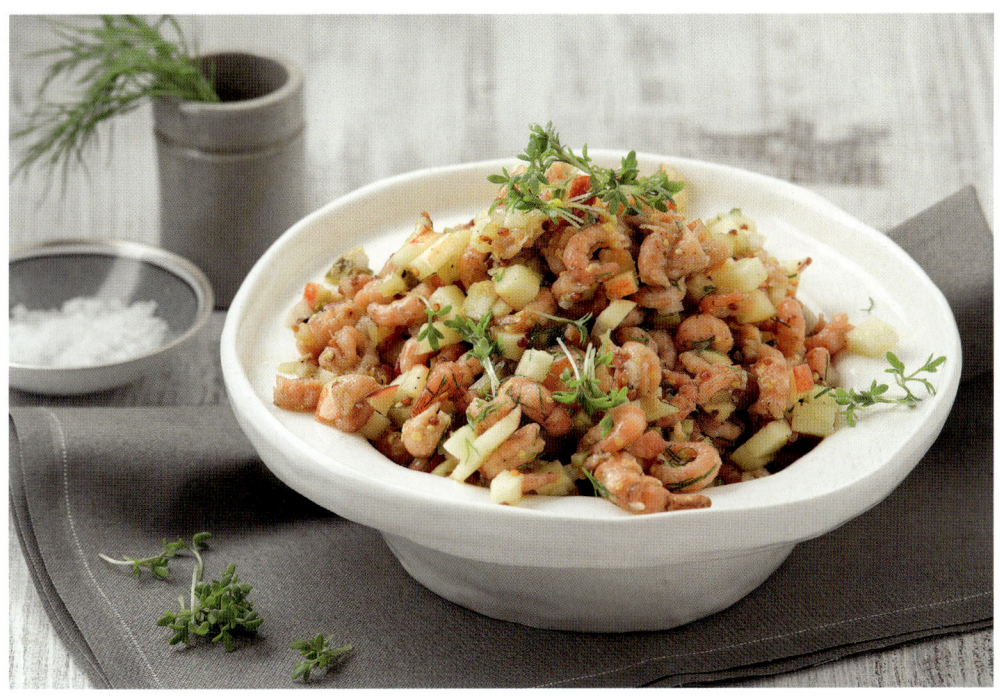

Pasta mit Dicken Bohnen und Pesto

Zubereitungszeit ca. 20 Minuten

125 g Dicke Bohnen (TK) | Salz |
1 Zwiebel | 2 Knoblauchzehen |
125 g Vollkornspaghetti | 1 EL Olivenöl |
100 g Erbsen (TK) | frisch gemahlener
schwarzer Pfeffer | 2 EL Basilikumpesto

1. Die Dicken Bohnen 1 Minute in kochendem Salzwasser blanchieren. Die Zwiebel und den Knoblauch schälen und fein würfeln.
2. Die Vollkornspaghetti nach der Packungsanweisung al dente, also bissfest garen.

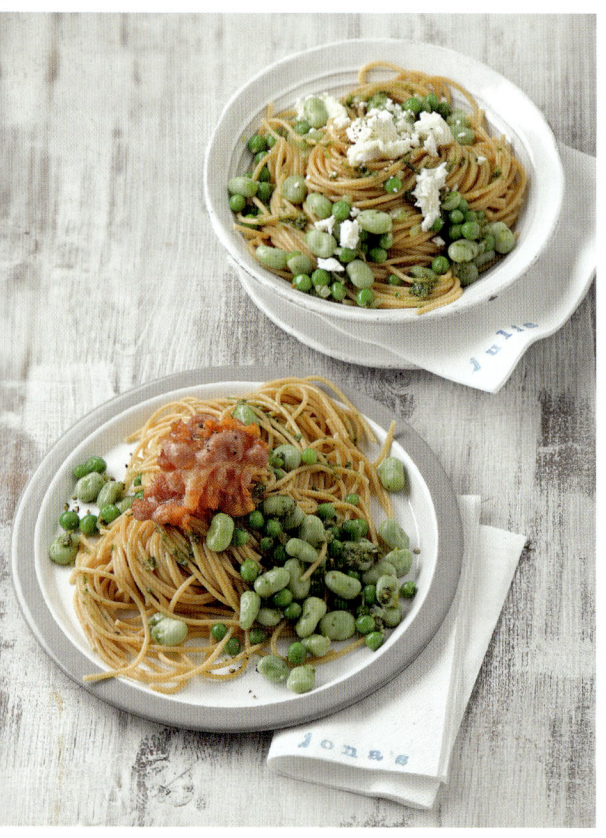

3. Inzwischen das Olivenöl in einer Pfanne erhitzen, Zwiebel und Knoblauch darin 3 Minuten unter Rühren glasig dünsten. Die Bohnen und die Erbsen dazugeben und alles weitere 3 Minuten dünsten. Mit Salz und Pfeffer würzen. Nun 2 bis 3 EL des Nudelkochwassers in die Pfanne geben und alles kurz aufkochen.
4. Die Nudeln abgießen, abschrecken und mit dem Pesto in die Pfanne geben. Alles gut mischen, mit Salz und Pfeffer abschmecken und auf zwei Teller verteilen.

♀ **Würzige Krönung:** Bröseln Sie noch 35 g jungen Ziegen- oder Schafskäse über Ihre Portion Nudeln. Das rundet den Geschmack köstlich ab und macht schön satt.

♂ **So wird's knusprig:** Braten Sie 2 Scheiben Speck in einer Pfanne kross aus und geben ihn über die fertige Pasta. Das harmoniert hervorragend mit den Bohnen!

Pro Portion:
459/473 kcal | 24/23 g E | 55/55 g KH | 15/18 g F

☺ Für Kinder ergänzen Sie das Gericht um eine cremige Sauce, dafür 1 Handvoll Speckwürfel anbraten, etwas gehackte Zwiebel zugeben und 1 bis 2 Minuten dünsten. Pro Portion 1 Handvoll Erbsen und 75 ml Sahne in die Pfanne geben und bei geringer Hitze etwas reduzieren. Über das Nudelgericht geben und mit Parmesan bestreuen.

Nussmix

Zubereitungszeit ca. 20 Minuten

500 g ungesalzene, ungeröstete Nüsse (z. B. Cashewkerne, Erdnüsse, Mandeln, Haselnüsse) | 1 EL Rapsöl | frisch gemahlener schwarzer Pfeffer | 2 TL edelsüßes Paprikapulver

1. Den Backofen auf 220 Grad (Umluft 200 Grad) vorheizen.
2. Die Nüsse in einer Schüssel mischen. Das Öl darüberträufeln, mit etwas Pfeffer und dem edelsüßen Paprikapulver würzen.

Würzig-süß: Die Hälfte der Nüsse in eine zweite Schüssel geben und leicht salzen. Mit 1 EL flüssigem Honig beträufeln, 1 TL Curry darüberstreuen und alles gut mischen.

Rauchig-pikant: 1 getrocknete rote Chilischote im Mörser fein zerreiben, die verbliebenen Nüsse mit der Chili, 1 Msp. Cayennepfeffer und wenn gewünscht 1 TL Rauchsalz (aus dem Feinkostladen) würzen.

3. Die Nussmischungen jeweils auf ein mit Backpapier ausgelegtes Blech geben. Jeden Anteil im vorgeheizten Ofen bei 220 Grad unter mehrmaligem Wenden in etwa 7 bis 10 Minuten goldbraun rösten. Herausnehmen und abkühlen lassen. Die Nüsse getrennt aufbewahren.

Pro Portion (50 g):
153/149 kcal | 5/5 g E | 4/3 g KH | 13/13 g F

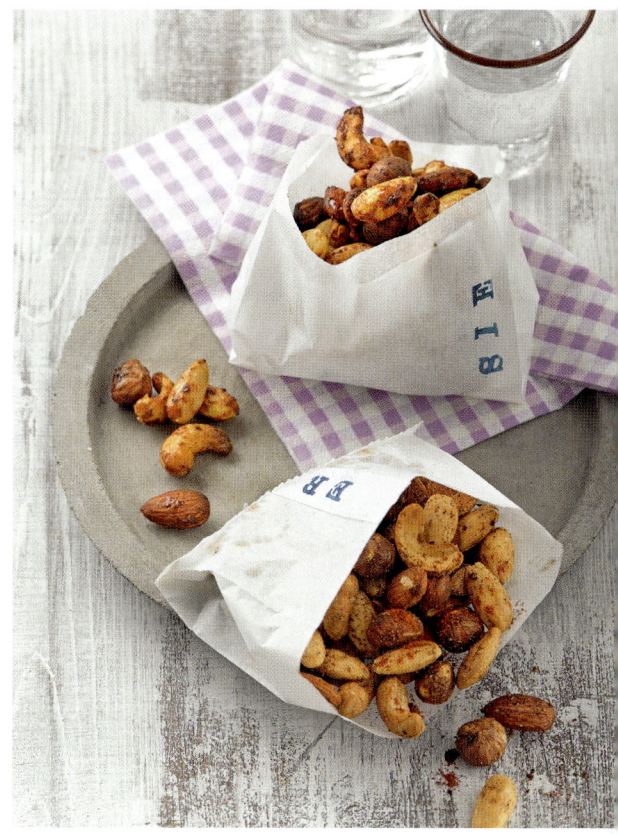

Gut aufbewahrt: Die Nüsse bleiben ca. 2 Wochen knackig und würzig, wenn Sie sie gut verschlossen in Schraubgläsern oder Blechdosen aufbewahren.

Immer schön portionsweise: Nüsse sind gesund und stecken (leider) durch ihren hohen Ölgehalt voller Kalorien. Knabbern Sie daher nicht zu oft an diesem leckeren Snack. Am besten nur wenn Sie Heißhunger verspüren, zum Beispiel nach dem Training. Füllen Sie sich die Menge, die Sie essen wollen (etwa 1 gehäuften EL pro Portion), in ein Schälchen.

Frankfurter Sauce mal anders

Zubereitungszeit ca. 20 Minuten

1 Zwiebel | 75 g Frischkäse (fett-reduziert) |100 g 8-Kräuter-Mischung (TK) | 150 g Joghurt (1,5 % Fett) | 100 g Sauerrahm | 2 EL mittelscharfer Senf | 2 EL Zitronensaft | Salz | Pfeffer

1. Die Zwiebel schälen und in sehr feine Würfel schneiden.
2. Den Frischkäse mit dem Schneebesen glatt rühren, eventuell mit etwas Wasser. Kräuter, Zwiebeln, Joghurt, Sauerrahm, Senf und Zitronensaft unterrühren, mit Salz und Pfeffer würzen.

Noch grüner: Als Beilage passt für beide Blattsalat mit einer leichten Vinaigrette aus Weißweinessig, Öl, Pfeffer und Salz.

Gut vorzubereiten: Die grüne Sauce hält im Kühlschrank locker bis zum nächsten Tag. Also einfach am Vortag zubereiten.

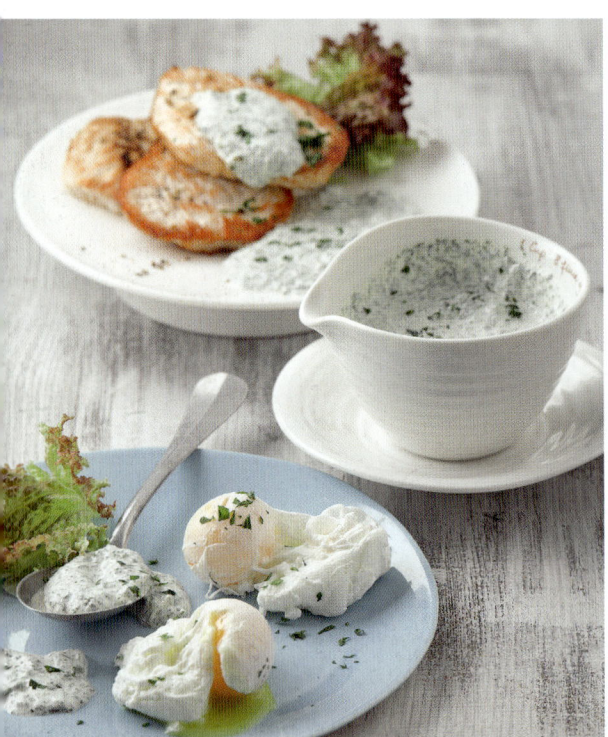

Oder gleich die doppelte Menge machen und die Hälfte für den Folgetag in den Kühlschrank stellen. Dann beispielsweise mittags mit Pellkartoffeln servieren.

Lecker zu pochierten Eiern: 1 l Salzwasser mit 3 EL weißem Essig aufkochen. 2 Eier in Tassen schlagen (darauf achten, dass sie heil bleiben). Das kochende Wasser mit einem Schneebesen kräftig rühren, die Eier sachte hineingeben (durch die Drehung des Wassers kleben sie nicht zusammen). Aufkochen und am Herdrand 3 bis 4 Minuten ziehen lassen. Die Eier mit einer Schaumkelle herausnehmen, abtropfen lassen und mit der Sauce servieren.

Fein zu Schnitzelchen: 3 Puten-schnitzel à 60 g in einer beschichteten Pfanne in 1 EL Öl von jeder Seite 2 Minuten braten. Kräftig mit Salz und Pfeffer würzen und zusammen mit der Sauce servieren.

Pro Portion:
468/534 kcal | 27/56 g E | 16/15 g KH | 32/27 g F

4 kleine Putenschnitzel (à 60 g) wie bei der Variante für den Mann beschrieben braten. Dazu gibt es Möhren-Kartoffel-Püree: 300 g mehlige Kartoffeln und 150 g Möhren schälen, in Stücke schneiden und in wenig Wasser in ca. 20 Minuten weich dünsten. Zum Ende der Garzeit mit 75 ml Milch, 1 EL Butter, etwas Salz, Pfeffer und geriebener Muskatnuss kurz aufkochen. Mit einem Kartoffelstampfer zerdrücken. Je nach Konsistenz noch etwas Milch unterrühren.

Gefüllte Paprika

Zubereitungszeit ca. 50 Minuten

1 Zwiebel | 400 g mageres Rinder-
hackfleisch | 1 Ei (Größe M) | 4 EL
Magerquark | Salz | Pfeffer | 1 gelbe und
1 rote Paprikaschote | 1 Knoblauchzehe |
1 Dose stückige Tomaten (425 g) |
1 gestr. TL gekörnte Gemüsebrühe |
½ TL getrockneter Oregano | 1 TL edel-
süßes Paprikapulver | 2 EL Olivenöl

1. Den Backofen auf 200 Grad (Umluft
   180 Grad) vorheizen.
2. Die Zwiebel schälen und fein würfeln.
   In einer Schüssel mit dem Hackfleisch,
   dem Ei, dem Quark, Salz und Pfeffer
   gut mischen. Nun die Hälfte der Masse
   in eine zweite Schüssel geben.

♀ Schön knackig: 2 EL Sonnenblu-
menkerne in einer Pfanne ohne
Fett goldbraun rösten. Etwas abkühlen
lassen und unter die eine Portion der
Fleischmasse mischen.

♂ Extra würzig: 1 EL Kapern und
2 EL grüne Oliven hacken. Mit
der zweiten Portion Fleischmasse und
½ TL Oregano mischen.

3. Die Paprikaschoten waschen, längs
   halbieren und putzen. »Ihre« Füllung
   in die gelben, »seine« Füllung in die
   roten Paprikahälften geben.
4. Den Knoblauch schälen und fein zerdrücken. Die Tomaten mit der Gemüsebrühe, dem Oregano, dem Paprikapulver und etwas Pfeffer würzen.
   In einer feuerfesten Form verteilen
   und mit dem Olivenöl beträufeln. Die
   Paprika daraufsetzen, im vorgeheizten
   Backofen in ca. 35 Minuten garen.
   Eventuell nach der Hälfte der Garzeit
   mit etwas Alufolie abdecken, damit die
   Füllung nicht trocken wird.

Pro Portion:
652/657 kcal | 58/55 g E | 21/30 g KH |
37/34 g F

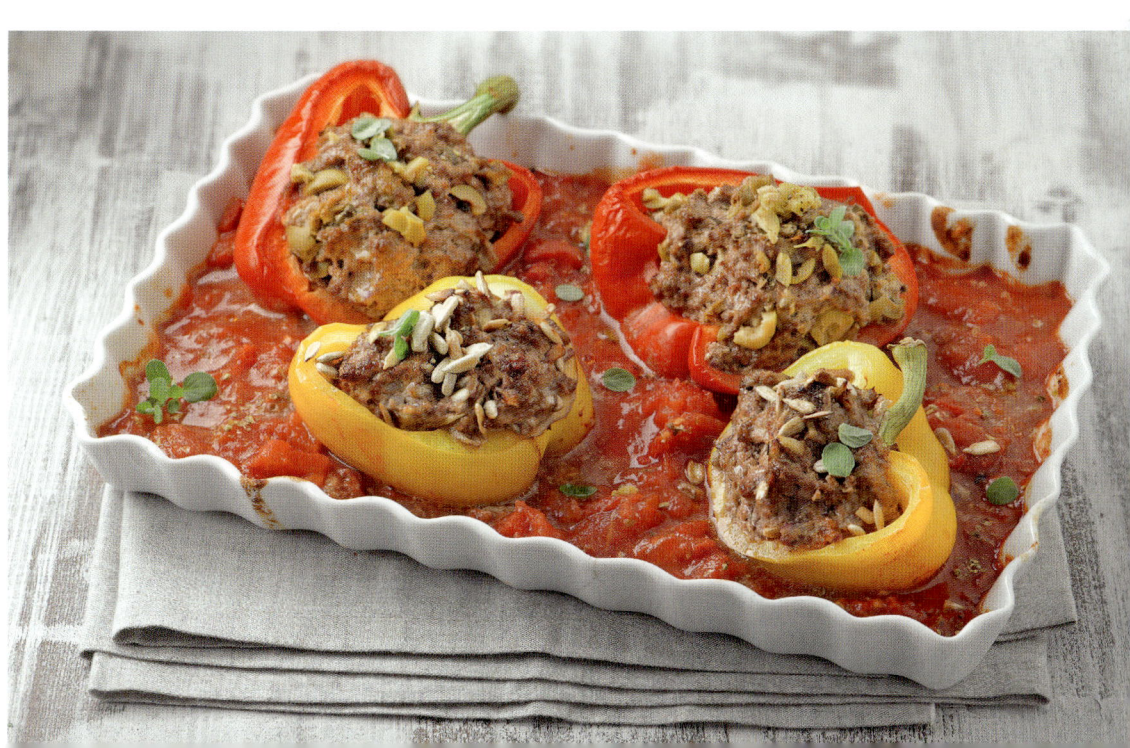

Cheddar Scones

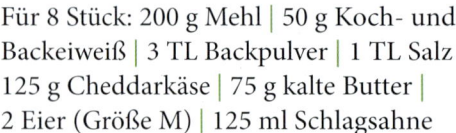

*Zubereitungszeit
ca. 25 Minuten plus Backzeit*

Für 8 Stück: 200 g Mehl | 50 g Koch- und Backeiweiß | 3 TL Backpulver | 1 TL Salz | 125 g Cheddarkäse | 75 g kalte Butter | 2 Eier (Größe M) | 125 ml Schlagsahne

1. Den Ofen auf 200 Grad (Umluft 175 Grad) vorheizen.
2. Das Mehl mit dem Koch- und Backeiweiß, dem Backpulver und dem Salz in eine Schüssel sieben. Den Käse reiben und untermischen. Die Butter in Flöckchen unterarbeiten.

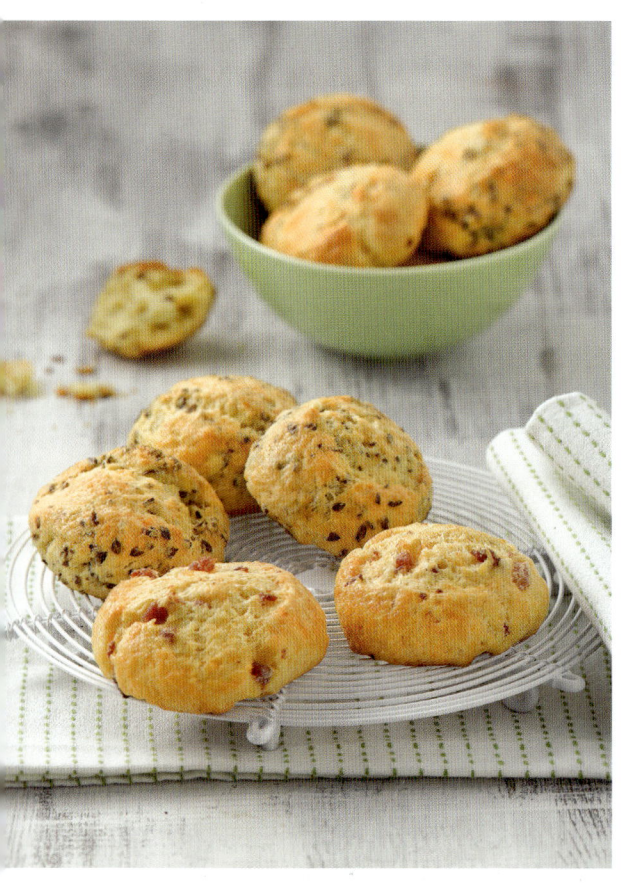

3. Die Eier mit der Sahne verquirlen und die Mischung bis auf 2 EL zügig unter die Mehlmischung kneten.

♀ **Kerniges Plus:** Unter die Hälfte des Teiges noch 2 EL geschroteten Leinsamen mischen – das schmeckt und kurbelt die Verdauung an.

♂ **Kräftig-würzig:** Arbeiten Sie in die andere Teighälfte noch 50 g gewürfelten Katenschinken unter – der würzige Geschmack passt prima zum Käse.

4. Den Teig zu einer ca. 3 cm dicken Wurst rollen und diese in ca. 3 cm lange Stücke schneiden. Mit den Händen zu Kugeln rollen. Ein Backblech mit Backpapier auslegen, die Scones daraufsetzen und mit der restlichen Eisahne bestreichen.
5. Im vorgeheizten Ofen (mittlere Schiene) in 15 bis 20 Minuten goldgelb backen. Anschließend auf einem Gitter auskühlen lassen.

Pro Portion (1 Stück):
321/327 kcal | 15/17 g E | 19/19 g KH | 21/20 g F

So gut wie das Original: Traditionell werden Scones auf den Britischen Inseln mit Clotted Cream, einem doppelt fetten Sauerrahm, sowie Orangenmarmelade zum Tee serviert. Unsere salzige Variante schmeckt aber auch mit etwas fettarmem Frischkäse wunderbar, der mit Meerrettich cremig gerührt wird.

3 Bewegung

Wenn's brennt, bitte noch fünf

Ihre Aufgabe fünf: Das Ausdauertraining, für das Sie sich in der ersten Woche entschieden haben, wird in dieser Woche wiederholt. Sie bewegen sich also eine halbe Stunde an der frischen Luft. Aufgabe sechs: Für die »Fitness zwischendurch« achten Sie darauf, dass Sie beide auf 4000 Schritte täglich kommen, zusammen also 8000 bewältigen. Aufgabe sieben ist in dieser Woche Ihr Muskeltraining für den ganzen Körper. Bevor Sie Ihre Muskeln herausfordern, müssen diese warm sein, damit es nicht knirscht und knackt. Gelenke, Sehnen, Bänder und Muskeln werden dabei auf ihre Arbeit vorbereitet. Herz und Kreislauf kommen in Schwung. Sie erreichen eine gute Betriebstemperatur, die vor Verletzungen schützt. Unser Warm-up dauert nur ein paar Minuten.

Die Übungen können Sie dann als Paar zum Teil gemeinsam machen und sich dabei – Ihrer Fitness entsprechend – mehr oder weniger ins Zeug legen. Weil Frauen meist weniger Kraft haben, sind die Einsteigerübungen etwas einfacher und ihren Bedürfnissen angepasst. Natürlich spricht nichts dagegen, wenn sie auch die Übungen für Fortgeschrittene machen. Umgekehrt dürfen auch Männer mit dem Einsteigerprogramm loslegen, wenn sie noch nicht so fit sind.

Bei den Übungen, die wir Ihnen jetzt vorstellen, müssen Sie zwischen Wiederholungen und Durchgängen unterscheiden. Wiederholungen sind die einzelnen Übungen (also zum Beispiel ein Ausfallschritt). Mit einem Durchgang wird die Menge der Wiederholungen bezeichnet, die Sie am Stück schaffen. Ein Durchgang kann zum Beispiel zehn Wiederholungen haben. Absolvieren Sie alle Übungen in zwei Durchgängen, zwischen denen jeweils eine kurze Pause liegt. Wie viele Sie machen, entscheiden Sie im ersten Durchgang nach unserer Faustregel: Wenn's brennt, noch fünf.

Im zweiten Durchgang peilen Sie als Ziel an, so viele Wiederholungen wie im ersten zu schaffen. Das ist jetzt schwerer, weil Sie schon müde sind. Trotzdem bleiben Sie dran, so lange es geht.

Warm-up: Beginnen Sie sanft

... mit Gehen auf der Stelle. Die Arme baumeln dabei nicht tatenlos herunter, sondern bewegen sich leicht angewinkelt mit wie beim Walken oder Joggen. Treten Sie ruhig kräftig auf, sodass aus dem Gehen ein Marschieren wird, ziehen Sie die Knie dabei nach oben. Wechseln Sie in leichtes Laufen, Hüpfen oder Tanzen. Kreisen Sie dabei die Arme, sodass Ihr ganzer Körper in Bewegung ist.

Halten Sie sich in der Bewegung aufrecht und machen Sie weiter, bis Sie gut warm sind; zwei bis drei Minuten reichen meist. Wenn Sie sehr kalt und steif (beispielsweise nach langem Sitzen am Schreibtisch) antreten, sollten es fünf Minuten sein. Wenn Sie schon richtig warm sind (etwa weil Sie gerade vom Ausdauertraining kommen), dürfen Sie das Warm-up weglassen. Das Aufwärmen können Mann und Frau natürlich gemeinsam machen. Die Intensität bestimmt dabei jeder selbst. Wenn es einem der beiden zu langsam geht, wird die Intensität erhöht, etwa mit Springen statt Laufen.

Rauf und runter mit Beinkraft

Diese Übung hat es in sich. Sie kräftigt die Bein- und Hüftmuskulatur und fordert Leistung vom ganzen Körper. Wer beim Warm-up noch nicht ins Schwitzen kam, wird das jetzt nachholen.

● Stellen Sie sich nebeneinander und machen einen Ausfallschritt. Der vordere Fuß berührt mit der ganzen Sohle den Boden, das Bein ist nicht weniger als 90 Grad angewinkelt. Der hintere Fuß setzt mit den Zehen auf. Das vordere Knie darf nicht weiter vorn sein als der Fuß.

● Legen Sie die Hände an den Hinterkopf, sodass die Ellenbogen nach außen zeigen. So bleibt der Rücken automatisch gerade.

● Senken Sie sich ab, bis das hintere Knie fast den Boden berührt. Halten Sie die Position einige Sekunden, bevor Sie sich mit Kraft (nicht mit Schwung) wieder hochdrücken. Damit Sie gerade bleiben, blicken Sie geradeaus nach vorn. **1**

● Wiederholungen: Machen Sie die Übung so lange, bis es brennt, und dann noch 5 Wiederholungen. Zum zweiten Durchgang wechseln Sie das Bein.

Für Einsteiger: Der Schritt bleibt kleiner, beim Absenken darf der Abstand vom hinteren Knie zum Boden größer sein.

Für Fortgeschrittene: Machen Sie einen großen Schritt und gehen Sie so tief runter, wie es möglich ist.

Bringen Sie Po und Rücken in Form

Jetzt dürfen Sie sich hinlegen. Die Übung kräftigt unteren Rücken und Pomuskeln.

● Sie liegen auf dem Rücken und stellen die Füße mit der ganzen Sohle auf den Boden, Ober- und Unterschenkel bilden einen rechten Winkel. Die Arme liegen neben dem Körper. Beim Ausatmen drücken Sie das Becken nach oben, bis Ihr

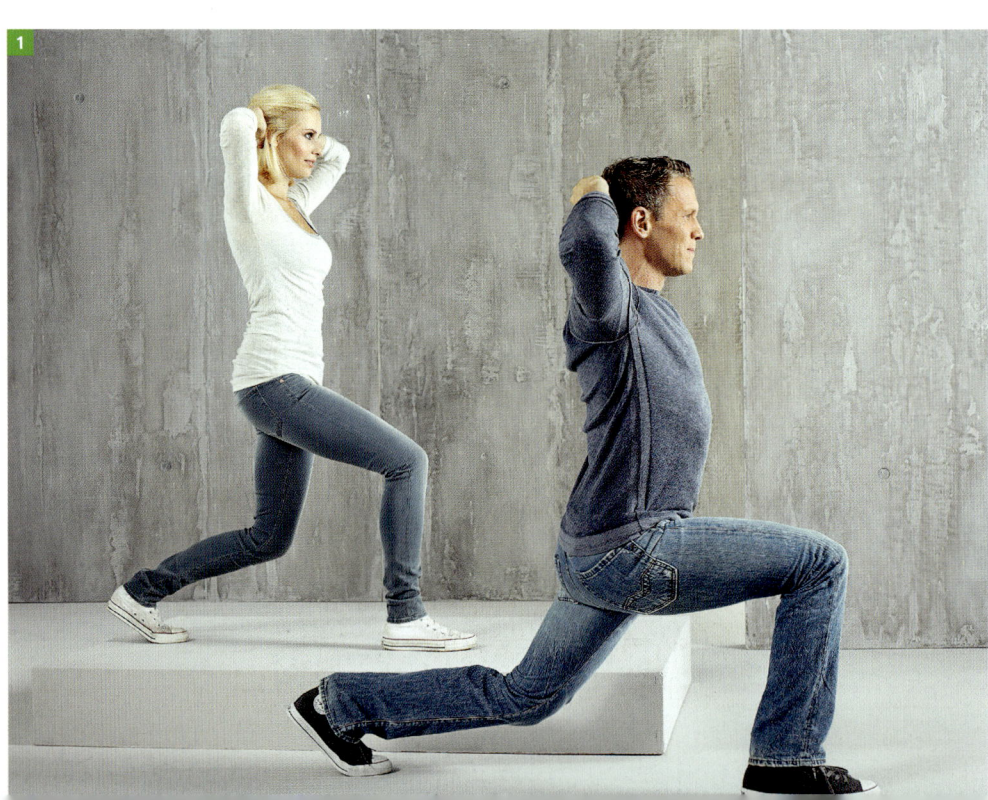

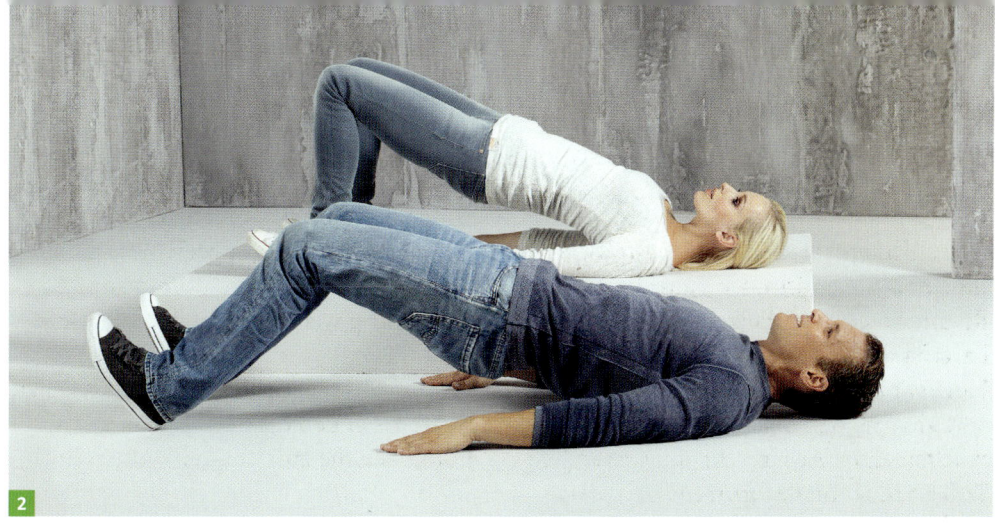

Oberkörper und Ihre Oberschenkel eine Linie bilden. Die Arme arbeiten dabei nur als Stabilisatoren.

● Beim Einatmen senken Sie den Körper wieder ab. Kurz über dem Boden halten Sie einige Sekunden inne und drücken sich dann wieder hoch.

● Wiederholungen: Machen Sie die Übung so lange, bis es brennt, und dann noch 5 Wiederholungen. **2**

Für Einsteiger: Machen Sie die oben beschriebene Grundvariante.

Für Fortgeschrittene: Die Beine werden in einem deutlich größeren Winkel aufgestellt, und die Füße berühren den Boden nur mit den Fersen.

Jetzt ist alles gleichzeitig dran

Diese Übung für den ganzen Körper kennen Sie bereits von Seite 75.

● Bäuchlings auf der Matte stützen Sie sich mit Zehen und Unterarmen ab. Halten Sie den gestreckten Körper ein paar Zentimeter überm Boden (Blick nach unten, Hals gerade ohne Knick). **3**

Für Einsteiger: So lang wie möglich halten, wenn's anfängt zu ziehen, noch ein bisschen. Nach kurzer Pause erneut versuchen, auf die gleiche Zeit zu kommen.

Für Fortgeschrittene: Sobald Sie »abgehoben« sind, lösen Sie einen Fuß ein wenig vom Boden. Im zweiten Durchgang ist das andere Bein dran.

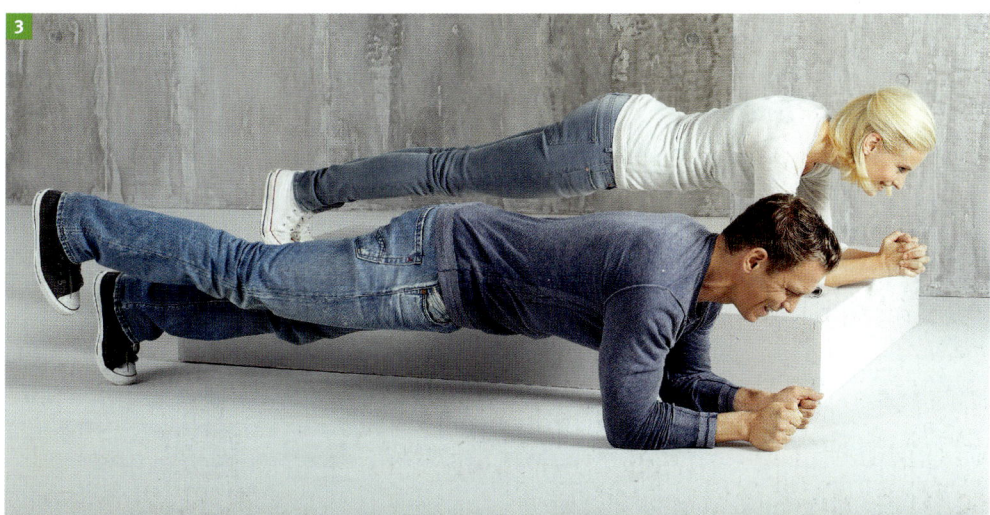

Für die starke Seite

Stärkt Beinaußenseiten, seitlichen unteren Rücken und seitliche Bauchmuskeln.
- Seitlich liegend verteilen Sie Ihr Gewicht auf Unterarm und Knie beziehungsweise Fuß (siehe Varianten).
- Führen Sie den oberen Arm seitlich über den Kopf und strecken das obere Bein hoch, Zehen dabei etwas anziehen.
- Heben Sie das gestreckte Bein langsam, so weit es noch angenehm ist. Die Hüfte darf dabei nicht einknicken.
- Halten Sie die Position ein paar Sekunden. Dann senken Sie das Bein wieder, legen es aber nicht komplett ab!
- Wiederholungen: Üben Sie so lange, bis Sie ins Schnaufen kommen (Wiederholungen zählen!). In Durchgang zwei wechseln Sie die Seite. **1**

Für Einsteiger: Stützen Sie sich auf Unterarm und Knie ab und winkeln das untere Bein um 90 Grad nach hinten an.

Für Fortgeschrittene: Stützen Sie sich nur auf dem Unterarm und der Außenkante des unteren Fußes ab.

Jetzt sind die Arme dran

Der Liegestütz ist die effektivste Übung für Schulter-, Arm- und Rumpfmuskeln.
- Bäuchlings auf der Matte setzen die Handflächen neben den Schultern auf und stützen sich auf den Zehen beziehungsweise Knien ab (siehe Varianten).
- Drücken Sie sich mit den Armen hoch und senken sich wieder ab. Der Körper bildet eine Linie (kontrollieren Sie sich gegenseitig) und ist fest angespannt. **2**
- Einige Zentimeter über dem Boden halten Sie die Spannung ein paar Sekunden und starten dann die Wiederholung.
- Wiederholungen: Arbeiten Sie, bis die Muskeln leicht brennen, dann machen Sie noch fünf Wiederholungen. Nach kurzer Pause kommt der zweite Durchgang mit gleich vielen Wiederholungen. **3**

Für Einsteiger: Stützen Sie sich auf den Knien auf einem gerollten Handtuch ab. Gehen Sie nur so tief, wie Sie die Übung noch sauber ausführen können.

Für Fortgeschrittene: Stützen Sie sich auf den Füßen ab.

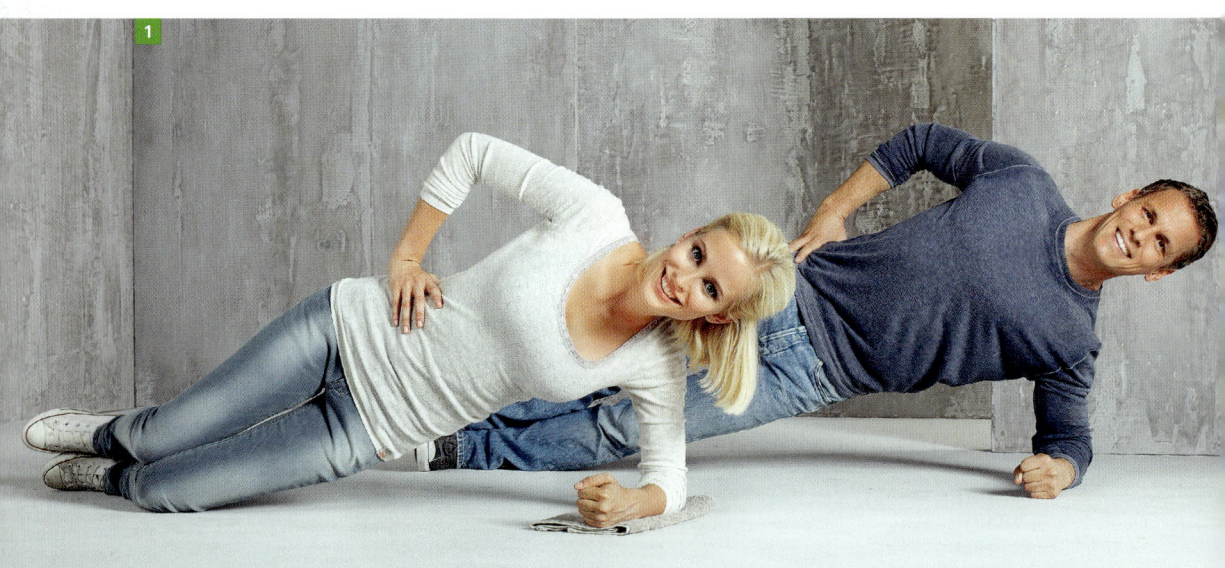

1

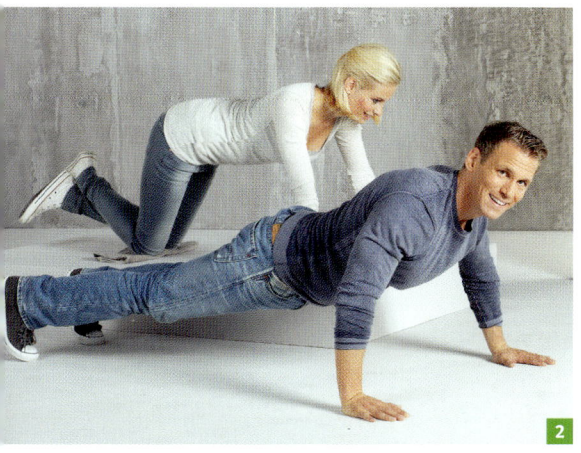

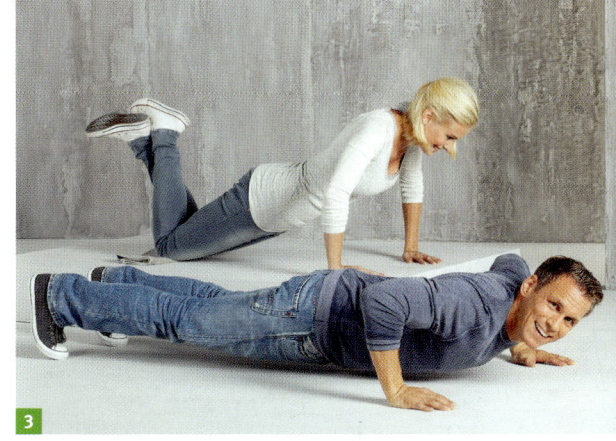

Klassische Kniebeuge

Die Kniebeuge ist die effektivste aller Kraftübungen. Sie formt die Beine, den Po und den ganzen Körper.

● Stellen Sie sich gerade hin und achten Sie darauf, dass die Füße mit der ganzen Sohle auf dem Boden stehen. Legen Sie die Hände an die Hüften.

● Nun geht es langsam hoch und runter – wie bei allen Übungen bis an die Schmerzgrenze. **4**

● Wiederholungen: Im zweiten Durchgang wiederholen Sie als Einsteiger die gleiche Übung; als Fortgeschrittener wechseln Sie das Bein.

● Nach dem Muskeltraining räkeln Sie sich ausgiebig und lockern die Muskeln durch Schütteln oder Tanzen.

Für Einsteiger: Sie dürfen mit beiden Beinen auf dem Boden bleiben.

Für Fortgeschrittene: Sie halten ein Bein in der Luft (oder stützen sich, um im Gleichgewicht zu bleiben, leicht mit der Zehenspitze ab) und stemmen sich nur auf dem anderen Bein hoch und runter.

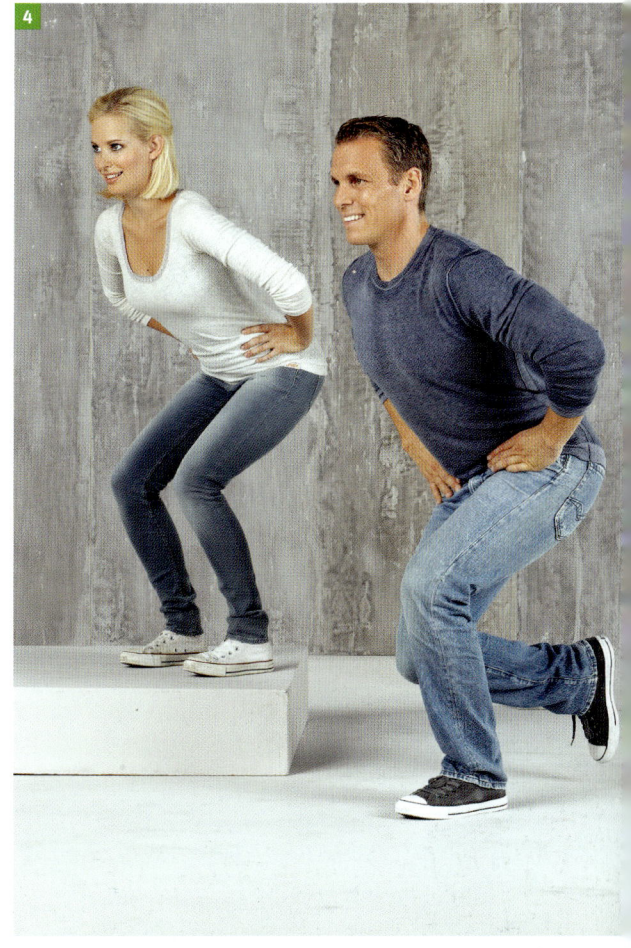

4 Entspannung

Chillout mit Musik und sonst nichts

Ein gesundes Leben beinhaltet einen ständigen Wechsel zwischen An- und Entspannung, Herausforderungen und Erholungsphasen. Dann fühlen wir uns richtig wohl. Haben wir zu wenig Stress, wird das Leben leer und langweilig, bei zu viel Druck (vor allem bei dem, der kaum zu bewältigen ist), geraten wir aus dem Gleichgewicht. Deshalb sind bewusste Pausen so wichtig. Aber wie kommen wir schnell mal eben zur Ruhe? Eine der leichtesten und schönsten Entspannungsformen ist das Musikhören.

Die tief greifende Wirkung der Musik

Die Wirkung von Musik ist äußerst vielfältig. Sie kann uns anregen, in Schwung bringen, zu kreativen und körperlichen

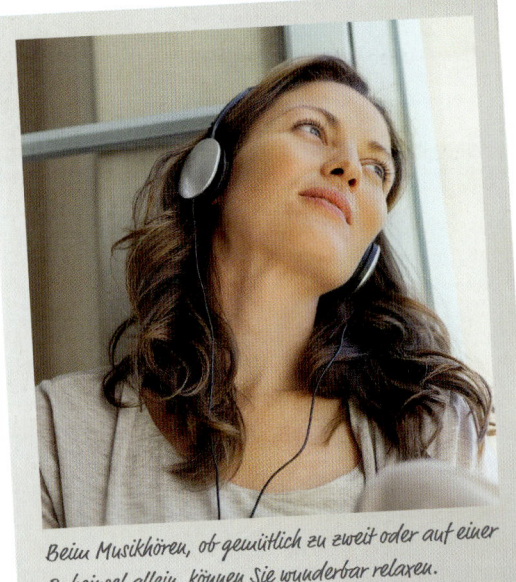

Beim Musikhören, ob gemütlich zu zweit oder auf einer Ruheinsel allein, können Sie wunderbar relaxen.

Leistungen motivieren, aggressiv machen und Stimmungen anheizen. Aber sie kann auch Druck abbauen, Stress mildern, Leichtigkeit und innere Ruhe in den Alltag bringen. Sanfte Musik mildert Schlafstörungen (zum Beispiel beim Einschlafen) und kann die Leistungen unseres Gehirns verbessern.

Aufgabe acht für die zweite Woche: Um so richtig zu relaxen, suchen Sie sich einen bequemen Sessel, legen sich aufs Sofa oder aufs Bett, schließen die Augen und machen nichts anderes, als einer beruhigenden Musik zu lauschen. Wenn Sie sich darauf konzentrieren und sich nicht ablenken lassen, helfen sanfte Melodien, den Kopf zu entleeren, also von Stressgefühlen zu befreien und schließlich neue Perspektiven und Lösungen zu finden. Sie fühlen sich locker und gelassen.

Es muss nicht immer Walgesang sein

Unter dem Stichwort »Entspannungsmusik« oder »Naturklänge« finden Sie im Internethandel viele geeignete CDs. Außerdem bieten sich ruhig und rhythmisch dahinströmende Klassiker an, wie die Werke von Jean-Baptiste Lully oder eigentlich alles von Johann Sebastian Bach, um nur zwei Beispiele zu nennen.

Machen Sie sich auf die Suche, entdecken Sie Neues und bereichern Sie Ihr Leben mit dieser neuen Erfahrung.

Sie können diese Übung auch ganz wunderbar zu zweit machen – ob aneinandergekuschelt oder jeder für sich in seinem Sessel. Das entspannt nicht nur, sondern ist auch eine Chance, Zeit zu zweit bewusst zu genießen und sich wieder mehr einander anzunähern.

Erfolgscheckliste

DAS HABEN WIR IN DIESER WOCHE GESCHAFFT:

Doppelerfolgscheckliste für die zweite Woche

♀ ♂

- ☐ ☐ Ich habe mit meiner Partnerin/meinem Partner ein perfektes Wochenende verbracht.

- ☐ ☐ Ich habe mindestens einmal mit meiner Partnerin/meinem Partner zusammen gekocht oder wir haben uns abwechselnd bekocht.

- ☐ ☐ Ich habe in der ganzen Woche Süßes nur noch mittags genascht.

- ☐ ☐ Ich habe zusätzlich zum perfekten Wochenende zwei Abende ohne Kohlenhydrate verbracht.

- ☐ ☐ Ich habe einmal Ausdauertraining gemacht.

- ☐ ☐ Ich habe mit meinem Partner/meiner Partnerin zusammen an vier Tagen mindestens 8000 Schritte pro Tag gemacht.

- ☐ ☐ Ich habe in dieser Woche zweimal das Workout zum Muskelaufbau absolviert.

- ☐ ☐ Ich habe gemeinsam mit meinem Partner/meiner Partnerin Entspannungsmusik ausgesucht und dazu ganz bewusst relaxt.

Wenn Sie zusammen 16 Haken machen können, haben Sie Ihre zweite Woche erfolgreich bewältigt. Wenn es nicht so gut gelaufen ist, wiederholen Sie die Woche einfach.

Können Sie 16 Häkchen machen, belohnen Sie sich mit einem Kinobesuch. Verbinden Sie das mit einer kleinen Bewegungseinheit: Gehen Sie zumindest einen Teil des Weges zu Fuß oder steigen Sie aufs Fahrrad. Und machen Sie dann eine vielleicht ganz neue Erfahrung: Genießen Sie Kino pur, also einfach nur den Film. Ohne eine Extraportion Süßigkeiten, Knabberkram, Zuckergetränke oder Alkohol. Ohne Geraschel und Geknusper.

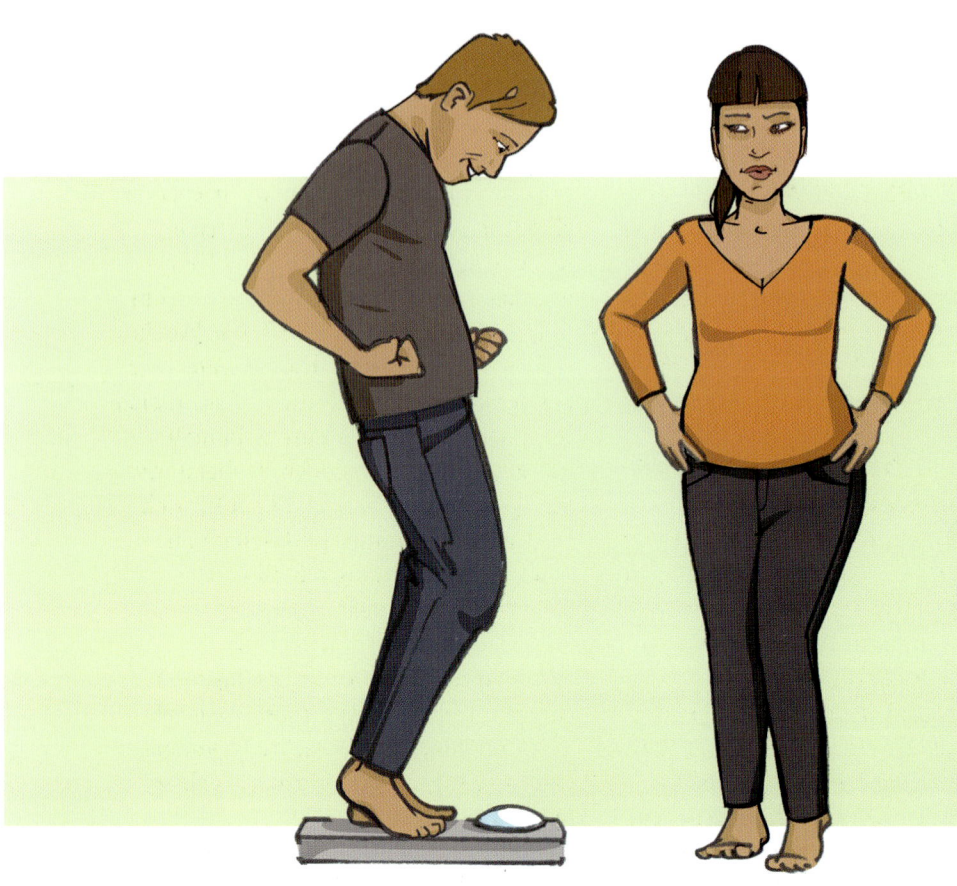

3. Woche: Fiese Fallen vermeiden

Heißhunger, Hektik, die Waage und andere Hürden – damit die guten Vorsätze im Alltag nicht untergehen, sollten Paare sich selbst in Sachen Stressbewältigung gut managen. Ein wichtiger Schritt dabei: Entschleunigen Sie Ihr Leben.

IHRE ERSTEN BEIDEN WOCHEN haben Julia und Jonas gut bewältigt. Jonas jubelt schon über Erfolge auf der Waage; Julia wartet aber noch vergeblich darauf. »Nicht verzweifeln«, rät ihr Jonas. Er hat in Sachen Muskelaufbau noch nicht so viel geleistet wie seine Liebste. Jonas' ohnehin schon in Grundlagen vorhandene Kraft wurde ein bisschen gestärkt. Er nimmt allein deshalb ab, weil er abends nicht mehr überfüllt ins Bett geht. Julia hingegen hat mit dem Muskelaufbau erst angefangen. Da kann es sogar sein, dass sie erst einmal zunimmt, weil Muskeln schwerer sind als Fett.

Bisher haben die beiden sich Zeit genommen. Sie hatten ein paar freie Tage und konnten zusätzlich Wochenenden nutzen, an denen sie ohnehin Zeit haben. Doch jetzt – in der dritten Woche – hat sich die Anfangseuphorie ein bisschen gelegt. Julia hatte Ärger im Job – und zwar einen dieser typischen Arten von Ärger, die hilflos machen, sodass Julia von dem Gefühl »Jetzt brauche ich aber was für die Nerven« geradezu überwältigt wurde. Wie von Zauberhand gezogen marschierte sie direkt zum Süßigkeitenautomaten, wo Schokoriegel ihr schnellen Trost verschafften.

Auch bei Jonas lief nicht alles glatt. Gleich am Anfang der Woche ging es in seinem Job rund. Alle arbeiteten auf Hochtouren. Zum Essen blieb einfach keine Zeit. Das Loch in Jonas' Magen wuchs und wuchs und ließ sich abends nicht mit einer Gemüsesuppe stopfen. Es blieb dann nicht nur bei einer Fertigpizza: Jonas brauchte eineinhalb, um sich angenehm satt zu fühlen. In ihrer Gesamtbilanz bringen solche Ausrutscher Jonas und Julia zum Glück nicht aus dem Konzept. Noch nicht. Denn sie haben die Möglichkeit, solche Tage als Heimwehtage zu verbuchen. Doch davon gibt es nun nicht mehr so viele. Diese Woche stehen bei den beiden drei perfekte Tage auf der To-do-Liste. Dafür wollen sie sich wappnen. Sie können nun nicht mehr nur am Wochenende oder an Tagen mit wenig Stress und Terminen gut für sich sorgen, sondern müssen das auch im ganz normalen Alltag schaffen.

Das Leben entschleunigen

Wie geht das, auch wenn das Tagespensum groß ist? Hier hilft es, sich ein bisschen mit dem Thema Zeitmanagement zu beschäftigen und ein paar Regeln zu beherzigen:

• **Bitte nicht alles auf einmal.** Klar, im digitalen Zeitalter möchte der Mensch sich modern vernetzen. Doch dauerndes Multitasking macht unruhig und unzufrieden. Auch wenn wir behaupten »Ich schaffe das«, bleiben wir unkonzentriert, und jede Aufgabe wird schwieriger zu erfüllen. Versuchen Sie, sich immer nur auf eine Tätigkeit zu konzentrieren und die mit voller Aufmerksamkeit und Leidenschaft zu bewältigen. Das Argument »Dann schaffe ich nicht genug« stimmt selten. Denn die Qualität steht im Vordergrund, wenn Sie Ihr Leben einfacher und leichter machen wollen.

• **Blicken Sie nach vorn statt zurück.** »Das war so gemein! Ich kann einfach nicht aufhören, mich darüber aufzuregen. Hätte ich doch bloß anders reagiert. Das gibt Rache!« Wer viel Zeit damit verbringt, sich über die Dinge zu ärgern, die nicht mehr veränderbar oder rückgängig zu machen sind, kommt aus dem quälenden Grübeln gar nicht mehr heraus. Das tut nicht nur unnötig weh, sondern blockiert auch den Blick nach vorn. Konzentrieren Sie sich lieber auf Ihre nächsten Ziele, als sich mit Rückschauen aufzuhalten. Denn positive Gedanken vertreiben Stressgefühle.

● **Wegräumen statt aufschieben.** Je mehr wir vor uns herschieben, desto bedrückter und unzufriedener werden wir. Endlich das blöde Formular ausfüllen? Die Steuererklärung abgeben? Den Keller aufräumen? Alles, was schwerfällt, wird gern verschoben. Mit dem Stapel der unerledigten Aufgaben wächst auch das schlechte Gewissen, das wiederum ein Zeitfresser ist. Denn um vor uns selbst neue Ausreden zu erfinden, brauchen wir Energie, und die Gedanken daran halten von Wichtigerem ab. Deshalb gilt, auch wenn's schwerfällt: Befreien Sie sich von »Aufschiebearbeiten«, indem Sie sie erledigen, bevor sie Stress-Stapel werden.

● **Keine Angst vorm Verpassen.** Wer zu viel will, schafft oft zu wenig. Ein aktueller Film oder der letzte Teil der Lieblingsserie. Hier ein lustiger Link, da ein großes Event, morgen ein neues Produkt, in der nächsten freien Minute etwas besorgen, das man bloß nicht versäumen darf: aus Sorge, etwas zu verpassen, lassen wir nichts aus. Außer der Möglichkeit, eine Pause zu machen. Dabei ist die Pause in der Rushhour des Arbeitstages der wichtigste Teil, um krankmachenden Stress zu vermeiden. Faustregel: Nach eineinhalb bis zwei Stunden brauchen wir bei körperlichen genauso wie bei geistigen Tätigkeiten Zeit zum Ausruhen.

● **Nein sagen darf sein.** Es immer allen recht machen? Die Aufgaben von anderen mit übernehmen, damit die einen besonders lieb haben? Immer ja sagen, damit es keine Konflikte gibt? Eine solche Strategie geht nur sehr kurzfristig auf. Wenn Sie sich oft überfordert fühlen, weil Sie die Erwartungen von anderen erfüllen wollen, sollten Sie ruhig mal Nein sagen. Sie werden bald merken: Die Welt geht davon nicht unter. Sie werden auch nicht weniger beliebt, sondern Ihre Grenzen werden besser respektiert. Ihnen bleibt mehr Energie und Zeit für die eigenen Interessen.

Erfolgreiches Durchhalten hat viel damit zu tun, sich von Ballast zu befreien: Von zu vielen Aufgaben, von rückblickendem Bedauern, von hinderlichen Gedanken und Grübeleien.

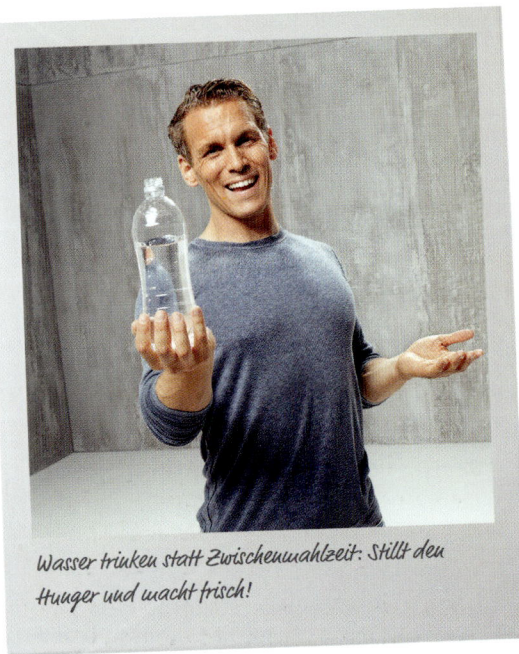

Wasser trinken statt Zwischenmahlzeit: Stillt den Hunger und macht frisch!

1 Ernährung
Auch im Alltag weitermachen

Die Ernährungsrichtlinien beinhalten gleich drei Ihrer neuen Wochenaufgaben:

- Aufgabe eins: Legen Sie drei perfekte Tage nach allen Regeln der Kunst ein.
- Aufgabe zwei: Verzichten Sie an sechs Tagen der Woche nachmittags und abends auf Kohlenhydrate. Einen Heimwehabend haben Sie noch frei.
- Aufgabe drei: Naschen Sie aber nicht mehr zwischendurch, sondern höchstens noch nach dem Mittagessen.
- Achten Sie außerdem auf drei- bis vierstündige Esspausen zwischen den Mahlzeiten und zwischen den Snacks.
- Halten Sie sich weiterhin im Supermarkt an den Ich-bin-dann-mal-schlank-Einkaufszettel

Heißhunger vermeiden

Aufgabe vier in dieser Woche: Was Sie auch tun, meiden Sie Heißhunger. Das ist die beste Prophylaxe gegen Stressessen. Denn wenn es eng wird, neigen viele dazu, erst mal gar nicht mehr zu essen. Was bei unseren Vorfahren in Lebensgefahr sinnvoll war, führt heute zu ungesunden Essensverschiebungen: Sobald der Stress sich legt, meldet der Hunger sich mit doppelter Wucht zurück. Wenn dann nicht sofort etwas Gutes, Warmes, fertig Gekochtes zur Stelle ist, landen wir wieder bei Fastfood oder Schokoriegel, die schnelle Hilfe versprechen.

Wenn Sie sich an feste Essenszeiten halten, kann kaum etwas schiefgehen. Lassen Sie sich nicht von Appetitlosigkeit dazu verleiten, eine Mahlzeit ausfallen zu lassen – nach dem Motto »Super, vor

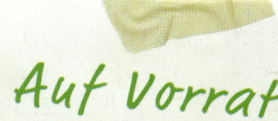

Auf Vorrat

Die Veränderung in Einkaufszettel und Zubereitung ist noch ungewohnt. Da hilft es, ab und zu mal vorzukochen: am Wochenende für die kommenden Tage oder abends für den Folgetag, an dem Sie vielleicht viel um die Ohren haben. Mit den folgenden Rezepten ist das prima möglich.

lauter Arbeit habe ich gar keinen Hunger. Das spart Kalorien.« Auch das führt dazu, dass Sie später gleich doppelt zuschlagen!

Genießen Sie daher zwischendurch einen Snack aus den Rezepten in diesem Buch und richten Ihre Umgebung naschsicher ein. Denn dann können Sie das schnelle Zuschnappen zwischendurch (»Ist ja nur eine Kleinigkeit, die schadet ja nicht«) vermeiden. Wenn der Magen eine oder eine halbe Stunde vorm Mittagessen meldet, dass er jetzt etwas braucht, lässt er sich noch eine kurze Zeit mit einem Glas Wasser, einer Tasse Tee oder einem Milchkaffee ohne Zucker besänftigen.

Erst die Präsentation hinter sich bringen und dann ein Belohnungsfestessen veranstalten? Solche Strategien enden ebenfalls häufig im Übermaß an Essen. Denken Sie daran: Selbst in Stresssituationen kommt man mit normalem Essen aus, fühlt sich danach sogar viel besser als mit prall gefülltem »Belohnungsbauch«.

2 Rezepte

Damit kein Heißhunger aufkommt

Eier im Glas mit Tomate und Paprika

Zubereitungszeit ca. 25 Minuten

1 kleine Zwiebel | 1 Knoblauchzehe |
1 kleine rote Paprikaschote | 2 Tomaten |
1 EL Olivenöl | einige Blättchen Basilikum | Salz | frisch gemahlener schwarzer
Pfeffer | 2 Eier (Größe M)

1. Die Zwiebel und den Knoblauch schälen und sehr fein würfeln. Die Paprika halbieren, waschen, putzen und fein würfeln. Die Tomaten vom Stielansatz befreien, waschen, vierteln und ebenfalls in feine Würfel schneiden.
2. 1 EL Öl in einem kleinen Topf sanft erhitzen. Zwiebeln, Knoblauch, Paprika und Tomate darin 3 Minuten dünsten, ab und zu umrühren. 75 ml Wasser angießen und weitere 5 bis 6 Minuten bei geringer Hitze garen.
3. Inzwischen das Basilikum mit einem sehr scharfen Messer in feine Streifen schneiden. Den Topf vom Herd nehmen, das Basilikum unter das Gemüse mischen, mit Salz und Pfeffer würzen.
4. Zwei dickwandige, hitzefeste Gläser mit Deckel mit wenig Olivenöl ausstreichen. Das Gemüse darauf verteilen. Die Eier in die Gläser aufschlagen, mit Salz und Pfeffer würzen. Die Gläser mit Alufolie gut verschließen.
5. In einen Topf von passender Größe so viel Wasser geben, dass dieses etwa zur Hälfte der Gläser reicht. Zum Kochen bringen, die Hitze reduzieren und die Gläser 7 Minuten ins knapp unter dem Siedepunkt simmernde Wasser stellen. Mithilfe von Topflappen herausnehmen und sofort servieren.

Vielseitig: Die Eier im Glas sind etwas fürs gemütliche Frühstück am Wochenende. Auch als Vorspeise für ein leichtes Dinner ist das Grundrezept gut geeignet.

♀ **Knuspriger Sattmacher:** Zu den Eiern im Glas genießen Sie 2 Scheiben Vollkorntoast, die Sie mit 100 g körnigem Frischkäse bestreichen.

♂ **Mexican style:** Zusätzlich 1 bis 2 gehackte Jalapeno-Chilis in eines der Gläser geben und das Ei mit 1 Weizentortillafladen (ca. 50 g) genießen.

Pro Portion:
417/322 kcal | 27/14 g E |
17/13 g KH | 37/31 g F

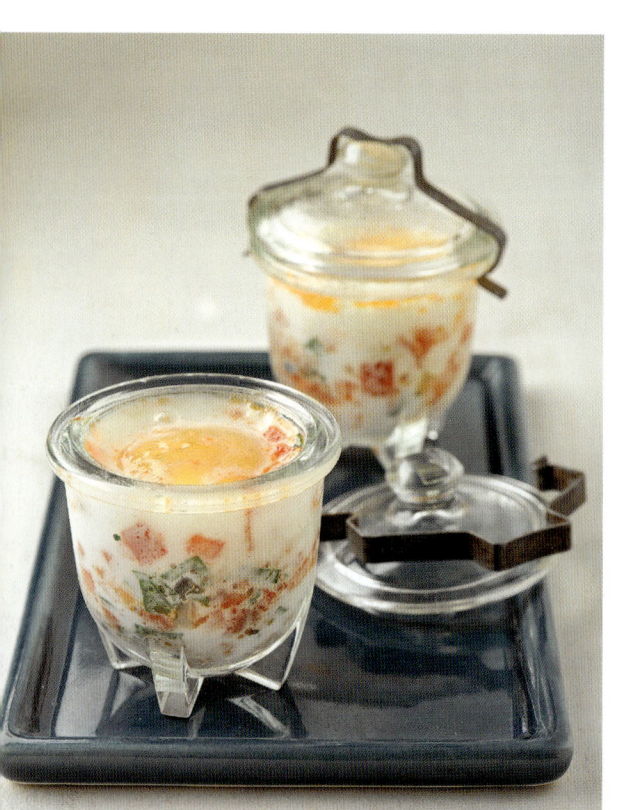

Schnelle Linsensuppe

Zubereitungszeit ca. 25 Minuten

2 kleine Zwiebeln | 1 Knoblauchzehe |
1 rote Paprikaschote | 2 EL Olivenöl |
150 g Suppengemüse (TK) | 1 Dose
Linsen, gegart (850 g) | 700 ml Gemüse-
brühe | Salz | frisch gemahlener schwar-
zer Pfeffer | 2 EL Aceto balsamico |
2 EL gehackte Petersilie (frisch oder TK)

1. Die Zwiebeln und den Knoblauch
   schälen und fein würfeln. Die Paprika
   halbieren, waschen, putzen und in
   Würfel schneiden.
2. Das Öl in einem Topf sanft erhitzen,
   Zwiebeln und Knoblauch darin glasig
   dünsten. Paprika und Suppengemüse
   dazugeben und weitere 2 Minuten
   dünsten. Die Linsen dazugeben, die
   Brühe angießen. Aufkochen und bei
   mittlerer Hitze ca. 10 Minuten garen.
   Mit Salz und Pfeffer abschmecken,
   Essig und Petersilie unterrühren.

Gut vorzubereiten: Die Linsensuppe hält
sich im Kühlschrank in einer verschlossenen Vorratsdose einige Tage. Erwärmen
Sie sie portionsweise, je nach Bedarf. So
haben Sie besonders im Winter ein wär-
mendes, stärkendes Essen. Geben Sie den
Tofu und die Wurst aus den Varianten
erst beim Erwärmen in die Suppe!

Herzhaftes Räucheraroma:
100 g Räuchertofu würfeln und
in der Suppe erhitzen oder in einer
beschichteten Pfanne mit 1 TL Öl anbraten und zum Schluss auf die Suppe geben.

Nicht nur zum Frühschoppen:
2 Weißwürste häuten, in dicke
Scheiben schneiden und in der Linsensuppe kurz mit erwärmen.

Pro Portion:
370/714 kcal | 29/39 g E | 25/24 g KH |
17/51 g F

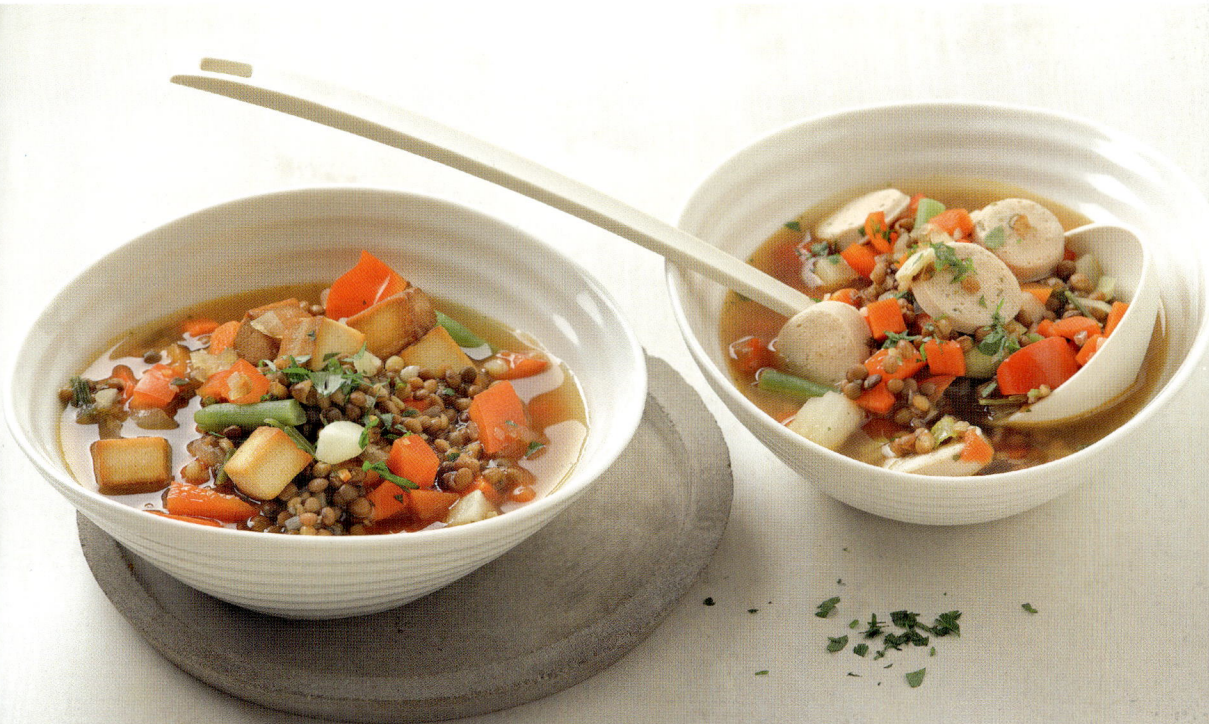

Feines Pilz-Ragout

Zubereitungszeit ca. 30 Minuten

1 kleine rote Zwiebel | 1 Knoblauchzehe |
100 g Champignons | 150 g Shiitake-
Pilze | ½ Bund Suppengemüse |
2 EL Olivenöl | Salz | frisch gemahlener
schwarzer Pfeffer | 2 TL Paprikapulver,
edelsüß | 1 Dose stückige Tomaten
à 450 g | 175 ml Brühe | 1 TL Oregano

1. Die Zwiebel und den Knoblauch schälen und fein würfeln. Die Pilze putzen
   und fein hacken. Das Suppengemüse
   putzen und klein schneiden.
2. Das Öl in einem Topf sanft erhitzen,
   Zwiebel und Knoblauch darin in 2 bis
   3 Minuten glasig dünsten. Die Pilze
   und das Suppengemüse dazugeben
   und weitere 5 Minuten unter Rühren
   dünsten. Mit Salz, Pfeffer und dem
   Paprikapulver würzen.
3. Die Tomaten und die Brühe in den
   Topf geben und aufkochen. Den
   Deckel auflegen und alles 15 Minuten
   köcheln. Kurz vor Ende der Garzeit
   den Oregano unterrühren.

Auf Vorrat: Sie können von dem leckeren
Ragout auch gleich eine größere Menge
kochen. Es hält sich im Kühlschrank in
einer verschlossenen Vorratsdose drei bis
vier Tage, im Gefrierfach zwei Monate.
Bereiten Sie die Ergänzungen für Frau
und Mann aber jeweils frisch zu.

Zart und aromatisch: 3 kleine
Zucchini waschen, putzen und
längs in dünne Scheiben schneiden, salzen und pfeffern. In einer beschichteten
Pfanne ohne Fett in zirka 2 Minuten
goldgelb anbraten. Mit dem Pilzragout
auf einem Teller anrichten.

Pasta »al ragu«: 70 g Vollkornnu-
deln, zum Beispiel Spirelli, Taglia-
telle oder Rigatoni, nach Packungsanweisung bissfest garen, mit dem Ragout
anrichten und mit etwas frisch gerie-
benem Parmesan bestreuen.

Pro Portion:
213/425 kcal | 13/21 g E | 30/63 g KH |
6/10 g F

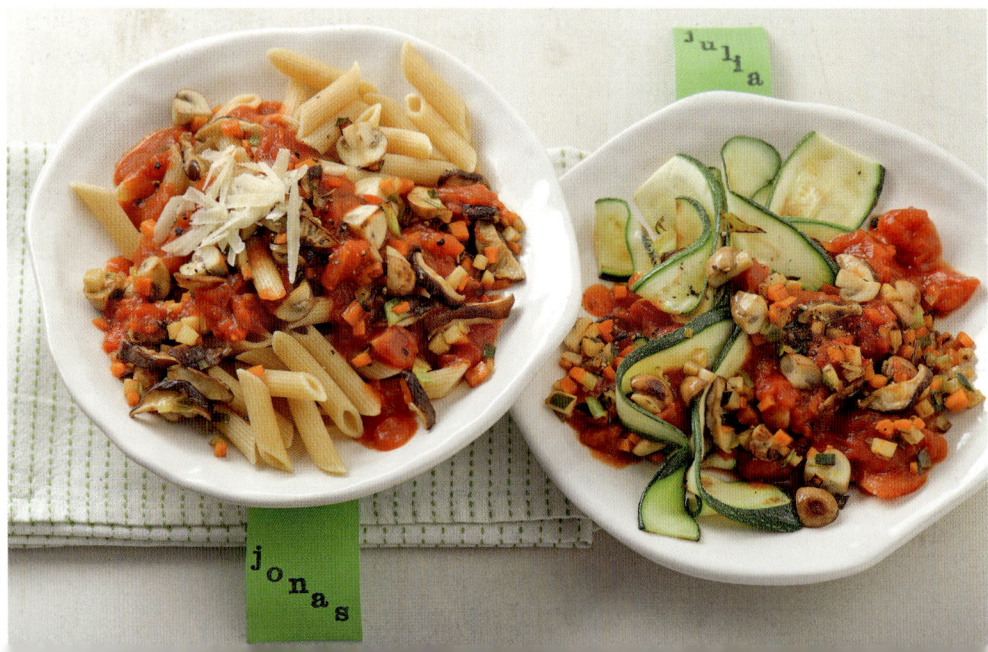

Harzer-Käse-Schnitten
Zubereitungszeit ca. 10 Minuten

1 kleiner weißer Rettich | Salz | 1 kleine rote Zwiebel | 2 TL Schnittlauchröllchen (frisch oder TK) | 1 TL süßer Senf | 1 EL Weißweinessig | 2 EL Rapsöl | 150 g Harzer Käse | 4 Scheiben Vollkornbrot | nach Belieben etwas Butter

1. Den Rettich waschen, putzen und auf dem Gemüsehobel fein hobeln. In eine Schale geben, leicht salzen und kurz Wasser ziehen lassen.
2. Inzwischen die Zwiebel schälen und in feine Ringe schneiden. Nun den Rettich abgießen und den Schnittlauch untermischen. Den Senf mit Essig und Öl verrühren über den Rettich geben.
3. Den Käse in dünne Scheiben schneiden. Das Brot nach Belieben mit etwas Butter bestreichen, mit dem Käse und den Zwiebelringen belegen. Den Rettich daraufgeben und sofort genießen.

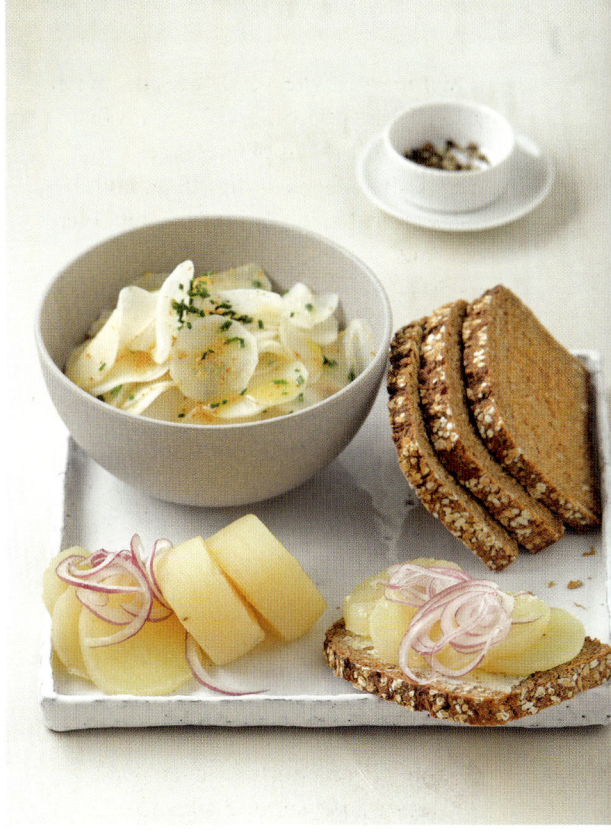

Mild und jung genießen: Harzer Käse hat bei einigen Menschen mit empfindlicher Nase einen schlechten Ruf, doch ganz zu Unrecht: Jung genossen ist er im Geschmack recht mild, außerdem ist er sehr kalorienarm. Wenn Sie ihn partout nicht mögen, können Sie auch fettreduzierten Camembert oder Brie (ca. 28 % Fett i. Tr.) nehmen.

Picknick-Freuden: Klappen Sie die Brote zusammen und packen sie gut in Butterbrotpapier oder eine Brotdose ein. So haben Sie eine wunderbare Mahlzeit für den gemütlichen Sommerausflug. Sie können den Käse dafür auch als Salat zubereiten und das Brot extra einpacken.

♀ **Edel und fruchtig:** 1 kleine Birne waschen, vierteln, vom Kerngehäuse befreien und in feine Streifen geschnitten auf das Brot geben.

♂ **Pikanter Kick:** Geben Sie etwas scharfen Senf oder ein wenig frisch geriebenen Meerrettich als Topping auf die Schnitten.

Pro Portion:
367/342 kcal | 30/30 g E | 44/37 g KH | 8/8 g F

Kefir-Schokoshake

*Zubereitungszeit
ca. 10 Minuten*

5 Eiswürfel | 400 ml Kefir | 1 EL flüs-
siger Honig | 4 EL Schmelzflocken
(zarte Haferflocken) | 3 EL Eiweißpulver
Schokogeschmack

1. Die Eiswürfel in einen Gefrierbeutel
geben und mit dem Hammer grob zertrümmern. Alle Zutaten in den Mixer
geben und bei hoher Geschwindigkeit
glatt pürieren. Sofort servieren.

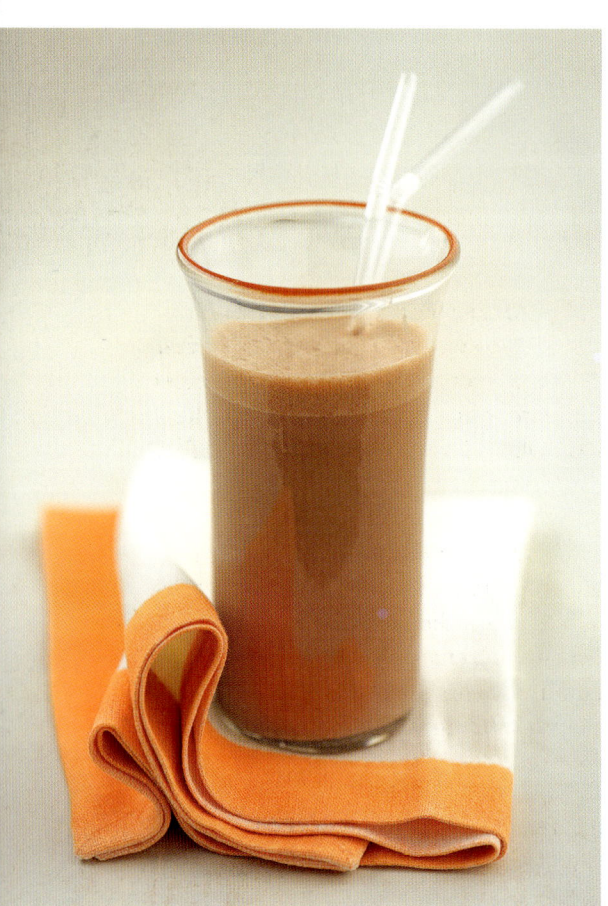

♀ **Knusprig-schokoladig:** Geben Sie
noch 1 EL Haselnusskrokant in
den fertigen Shake und garnieren ihn im
Glas mit etwas geraspelter oder fein
gehackter Bitterschokolade.

♂ **Kraft der Banane:** Um den Shake
noch sämiger und sättigender zu
machen, pürieren Sie im Anteil für den
Mann eine reife, grob in Stücke gebro-
chene Banane mit.

Pro Portion:
309/408 kcal | 19/21 g E | 39/61 g KH |
7/6 g F

Süße Abwechslung: Statt Honig können
Sie auch die gleiche Menge Agavendick-
saft oder hellen Ahornsirup verwenden,
statt des Schoko-Eiweißpulvers auch sol-
ches mit Vanillegeschmack.

Traditionelles Erfrischungsgetränk:
Kefir ist ein kohlensäurehaltiges,
sehr erfrischendes Milchgetränk, das
ursprünglich aus dem Kaukasus und
Tibet stammt und durch Gärung mithilfe
von Milchsäurebakterien und Hefen entsteht. Der bei uns meist erhältliche »Kefir,
mild« enthält im Gegensatz zum Original
keinen Alkohol mehr. Kefir schmeckt prima und tut der Darmflora gut.

Kalbsrahmgulasch

Zubereitungszeit ca. 60 Minuten

1 große Zwiebel | 2 Knoblauchzehen | 500 g Kalbsschulter (ohne Knochen, vom Metzger in mundgerechte Stücke geschnitten) | Salz | frisch gemahlener schwarzer Pfeffer | 1 EL Öl | 500 ml Rinder- oder Hühnerbrühe | 100 ml Schlagsahne | 150 g Champignons | 10 g Butter

1. Die Zwiebel und den Knoblauch schälen und fein würfeln. Das Fleisch salzen und pfeffern.
2. Das Öl in einem Topf erhitzen, das Fleisch darin bei starker Hitze portionsweise rundherum kurz anbraten und herausnehmen. Im selben Topf Zwiebel und Knoblauch bei mittlerer Hitze glasig dünsten.
3. Das Fleisch mit der Brühe wieder in den Topf geben, alles zum Kochen bringen. Den Deckel so auflegen, dass noch ein kleiner Spalt bleibt, das Gulasch bei mittlerer Hitze 45 Minuten schmoren. Die Sahne unterrühren, offen weitere 15 bis 20 Minuten garen.
4. 10 Minuten vor Ende der Garzeit die Pilze putzen. Die Butter in einer Pfanne sanft erhitzen, die Pilze darin 3 Minuten dünsten, zum Gulasch geben. Erneut kurz aufkochen, mit Salz und Pfeffer abschmecken.

Prima zum Vorbereiten: Das Gulasch hält sich in einer gut verschlossenen Frischhaltedose im Kühlschrank 2 bis 3 Tage, im Gefrierfach 2 Monate. Gekühltes Gulasch langsam in einem geschlossenen Topf erhitzen, gefrorenes am Vorabend zum Auftauen in den Kühlschrank geben.

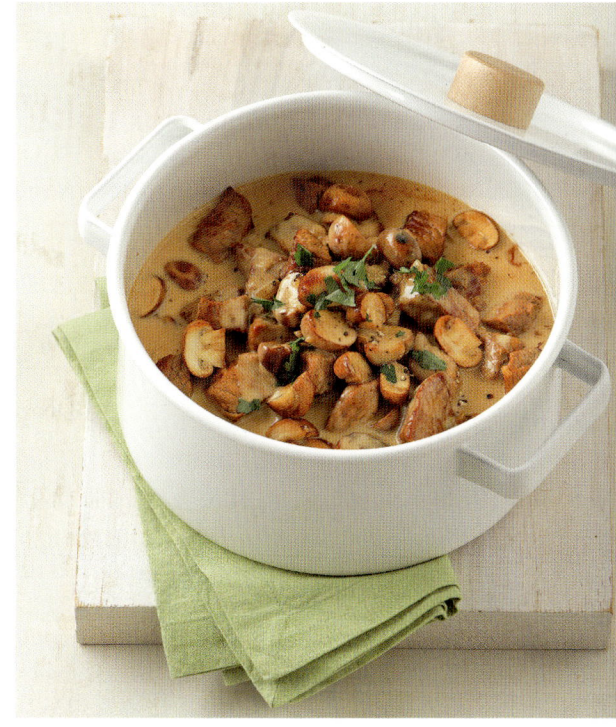

Zarter Blattsalat: ½ Kopf Lollo rosso waschen, gut trocken schleudern und mundgerecht zupfen. Mit einer Vinaigrette aus 1 gewürfelten Schalotte, 2 EL Öl, 2 TL Zitronensaft, Salz und Pfeffer anrichten.

Deftiger Kohlsalat: 150 g Spitzkohlblätter in feine Streifen schneiden. 2 Radieschen putzen und fein hobeln, ½ kleine rote Zwiebel schälen und in feine Ringe schneiden. Alles mit einem Dressing aus 1 TL Senf, 1 TL Essig, 50 ml Rapsöl, Salz und Pfeffer anrichten.

Pro Portion:
680/688 kcal | 48/51 g E | 13/12 g KH | 47/48 g F

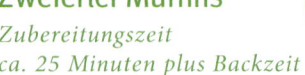

Zweierlei Muffins
Zubereitungszeit
ca. 25 Minuten plus Backzeit

Für 12 Stück: 125 g Butter | 100 g Zucker | 200 g Joghurt | 2 Eier | 275 g Mehl | 75 g Koch- und Backeiweiß | 3 TL Backpulver | Salz | 100 g Zartbitter-Schokoglasur | außerdem: Muffinblech, Papierförmchen

1. Den Backofen auf 200 Grad (Umluft 180 Grad) vorheizen.
2. Die Butter schmelzen, etwas abkühlen lassen und mit dem Zucker, dem Joghurt und den Eiern glatt rühren.
3. Das Mehl mit dem Eiweißpulver, dem Backpulver und 1 Prise Salz in einer Schüssel zu einem glatten Teig rühren. Auf zwei Schüsseln aufteilen.

Schön himbeerig: Zusätzlich noch 100 g Himbeeren (frisch oder tiefgekühlt, ohne Auftauen) unter den Teiganteil für ihre Muffins mischen.

Nussig: 50 g gehackte Walnüsse, 50 g Schokotropfen (Zartbitter) und 30 g Rosinen unter den Teiganteil für seine Muffins mischen.

4. Die Teige auf je 6 mit Papierförmchen ausgelegte Muffinmulden verteilen. Auf der unteren Schiene des heißen Ofens 20 bis 25 Minuten goldbraun backen. Herausnehmen, 5 Minuten in der Form abkühlen lassen, dann auf einem Kuchengitter auskühlen lassen.
5. Die Glasur nach Packungsanleitung schmelzen, auf die Muffins streichen.

Herzig: Solange die Glasur noch feucht ist, die Muffins mit ein paar rosa Zuckerherzen, die Schokomuffins mit einigen Schokoladenherzen dekorieren.

Pro Stück:
306/399 kcal | 17/18 g E | 31/39 g KH | 15/21 g F

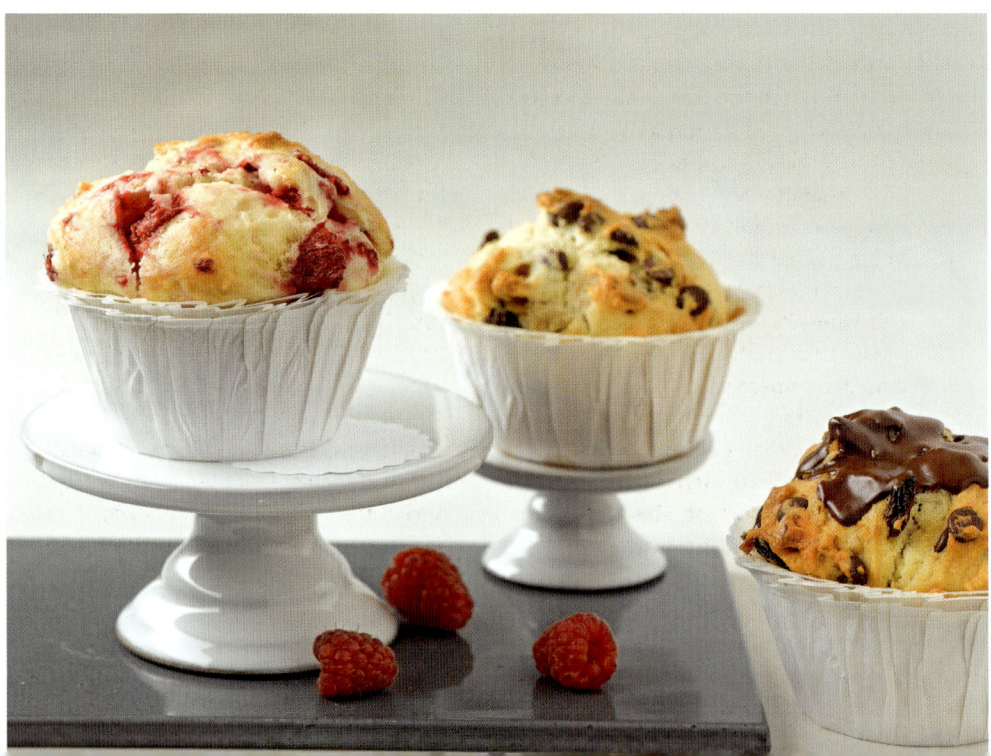

3 Bewegung

Da geht noch ein bisschen mehr

Als Aufgabe fünf setzen Sie in dieser Woche fort, was Sie in der letzten gelernt haben: die Muskelübungen ab Seite 94. Steigern Sie die Intensität durch mehr Wiederholungen. Zweimal ist Pflicht, Streber dürfen auch dreimal machen. Aufgabe sechs: Welches Ausdauertraining Ihnen liegt, haben Sie in der zweiten Woche herausgefunden. Zweimal eine halbe Stunde, und Sie sind gut aufgestellt.

Aufgabe sieben: Damit es vorangeht, legen Sie auch zwischendurch noch ein bisschen zu: 5000 Schritte täglich sollte Ihr Schrittzähler anzeigen. Mann und Frau bringen es gemeinsam auf 10000 Schritte. Denken Sie immer daran, dass nicht alles verloren ist, wenn es mal weniger sind. Wenn Sie Laufen oder Gehen als Ausdauertraining gewählt haben, läuft der Zähler dabei kräftig mit. Wenn nach Feierabend noch ein paar Schritte fehlen, spazieren Sie noch zweimal um den Häuserblock, um Ihr Pensum zu erfüllen.

Soloküustler

EIN BISSCHEN ZEIT FÜR MICH

Allein etwas zu tun kann sehr entspannend sein. Deshalb sollten Partner sich kleine Auszeiten gegenseitig gönnen, auch wenn nur einer das Ich-bin-dann-mal-schlank-Programm macht.

Wenn man als Paar sonst viel zusammen macht, reagieren Freunde, Familie und Bekannte häufig irritiert, wenn plötzlich einer allein losziehen darf. Ist das der Anfang vom Ende einer Beziehung? Keineswegs! Machen Sie sich selbst, Ihrem Partner oder Ihrer Partnerin und auch den Menschen, die Sie umgeben, klar: Allein etwas zu tun bedeutet nicht, dass man den anderen nicht mehr mag oder sich einsam und frustriert zurückzieht. Es ist vielmehr eine besondere Form der Entspannung. Denn wer immer von anderen umgeben ist, überfordert sich und lässt sich von eigenen Gedanken abbringen. Vereinbaren Sie mit Ihrem Partner, dass Sie in der Zeit der Ernährungsumstellung ein geregeltes Abschotten brauchen. Das kann besonders wichtig werden, wenn nur einer von Ihnen abnehmen will – er braucht Zeit, um die neuen Erfahrungen zu verarbeiten. Es kann jeden Tag eine kleine Auszeit sein oder jede Woche ein fester Termin, an dem Sie für sich sind. Ob Sie sich in ein ruhiges Zimmer zurückziehen, einen Spaziergang in der Natur machen oder abends durch die Straßen laufen – tun Sie in Ihrer »Zeit für mich« einfach etwas, das Spaß macht und entspannt.

Kinder

MAMA- UND PAPAZEITEN ZUM ENTSTRESSEN

*Wenn Eltern sich regelmäßig kleine Auszeiten neh-
men, sind sie im Alltag zufriedener. Das hilft auch
beim Besser-Essen.*

Eltern von kleinen Kindern sind genauso von Burnout gefährdet wie Berufstätige in anstrengenden Jobs. Mütter
oder Väter, die sich rund um die Uhr um
ihre Kinder kümmern, haben meist gar
keine Pause. Zeit zum Entspannen? In
Ruhe am Tisch sitzen und genießen?
Gibt's nur ganz selten, weil Kinder
schnell unruhig werden. Lange in der
Küche stehen, um für die ganze Familie
gesund zu kochen? Wer einen Sohn
oder eine Tochter im Baby-, Krabbel-,
Lauflern- oder Kindergartenalter oder
sogar mehrere Kinder um sich hat,
weiß, dass das (fast) unmöglich ist. So
essen Eltern häufig schnell nebenbei,
vertilgen, was die Kinder übrig lassen,
und kommen erst zur Ruhe, wenn diese mal schlafen. Weil das aber nicht
berechenbar ist, bleiben sie ständig in
Alarmbereitschaft.

Viele Eltern erleben in ihrem Alltag
genau die Dinge auch zu Hause, die im
Büro als typische Krankmacher gelten
und zum Stressessen führen. Sie leiden
unter mangelnder Anerkennung, müssen unter Zeitdruck vieles gleichzeitig
bewältigen, können ihren Lebensrhythmus nicht selbst bestimmen und werden häufig enttäuscht, weil sie mit viel
Engagement und hohen Erwartungen

an sich selbst (»Ich will doch eine gute
Mutter/ein guter Vater sein«) an ihr
Tagespensum gehen.

Damit eine Ernährungsumstellung im
Alltag gelingt, sollten Mama und Papa
sich immer wieder Auszeiten gönnen
und sich von übertriebenem Perfek-
tionismus befreien. Scheuen Sie sich
nicht, Hilfe von anderen – oder zumindest vom Partner – in Anspruch zu nehmen. »Es braucht ein ganzes Dorf, um
ein Kind großzuziehen«, lautet ein afri-
kanisches Sprichwort. Untersuchungen
haben gezeigt, dass Mütter und Väter,
die sich regelmäßig Zeit für sich selbst
nehmen, glücklicher sind und mit ihren
Kindern stressfreier zurechtkommen.

Ob Babysitter, Tagesmutter, Großeltern
oder Nachbarn – kinderfreie Stunden
sind die besten Stresskiller für Eltern.
Die sollten Mütter und Väter sich auch
gegenseitig geben, indem einer wirklich
frei hat. Bei größeren Kindern klappt
das auch zu Hause, indem Eltern erklären, dass es Mama- und Papazeiten
gibt, in denen nur einer von beiden
ansprechbar ist. Bei kleinen Kids ist es
sinnvoller, wenn derjenige, der frei hat,
die Wohnung verlässt, um allein etwas
zu unternehmen.

4 Entspannung

Mit Yoga zur Ruhe kommen

»Yoga, sitzt man da nicht nur auf einem Kissen und sagt Om?«, will Jonas wissen. Julia schüttelt lachend den Kopf: »Das ist eine supereffektive Entspannungsmethode, die gleichzeitig die Muskeln trainiert!« Aufgabe acht: Mit Yoga tun Sie viel für Seele und Körper. Wenn Sie Ihr Ausdauer- oder Muskeltraining mal versäumen, ist die Bewegungsbilanz mithilfe der Yogaübungen schon fast wieder im Lot. In Sachen Entspannung und Geschmeidigkeit können beim Yoga übrigens die Männer von den Frauen viel lernen.

Atemübung

Beginnen Sie mit einer Atemübung, die auf entspannende Weise munter macht.
● Setzen Sie sich bequem hin, am besten nebeneinander – auf einen Stuhl oder Hocker, auf den Boden im Schneidersitz oder auf ein Sitzkissen. Halten Sie den Rücken gerade, die Schultern leicht nach hinten, den Kopf gerade mit langem Hals.
● Atmen Sie tief durch die Nase ein und aus und konzentrieren Sie sich so darauf, dass Sie den Vorgang des Atmens ganz bewusst spüren. Nun ballen Sie beide Hände zur Faust und halten sie vor den Schultern, während Ihre Oberarme seitlich am Körper anliegen. **1**
● Beim nächsten Einatmen strecken Sie die Hände nach oben und spreizen die Finger weit. **2**
● Während Sie anschließend ausatmen und den Bauch einziehen, senken Sie die Arme wieder und ballen erneut beide Hände zu Fäusten.
● Die beschriebene Wiederholung machen Sie in drei Durchgängen mit jeweils zwanzig schnell aufeinanderfolgenden Wiederholungen.

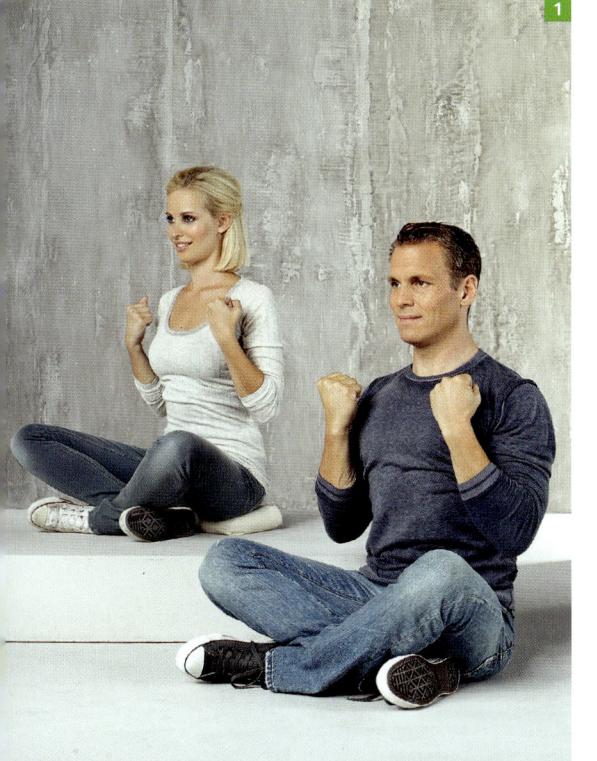

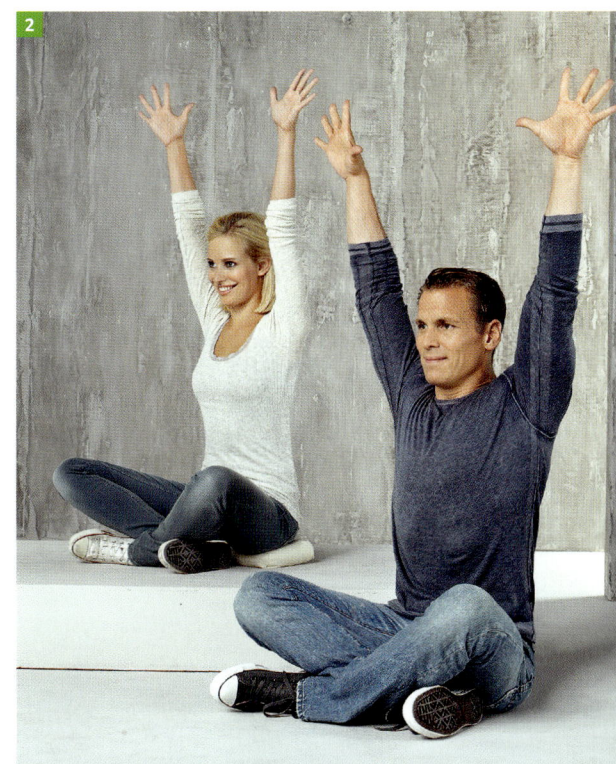

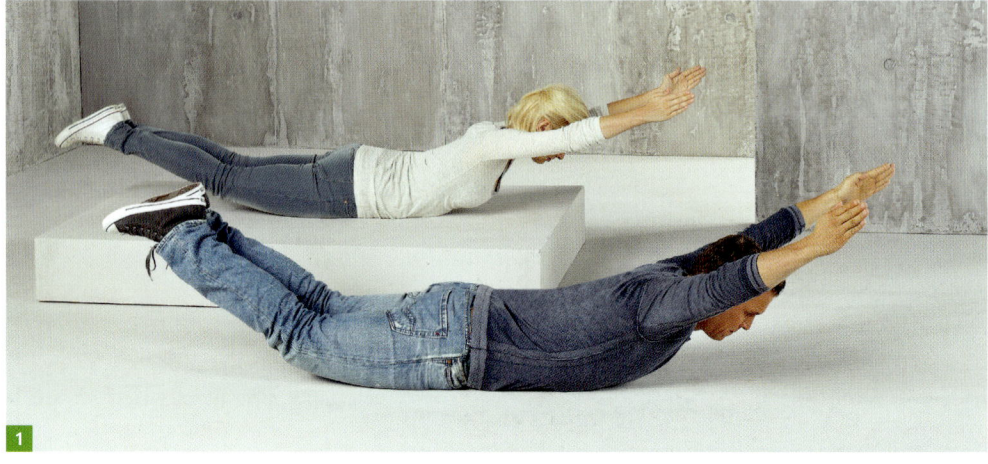

1

Für Rückenmuskeln und Beweglichkeit

Mit dieser Übung kräftigen und dehnen Sie die gesamte Muskulatur und kurbeln den Stoffwechsel an.

● Sie legen sich bäuchlings auf eine Matte oder gefaltete Decke, heben die Schultern und strecken die Arme nach vorn. Die Beine berühren sich.

● Beim nächsten Einatmen heben Sie beide Arme und beide Beine so hoch wie möglich an.

● Während Sie fünfmal tief ein- und ausatmen, spannen Sie den unteren Rücken und die Gesäßmuskeln stark an.

● Kommen Sie in die Ausgangsposition zurück und machen eine kurze Pause, dann wiederholen Sie die Übung. **1**

Wichtig: Der Kopf bleibt auch bei dieser Übung die Verlängerung der Wirbelsäule; er darf nicht in den Nacken geknickt werden. Richten Sie Ihren Blick geradeaus zum Boden.

Durchatmen und dabei die Beinmuskeln kräftigen

Auch die dritte Entspannungsübung trainiert ganz nebenbei die Muskeln, diesmal in den Beinen.

● Sie stehen aufrecht und breitbeinig, die Zehen zeigen nach außen. Ihr Oberkörper bleibt ganz gerade (achten Sie darauf, dass Sie kein Hohlkreuz machen, sondern das Becken leicht nach vorn kippen).

● Die Hände halten Sie mit gestreckten Fingern vor der Brust gegeneinander.

● Beugen Sie die Beine nun so weit wie möglich, gehen Sie also in die Knie, und halten Sie diese Position fünf tiefe Atemzüge lang. Auch diese Übung wird noch einmal wiederholt. **2**

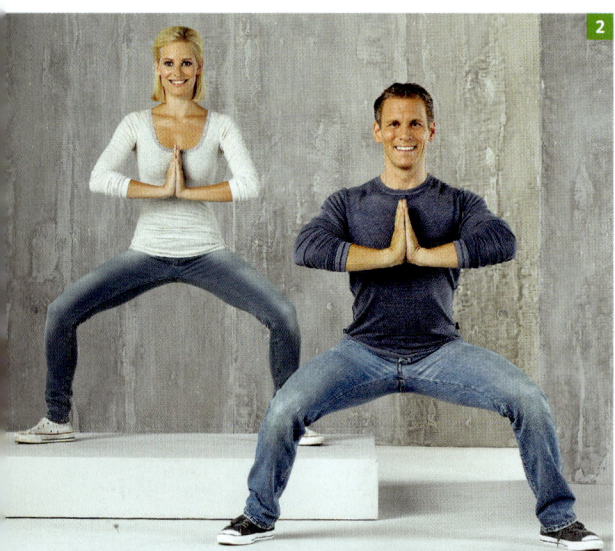

2

DAS HABEN WIR IN DIESER WOCHE GESCHAFFT:

Doppelerfolgscheckliste für die dritte Woche

♀ ♂

☐ ☐ Ich habe drei perfekte Tage geschafft.

☐ ☐ Ich habe an mindestens sechs Abenden auf Kohlenhydrate verzichtet.

☐ ☐ Ich habe nicht mehr zwischendurch genascht (außer an meinem Heimwehtag).

☐ ☐ Ich habe mir gemeinsam mit meiner Partnerin/meinem Partner Gedanken gemacht, wie wir Heißhunger im Alltag vermeiden können.

☐ ☐ Ich habe mein Muskeltraining zwei- oder sogar dreimal absolviert.

☐ ☐ Mein Ausdauertraining habe ich ebenfalls durchgehalten (zweimal pro Woche).

☐ ☐ Ich habe mit meiner Partnerin/meinem Partner zusammen an fünf Tagen mindestens 10000 Schritte pro Tag gemacht.

☐ ☐ Ich habe die Yoga-Übungen mit meiner Partnerin/meinem Partner zusammen als Entspannungs-, Stärkungs- und Gemeinschaftsprojekt absolviert.

Wenn Sie zusammen 16 Haken machen können, haben Sie Ihre dritte Woche erfolgreich bewältigt. Wenn es nicht so gut gelaufen ist, wiederholen Sie die Woche einfach.
Wenn Sie Ihre Wochenaufgaben geschafft haben, gehen Sie genüsslich shoppen:

Gönnen Sie sich und Ihrem Partner ruhig etwas, zum Beispiel etwas Schönes zum Anziehen. Nur am Rande: Gehen Sie mit gut gefülltem Magen los, dann fällt Ihnen das Widerstehen an Backshops und Würstchenbuden, die in der Stadt überall lauern, leichter.

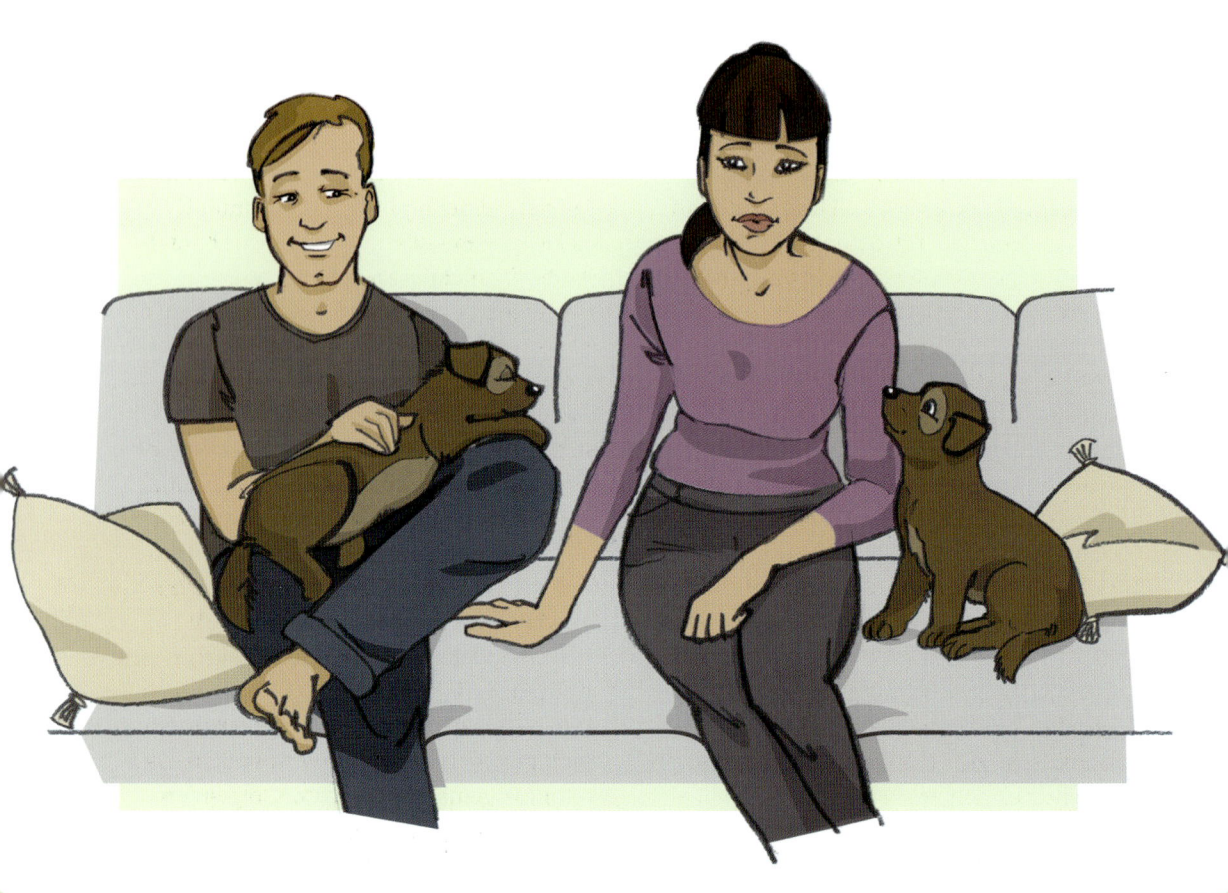

4. Woche: Wenn Schweine- hunde kläffen

Wer im Doppelpack ans Ziel geht, führt gleich zwei lästige Begleiter mit sich herum. Lernen Sie in der vierten Woche, wie Sie Ihre »inneren Schweinehunde« gemeinsam kleinkriegen.

DER FEIERABEND könnte gemütlich werden. Jonas und Julia haben sich heute nicht überarbeitet, trotzdem lockt das Sofa. Beine hochlegen, nichts tun. Und wenn es langweilig wird, den Fernseher anmachen. Gibt es etwas Schöneres? »Nein«, flüstert Jonas' Schweinehund. Er hat recht, findet Jonas. Eigentlich wollten Julia und er jetzt ihr Sportstündchen machen, bevor sie zum ruhigen Teil des Abends übergehen. Ein bisschen laufen, danach die Muskeln in Form bringen und sich dann frisch machen fürs Abendessen. Doch eine kleine Ausnahme schadet nicht. Sich einmal hängen zu lassen, kann doch nicht so schlimm sein. Jonas und sein Schweinehund sind sich in diesem Punkt schnell einig. Julias Schweinehund gesellt sich da gern dazu.

Julia und Jonas wollen zwar diese Woche vier perfekte Tage einlegen, und heute sollte der erste sein – doch sooo eng muss man das ja nicht sehen. Morgen ist auch noch ein Tag. Da sind Jonas und zwei Schweinehunde sich einig. Nur Julia kämpft noch mit sich. Sie wollte den Plan so gerne einhalten. Doch jetzt ist die Gefahr groß, dass sie ebenfalls schwach wird. Es sind wenige Sekunden, die über die Schicksalsfrage »Nachgeben oder aufraffen« entscheiden. In Julias Kopf springen die Argumente hin und her:

- Nachgeben – ja, so schön bequem.
- Aufraffen – auf jeden Fall, hinterher fühlen wir uns toll.
- Nachgeben – gerne, kein Stress mit Jonas und den Schweinehunden.
- Aufraffen – sofort, bevor die innere Stimme noch lauter wird.
- Nachgeben – klar, unser perfekter Tag kann auf morgen verschoben werden.

- Aufraffen – besser heute, wer weiß, was den Schweinehunden morgen einfällt.
- Nachgeben – warum nicht? Das Niesel-Wetter ist nicht gerade einladend.
- Aufraffen – und zwar jetzt, morgen regnet es bestimmt noch mehr.

So könnte es weitergehen, wenn niemand Einhalt gebietet. Jonas und die beiden Schweinehunde sind in der Mehrheit und werden sich durchsetzen, wenn alle das Problem mit Argumenten lösen wollen. Deshalb ist nun die beste Zeit für einen Einschnitt. Hart, aber von Herzen. Ihre Aufgabe eins für diese Woche: Wo fast jeder, der sich allein ins Abnehmabenteuer stürzt, aufhören würde, drehen Sie als Paar das Ruder in letzter Sekunde noch herum und dressieren Ihre Schweinehunde gemeinsam mit den folgenden wirkungsvollen Tricks.

Die wichtigsten Tricks für den Notfall

- **Wir denken an das Danach.** Erinnern Sie sich gegenseitig an das gute Gefühl, wenn Sie etwas für sich getan haben: die angenehme Müdigkeit. Die Lust aufs verdiente Essen und Relaxen. Das Wissen, dass man der Traumfigur wieder ein Stück näher gekommen ist. Die Erinnerung »Letzte Woche haben wir's doch prima geschafft.« Wenn die positiven Argumente überwiegen, geben die Schweinehunde schneller nach. Gemeinsam fallen Ihnen mehr davon ein.
- **Wir bleiben termintreu.** Stellen Sie sich vor, Sie haben einen Termin: Im Job, bei Freunden, beim Arzt ... den lassen Sie auch nicht einfach sausen, nur weil Sie zu faul sind und keine Lust haben. Genauso verhalten Sie sich jetzt gegenüber Ihrem

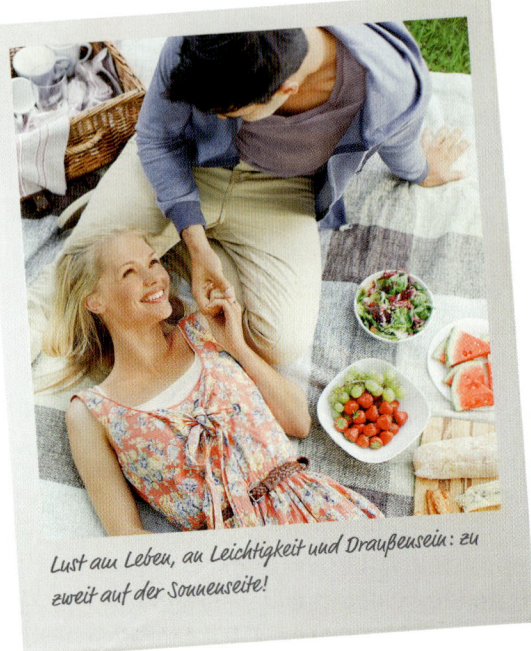

Lust am Leben, an Leichtigkeit und Draußensein: zu zweit auf der Sonnenseite!

Partner oder Ihrer Partnerin: Wenn einer nicht in Schwung kommt, muss er sich beim anderen abmelden. Wenn das Ausreden-Erfinden irgendwann schwieriger wird als das Aufraffen, ist das ein sehr positives Zeichen.

● **Wir schalten das Denken ab.** Wie lang überlegen Sie morgens, ob Sie sich wirklich die Zähne putzen wollen? Ob das Anziehen möglicherweise zu anstrengend sein könnte? Wahrscheinlich höchstens mal ein paar Sekunden. Sie sind es gewohnt, diese Dinge zu tun, und müssen keine überflüssige Energie mit dem Nachdenken über ihren Sinn verschwenden. Sie erledigen sie einfach. Wenn Sie mit der gleichen Grundhaltung auch ohne Grübeln ins Training starten, haben Sie einen Meilenstein auf dem Weg zu Ihrem Ziel erreicht!

● **Wir senken unsere Ansprüche.** Manchmal erscheinen Hürden unüberwindbar. »Jetzt soll ich in Fahrt kommen, obwohl ich gar nicht in Stimmung bin? Mein Partner tut auch nichts – wieso muss ich den Einpeitscher machen?« Innere Schweinehunde bringen Ihre Besitzer gern auf solche Gedanken. Tricksen Sie die Viecher aus: Wenn Sie das Gefühl haben, dass »echt nichts geht«, legen Sie die Messlatte niedriger: »Heute bewege mich nur mal kurz durch, damit ich überhaupt etwas getan habe«. So fällt der Start viel leichter. Oft geschieht dann ein kleines Wunder: Hat man erst mal losgelegt, kommt Lust auf mehr.

1 Ernährung
Rituale für unsere neue Esskultur

Ihre Aufgabe zwei für diese Woche: Zusammen am Tisch sitzen. Gemeinsam anfangen zu essen und gemeinsam vom Tisch aufstehen. Handy, Fernseher und Radio bleiben aus, und auch die Zeitung ist geschlossen.

Klingt ein bisschen altmodisch, finden Julia und Jonas. Erinnert sie an ihre Großeltern, die viel Wert auf Tischkultur und gute Sitten legten. Klar, die hatten kein Handy – und die hockten auch nicht am Computer, um mit einer Hand die Tastatur zu bedienen, während die andere eine Lakritztüte leert. Doch so uncool, wie es Jonas und Julia früher erschien, finden sie das jetzt gar nicht mehr. Im Rahmen ihrer Ernährungsumstellung haben sie nämlich festgestellt, dass es sehr hilfreich ist, Omas gute alte Regeln unter modernen Vorzeichen wieder einzuführen. Denn wer sich in Sachen Esskultur an Familienregeln hält, lebt automatisch gesünder, nimmt leichter ab und gewinnt mehr Zeit mit dem Partner.

Julia und Jonas versuchen jetzt mindestens einmal am Tag gemeinsam zu essen. Einkaufen, Kochen, Zubereiten, Tisch decken und den Abwasch teilen sie sich, je nachdem, wer wann Zeit hat. Kann Jonas auf dem Heimweg noch kurz einkaufen, erledigt er das. Ist Julia früher zu Hause, kümmert sie sich ums Abendessen. Steht Jonas eher auf, macht er das Frühstück, Julia dafür den Abwasch. Mit dieser Lösung sind beide zufrieden.

Hungerdämpfer für abends

Weil die Ernährungsumstellung ihnen abends am schwersten fällt, investieren sie gerne ein bisschen Zeit, denn es lohnt sich. Zuerst haben sie es nur mal probiert, jetzt gehören ihre persönlichen Genießer-Rituale an allen perfekten Tagen dazu. Sie decken den Tisch besonders schön, lassen sich beim Essen viel Zeit und nicht ablenken. Genießer kommen mit weniger aus, weil ihr Magen schneller Sättigungssignale ans Gehirn funkt. Sie haben aber viel mehr davon.

Vorm Essen gibt's ein Glas Wasser (gut für die Flüssigkeitszufuhr und um den Magen zu beruhigen). Ist das Loch im Bauch groß, erlauben Julia und Jonas sich gegenseitig, vorm Essen ein bisschen zu naschen. Aber nicht wie früher eine halbe Tafel Schokolade, sondern eine rohe Karotte oder ein Stück von der Gurke, der Rest landet im Salat.

Wenn die zwei nach Rezept essen, klappt das Portionieren von allein. Stellen sie sich selbst was zusammen, halten sie sich an die Faustformel von Seite 43 f.

Nicht mehr »über den Hunger essen«

Hat einer nach dem Essen das Gefühl, noch nicht richtig satt zu sein, darf ein Stück Käse als Dessert serviert werden. Mit der Frage »Bin ich wirklich noch hungrig oder ist es nur die Lust, die mich am Essen hält?« beschäftigen Julia und Jonas sich jetzt häufig. Sie können mittlerweile aus Erfahrung bestätigen: Wer eiweißreich und gesund isst, spürt, wann es reicht. Aus purer Freude am Essen mümmelt keiner von beiden mehr weiter. Sie haben gelernt, ihr natürliches Sättigungsgefühl wieder zu spüren. Dieses war vor allem bei Julia nach vielen Diäterfahrungen fast verloren gegangen.

Seit die beiden ihre Einkäufe und Mahlzeiten genau planen, gibt es weniger Reste. Ein großes Plus für Jonas: Der neigte früher wie viele Männer dazu, immer noch mal nachzusehen, ob nicht ein Nachschlag möglich wäre. Die restefreie Hauswirtschaft tut nicht nur der Figur gut, sondern auch der Haushaltskasse, stellen Julia und Jonas erfreut fest.

Nur im Sitzen

Ob im Büro oder unterwegs – essen Sie nur noch, wenn Sie sitzen und nicht gleichzeitig mit anderen Dingen beschäftigt sind. Vor allem im Job ist die Gefahr groß, dass man immer mal etwas Essbares verdrückt und sich doch nie richtig satt fühlt.

2 Rezepte

Futter für den Schweinehund

Ihre Aufgabe drei in dieser Woche: Sie legen vier perfekte Tage ein.

Aufgabe vier lautet: Sie essen in dieser Woche jeden Abend kohlenhydratfrei. Sie meiden außerdem Süßigkeiten und gönnen sich nur noch nach dem Frühstück oder nach dem Mittagessen kleine Ausnahmen. Die folgenden Rezepte unterstützen Sie dabei.

Ihre Aufgabe fünf wird mit unseren leckeren Rezepten, die wohlig satt machen, fast zum Kinderspiel: Sie verzichten die ganze Woche über auf das Naschen zwischendurch.

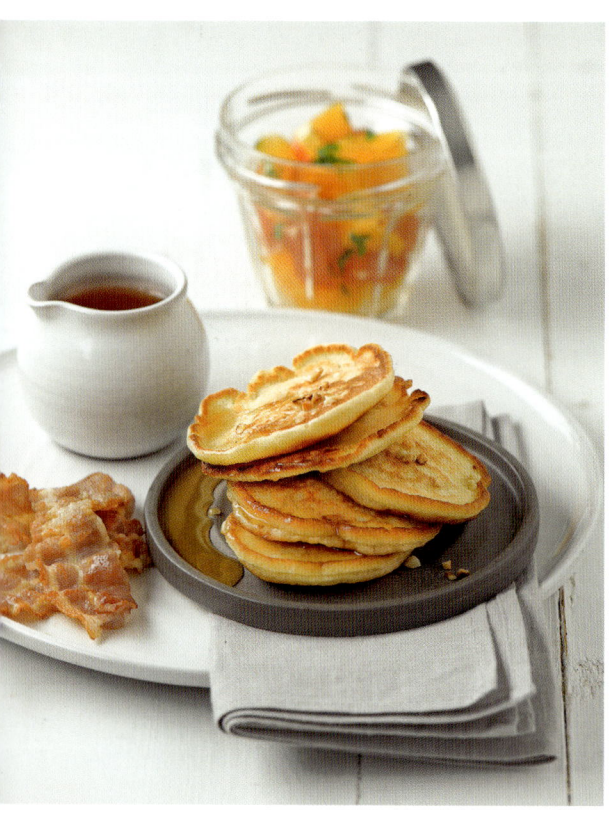

American Pancakes mit Buttermilch und Mandeln

Zubereitungszeit ca. 15 Minuten

120 g Mehl | 1 gestr. TL Backpulver | Salz | 75 ml Milch (1,5 % Fett) | 75 ml Buttermilch | 2 EL Zucker | 2 Eier (Größe M) | 2 EL gehackte Mandeln | 2 EL Ahornsirup | geschmacksneutrales Öl zum Braten

1. Das Mehl mit dem Backpulver und 1 Prise Salz in eine Schüssel sieben. In einer zweiten Schüssel die Milch und die Buttermilch mit dem Zucker und den Eiern gut verrühren. Die Mehlmischung nach und nach zugeben und langsam glatt rühren.

2. Etwas Öl in einer großen Pfanne erhitzen. 6 kleine Teigportionen in die Pfanne geben und jeweils mit den gehackten Mandeln bestreuen. Bei mittlerer Hitze von jeder Seite 3 bis 4 Minuten goldbraun braten. Aus der Pfanne nehmen und mit Ahornsirup beträufelt servieren.

♀ Zitrus-Kick: Je 1 Grapefruit und Orange filetieren, dabei den Saft auffangen. Fruchtfleisch und Saft mit 1 TL Puderzucker und einigen gehackten Minzblättern mischen, zu den Pancakes essen.

♂ Schinken-Knusper: 3 Scheiben Bacon (Frühstücksspeck) in einer Pfanne ohne Fett knusprig braten und zu den Pancakes genießen.

Pro Portion:
523/561 kcal | 19/23 g E | 78/63 g KH | 13/23 g F

Hähnchenfrikadellen in Currywurstsauce

Zubereitungszeit ca. 30 Minuten

1 Zwiebel | 3 EL Rapsöl | 2 TL Curry-pulver | ¼ TL Cayennepfeffer | 3 EL Tomatenmark | 150 g Ketchup | 100 ml Orangensaft | 2 TL Aceto balsami-co | Salz | Pfeffer | 300 g Hähnchenfilet | 1 EL Semmelbrösel | 1 Ei

1. Die Zwiebel schälen und fein würfeln, in 2 EL Öl glasig dünsten. Gewürze und Tomatenmark kurz miterwärmen. Ketchup, Orangensaft und Essig unter-rühren, alles kurz aufkochen. Mit Salz und Pfeffer würzen, beiseitestellen.
2. Das Fleisch grob würfeln und im Mixer fein hacken. Mit Semmelbrö-seln, Ei, Salz und Pfeffer gut mischen. Kleine Frikadellen formen.
3. Das restliche Öl in einer Pfanne erhit-zen, die Frikadellen darin pro Seite 3 bis 4 Minuten knusprig braten. Die Sauce erwärmen und dazu servieren.

Knackiger Salat: 2 Stauden Chico-rée waschen, putzen und fein schneiden. Dazu ein Dressing aus 4 EL Joghurt, 1 EL Olivenöl, je 2 EL Zitronen- und Orangensaft, Salz und Pfeffer.

Knusprige Chips: 1 Süßkartoffel schälen, fein hobeln. Mit Olivenöl bestreichen, auf einem Backgitter ausbrei-ten, mit Salz und Pfeffer bestreuen. Bei 220 Grad in 10 Minuten knusprig backen.

Pro Portion:
585/688 kcal | 48/46 g E | 43/67 g KH | 23/25 g F

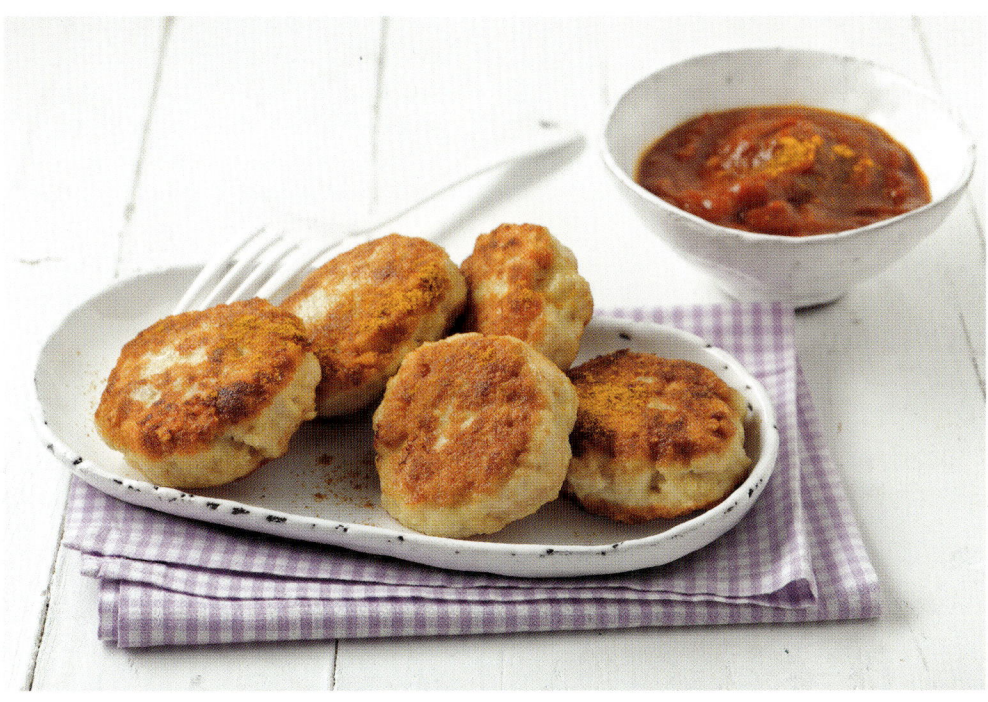

Toastie-Pizza

Zubereitungszeit ca. 15 Minuten

2 Toastie-Brötchen | 4 TL Basilikum-Pesto (Glas) | 10 Kirschtomaten | 1 Mozzarella oder 8 Kugeln Mini-Mozzarella (125 g) | Salz | frisch gemahlener schwarzer Pfeffer | etwas Basilikum zum Garnieren

1. Den Backofengrill auf 220 Grad vorheizen. Ein Backblech mit Backpapier auslegen.
2. Die Toasties halbieren. Jede Hälfte mit 1 Teelöffel Pesto bestreichen. Auf das Backblech setzen.

Pizza »vegetaria«: Die beiden vorbereiteten Toasties für die Frau mit etwas Gemüse nach Wahl belegen, zum Beispiel etwas gewürfelter Zucchini, 2 EL Mais aus der Dose, klein geschnittenen Artischockenherzen oder fein gewürfelter Paprikaschote.

Pizza »speziale«: 75 g Pfeffersalami, 25 g gewürfelten Gorgonzola sowie 1 fein gehackte scharfe Peperoni auf den beiden für den Mann vorbereiteten Toasties verteilen.

3. Die Kirschtomaten waschen, halbieren und anteilig auf alle Toasties verteilen. Den Mozzarella gut abtropfen lassen. Mini-Mozzarellakugeln halbieren, großen Mozzarella würfeln. Ebenfalls auf alle Brötchenhälften verteilen.
4. Im vorgeheizten Ofen auf der untersten Schiene in 6 bis 8 Minuten überbacken, bis der Käse geschmolzen und das Brot knusprig ist.
5. Aus dem Ofen nehmen, mit Salz und Pfeffer würzen und mit Basilikumblättchen garnieren.

Pro Portion:
394/492 kcal | 27/28 g E | 32/25 g KH | 20/31 g F

Kindern schmecken die Minipizzas auch mit etwas gewürfelter Ananas aus der Dose und Kochschinken belegt. Mozzarella mögen Kinder wegen seiner Konsistenz oft nicht so gerne. Geben Sie auf ihre Toasties lieber geriebenen Gouda.

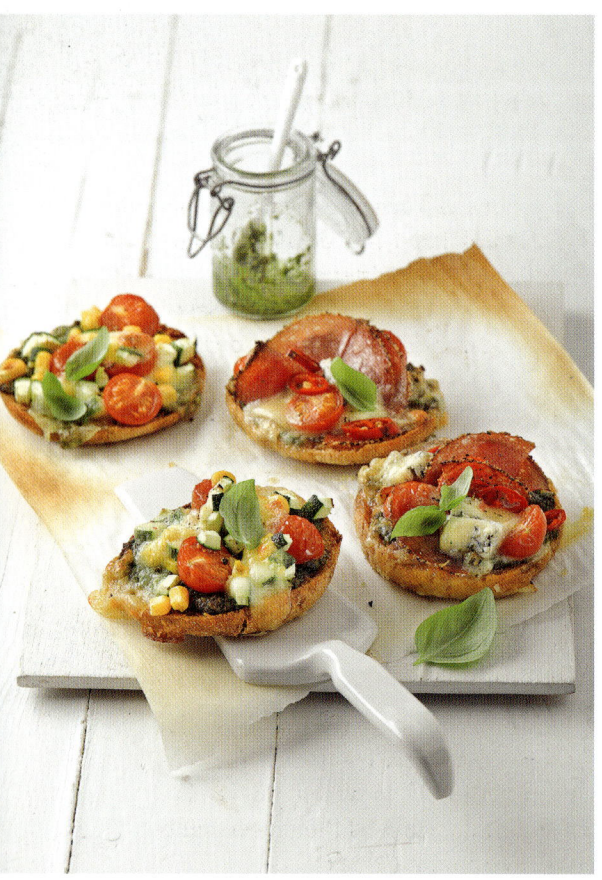

Rouladen »light«

Zubereitungszeit ca. 30 Minuten plus Garzeit

4 Zwiebeln | 3 Knoblauchzehen |
2 Gewürzgurken | 900 g Rinderrouladen-
fleisch in 4 Scheiben | 4 EL mittelscharfer
Senf | Salz | Pfeffer | 2 EL Öl | 1 Dose stü-
ckige Tomaten (425 g) | 200 ml trockener
Weißwein oder Sherry | 1 kleiner Kopf
Blumenkohl | 40 g Butter | 2 El saure
Sahne | geriebene Muskatnuss | außer-
dem: 8 Holzspießchen zum Feststecken

♀ **Gemüsepower:** Für die Füllung
zusätzlich 1 kleine Möhre, ein
kleines Stück Staudensellerie und eine
kleine Zucchini putzen und in feine Streifen schneiden.

♂ **Noch herzhafter:** Für die Füllung
zusätzlich 2 EL grüne Oliven ohne
Stein und 1 EL Kapern hacken, 50 g Tiro-
ler Schinken fein würfeln.

1. Die Zwiebeln und den Knoblauch
   schälen und fein würfeln. Die Gurken
   ebenfalls fein würfeln und mit der
   Hälfte der Zwiebeln mischen.
2. Das Fleisch auf einer Seite mit dem
   Senf bestreichen, salzen und pfeffern.
   Die Gurken-Zwiebel-Mischung und
   die Zutaten aus den Varianten darauf
   verteilen. Die Rouladen aufrollen und
   mit jeweils 2 Holzspießen feststecken.
3. Das Öl in einer Pfanne erhitzen, die
   Rouladen darin rundherum scharf
   anbraten. Herausnehmen, die restlichen Zwiebeln und den Knoblauch
   im Bratensaft 1 Minute glasig dünsten.
4. Die Rouladen wieder in die Pfanne
   geben. Tomaten und Weißwein zuge-

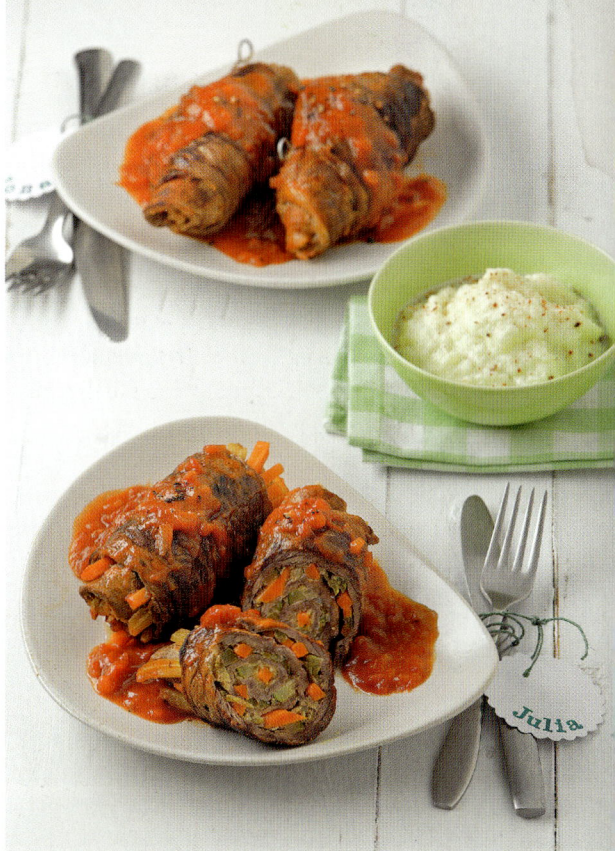

ben, kurz aufkochen. Zugedeckt bei
mittlerer Hitze 1 Stunde 30 Minuten
schmoren, dabei öfter wenden.
5. Inzwischen den Blumenkohl in Salzwasser garen. Zusammen mit der Butter und der sauren Sahne pürieren, mit
   Muskat, Salz und Pfeffer würzen.
6. Die Rouladen auf Tellern anrichten,
   den Bratensatz mit Salz und Pfeffer
   würzen und an die Rouladen geben.

Pro Roulade:
401/485 kcal | 52/53 g E | 11/18 g KH |
12/18 g F

☺ Für die Kinder bereiten Sie als Beilage Pellkartoffeln, selbst gemach-
ten Kartoffelbrei (Kartoffeln mit etwas
Milch, Butter, Salz und Pfeffer zerstamp-
fen) oder Spiralnudeln zu.

Szegediner Blitz-Gulasch

Zubereitungszeit ca. 30 Minuten

300 g Schweinefilet | 1 Glas geröstete Paprika (400 g) | 1 Zwiebel | 1 Knoblauchzehe | 2 EL Öl | Salz | frisch gemahlener schwarzer Pfeffer | 300 g frisches Sauerkraut | 1 EL Tomatenmark | 1 TL scharfes Paprikapulver | 250 ml Gemüsebrühe | 1 TL gemahlener Kümmel | saure Sahne als Topping

1. Das Filet in mundgerechte Würfel schneiden. Die Paprika abtropfen lassen und würfeln. Die Zwiebel und den Knoblauch schälen, fein würfeln.
2. Das Öl in einem Topf erhitzen und das Fleisch darin rundherum scharf anbraten. Mit Salz und Pfeffer würzen und herausnehmen. Paprika, Zwiebel, Knoblauch und Tomatenmark in den Topf geben und kurz andünsten. Mit dem Paprikapulver würzen und die Brühe angießen.
3. Das Sauerkraut zugeben. Mit Salz, Pfeffer und Kümmel würzen. Zugedeckt bei mittlerer Hitze 10 Minuten garen. Nach 5 Minuten das Fleisch wieder dazugeben.
4. Das Gulasch auf zwei Teller verteilen und je einen Klecks saure Sahne daraufgeben.

Gurkensalat als Beilage: ½ Salatgurke schälen und hobeln. ½ rote Zwiebel fein würfeln. Mit 1 EL Essig, 1 EL Öl und gehacktem Dill mischen.

Feuriger Dip: ½ rote Paprikaschote und ½ Chilischote mit 1 EL Zitronensaft und 1 EL Olivenöl fein pürieren. Wenn Sie die Chili mitsamt den Kernen verwenden, wird's richtig heiß.

Pro Portion:
419/353 kcal | 42/42 g E | 18/17 g KH | 8/12 g F

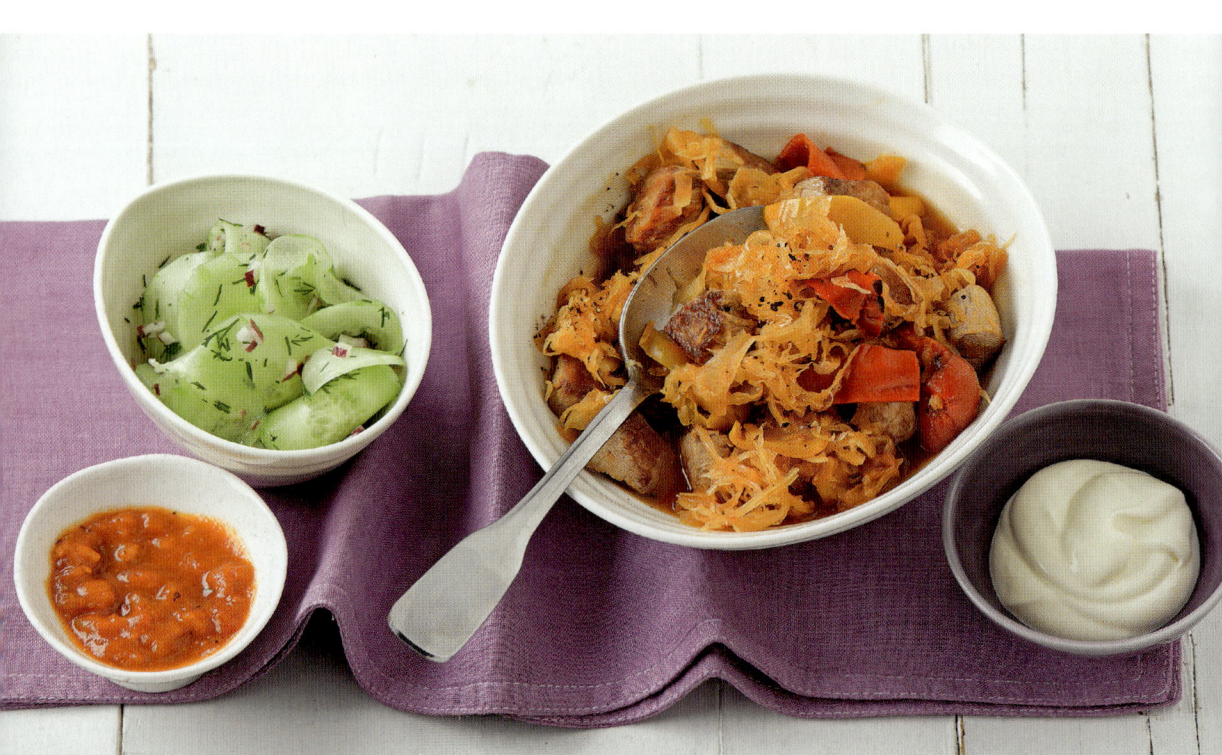

Eiersalat in der Tomate

Zubereitungszeit ca. 25 Minuten

5 Eier | 1 kleine Schalotte |
75 g Schmand | 2 EL Sahnemeerrettich |
1 TL Zitronensaft | Salz | frisch gemahlener schwarzer Pfeffer | 2 große, gut reife
Fleischtomaten

1. Die Eier in 9 Minuten hart kochen,
   abschrecken und pellen, vierteln und
   in dicke Scheiben schneiden. Die
   Schalotte schälen und in feine Würfel
   schneiden.
2. Den Schmand mit dem Sahnemeerrettich, dem Zitronensaft und etwas Salz
   und Pfeffer glatt rühren. Die Eier und
   die Schalotte vorsichtig unter die Sauce
   mischen.
3. Die Tomaten waschen und mit einem
   scharfen Messer am Stielansatz einen
   Deckel abschneiden. Die Kerne mit
   einem Löffel herausnehmen und den
   Eiersalat in die Tomaten füllen.

Frisch und leicht: Geben Sie oben
auf die Füllung noch etwas frisch
vom Kästchen geschnittene Kresse und
50 g in sehr feine Streifen geschnittene
Putenwurst.

Kräftig würzig: Seine Tomate mit
etwas Paprikapulver (nach Belieben süß oder scharf) oder mit Cayennepfeffer bestreuen und ½ in feine Scheibchen geschnittene Landjäger oder
Debrecziner auf die Füllung geben.

Pro Portion:
488/551 kcal | 32/29 g E | 15/15 g KH |
33/41 g F

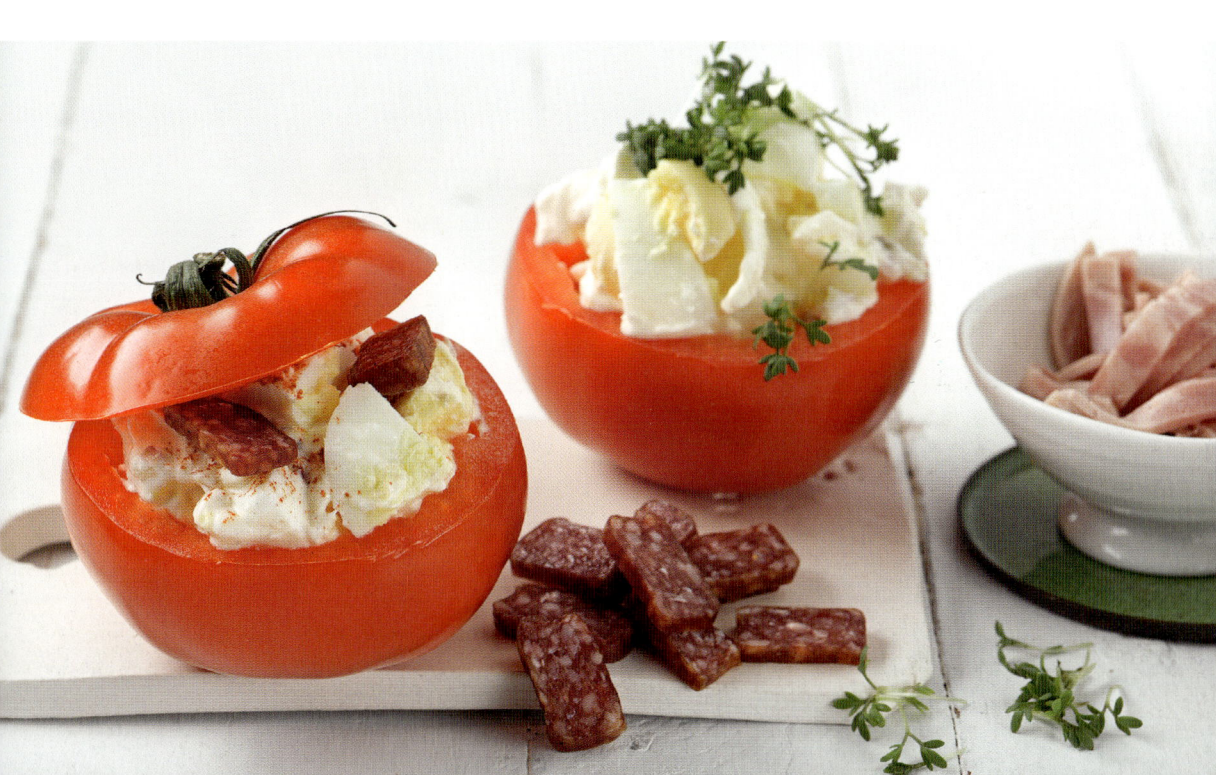

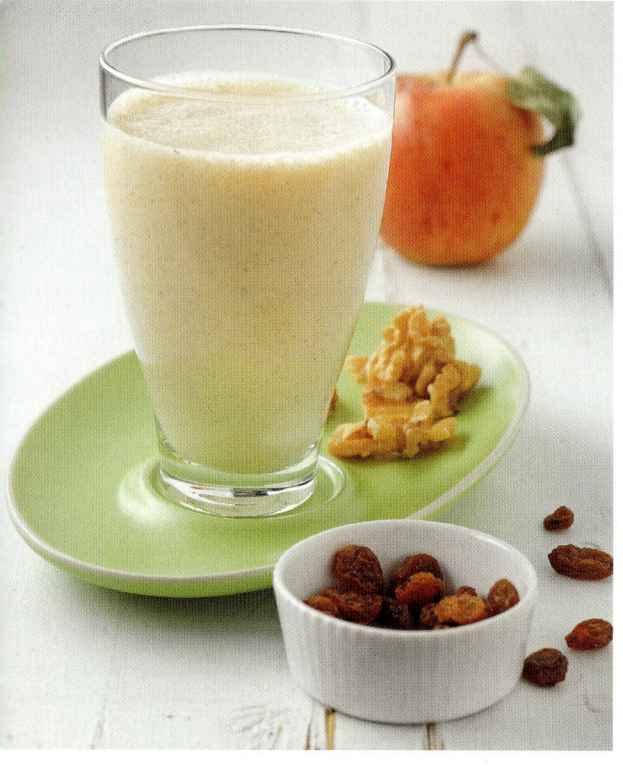

Apfel-Shake

*Zubereitungszeit
ca.10 Minuten*

100 g Apfelmark (ungezuckert) | 2 EL
Ahornsirup | 1 TL Zimt | 4 EL Eiweißpulver Vanille | 2 Kugeln (125 ml) Vanilleeis |
200 ml kalte Milch (1,5 % Fett)

1. Alle Zutaten mit dem Mixstab gründlich pürieren. Den Shake in zwei hohe
Gläser füllen und sofort genießen.

♀ **Zum Auslöffeln:** Geben Sie noch
1 EL in etwas warmem Wasser eingeweichte Rosinen in den Shake.

♂ **Gibt Energie:** Nehmen Sie statt
Vanilleeis Walnusseis und geben
1 EL gehackte Walnüsse in den Shake!

Pro Portion: 226/246 kcal | 15/16 g E |
36/27 g KH | 2/8 g F

Soloküustler

MENTALE VORBEREITUNG FÜR DEN ERNSTFALL

*Hier lernen Sie mit einem Trick, wie man sich schnell
aus eigener Kraft aufrafft.*

Das Essen ist fertig und Sie müssen nur
noch hingehen? Dann feuern Sie sich
selbst an und geben Sie sich das Kommando »Auf geht's« oder »Los jetzt«.
Wenn Sie das bei schönen Dingen des
Lebens ein paar Tage lang gemacht
haben, kommen etwas schwierigere
dazu. Die Wäsche machen? Den Einkauf
die Treppe rauftragen? Auch bei solchen Tätigkeiten Gehen Sie mit diesen
Kommandos ans Werk. Je öfter Sie das
machen, desto selbstverständlicher wird
es, auch bei schwierigeren Aufgaben –
reine Gewöhnungssache! Verraten Sie
Ihrem Partner den Trick, vielleicht putzt
er ja dann öfter mal die Küche.

Kinder

LOS, PAPA, LAUF!

Ob als »Zusatzgewicht« beim Muskeltraining oder als Motivator beim Wettlauf – Kinder stehen den Bewegungszielen ihrer Eltern keinesfalls im Weg.

Um kleine Kinder in Schwung zu kriegen, braucht es nicht viel. Die Kleinen rennen von allein, wenn sie spielerisch dazu angeregt werden. Sie tanzen, wenn Musik ertönt, hüpfen aus Lust an der Bewegung. Umgekehrt ist es schon schwieriger: Wie schafft es ein Kind, seine Eltern zum Bewegen anzuregen?

Kleine Kinder gehen da ganz ungezwungen ans Werk. Sobald sie laufen können, lieben sie das Spiel »Fang mich doch«. Sie rennen los, fordern ihre Eltern zu Wettkämpfen heraus und lassen sich leidenschaftlich gern einholen, einfangen und durch die Luft wirbeln. Der Kinderspaß hält auch die Eltern in Form. Fördern Sie im Kleinkindalter alles, was die Kids mobil macht. Schließlich profitieren Sie selbst davon.

Gehen Sie viel raus, auf Spielplätze oder in die Natur. In den Park zum Ballspielen oder ins Schwimmbad zum Plantschen und später Schwimmenüben. Machen Sie alles mit, was die kleine Tochter oder der kleine Sohn sich wünscht. Verstecken spielen, zum Wettlauf antreten, über niedrige Mauern balancieren oder Hürden nehmen – in der richtigen Umgebung bieten sich genug Möglichkeiten.

Ein Wochenendausflug mit den Kids ist für Mama und Papa ein gutes Ausdauertraining, wenn alle zusammen ins Grüne radeln – die Kinder entweder schon auf dem eigenen Rad, im Kindersitz oder im Anhänger, was für die Großen eine Extra-Portion Energie beim Strampeln bedeutet.

Auch Regenwetter ist kein Grund zum Nichtstun. Selbst in einer kleinen Wohnung können Sie eine Hüpfmatratze zum Toben auf den Boden legen und ein Kletter- und Schaukelseil aufhängen. Sportvereine bieten immer mehr Kurse an, bei denen die Großen und die Kleinen sich zusammen bewegen. Etwa ab Grundschulalter wird auch Vereinssport interessant. Nutzen Sie Schnupperstunden, um herauszufinden, welche Sportart Ihrem Kind Spaß macht.

Wenn Sie zu Hause Ihr Wir-sind-dann-mal-schlank-Workout durcharbeiten, dürfen die Kinder ruhig dabei sein. Wenn sie schon größer sind, machen sie vielleicht selbst mit. Ein- bis Dreijährige hocken auch gerne auf Papas Schultern, wenn der zum Beispiel auf der Suche nach Zusatzgewichten beim Ausfallschritt ist oder sich als »Pferd« beim Liegestütz anbietet.

3 Bewegung
Jetzt wird's intensiver

Aufgabe sechs für die vierte Woche: Sie absolvieren zwei- oder dreimal das Muskelaufbautraining aus der letzten Woche und steigern dabei die Intensität. Wenn Sie die Yogaübungen aus der letzten Woche zwischendurch zur Entspannung machen, tun Sie zusätzlich noch ein bisschen was für die Fitness.

Aufgabe sieben: Auch das Ausdauerprogramm geht weiter. Sie bringen sich regelmäßig in Schwung.

Aufgabe acht: Sie erhöhen die tägliche Anzahl der Schritte, sodass jeder auf 6000 und Sie gemeinsam auf 12000 kommen.

4 Entspannung
Massieren und massieren lassen

Massagen lindern Alltagsbeschwerden, entspannen, fördern die Durchblutung, halten Muskeln und Gelenke geschmeidig, unterstützen die Regeneration und tun als Partnermassagen jeder Liebesbeziehung gut. Einer verbraucht dabei ein paar Kalorien, der andere relaxt selig, bis die Rollen getauscht werden.

Sie brauchen dafür eine Unterlage, die nicht zu hart und nicht zu weich ist, etwa eine gute Isomatte, und ein Massageöl.

Der Massierte liegt entspannt auf dem Bauch, der Masseur sitzt daneben. Er erwärmt etwas Öl in seinen Händen und verteilt es auf dem Rücken des Massierten. Schon diese ersten sanften Berührungen lösen leichte Verspannungen, während der Massierte tief ein- und ausatmet. Nun streicht der Masseur mit beiden Handflächen vom unteren Rücken

neben (nicht auf!) der Wirbelsäule aufwärts und steigert dabei den Druck auf die Handballen langsam. Oben angekommen, trennen die Hände sich und wandern über die Schultern und die Seiten ohne Druck zurück in die Ausgangsposition. Dies wird sechsmal wiederholt.

Nun legt der Masseur seine Hände eine Handbreit auseinander auf die untere Rückenpartie, streicht mit leichtem Druck weite Kreise über den Rücken und die Seiten. Oben angekommen, gleiten die Hände wieder über die Seiten nach unten. Dreimal wiederholen.

Nun legt der Masseur die Hände flach auf die ihm gegenüberliegende Hüfte des Partners, zieht die Hände abwechselnd zur Wirbelsäule und wieder zurück. So arbeitet er sich langsam zu den Schultern hoch und gleitet wieder nach unten. Dies wird dreimal wiederholt, dann ist Seitenwechsel. Danach darf der Massierte noch zehn Minuten unter einer Decke ruhen.

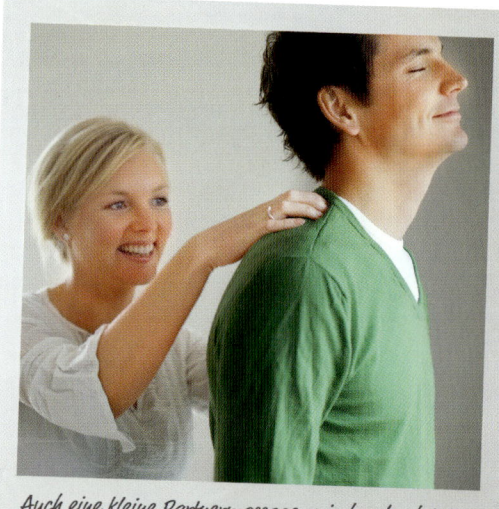

Auch eine kleine Partnermassage zwischendurch tut dem Massierten und dem Masseur gut.

Erfolgscheckliste

DAS HABEN WIR IN DIESER WOCHE GESCHAFFT:

Doppelerfolgscheckliste für die vierte Woche

♀ ♂

☐ ☐ Ich habe meinen Schweinehund in drei konkreten Situationen mit einem der auf Seite 117 vorgestellten Tricks besiegt. (Bitte genau benennen.)

☐ ☐ Ich habe zu mindestens einer Mahlzeit am Tag mit meiner Partnerin/meinem Partner am Tisch gesessen und ohne Ablenkung gegessen.

☐ ☐ Ich habe mit meiner Partnerin/meinem Partner vier perfekte Tage geschafft.

☐ ☐ Ich habe diese Woche jeden Abend nach den Wir-sind-dann-mal-schlank-Regeln auf Kohlenhydrate nach 17 Uhr verzichtet.

☐ ☐ Ich bin im Alltag ohne Süßigkeiten zwischendurch ausgekommen.

☐ ☐ Ich habe mein Muskeltraining (zwei- oder dreimal) absolviert und intensiviert.

☐ ☐ Ich bin zusammen mit meinem Partner/meiner Partnerin auf 12000 Schritte täglich gekommen und habe mein Ausdauertraining weiterhin durchgehalten.

☐ ☐ Ich habe meinen Partner/meine Partnerin zur Entspannung massiert und mich selbst massieren lassen.

Wenn Sie zusammen 16 Haken machen können, haben Sie Ihre vierte Woche erfolgreich bewältigt. Wenn es nicht so gut gelaufen ist, wiederholen Sie die Woche einfach.

Zur Belohnung geht es am Wochenende raus. Überlegen Sie sich ein Ziel, zu dem Sie schon immer mal wollten. Vielleicht eine Großstadt in der Nähe, wenn Sie vom Land kommen? Oder eine gemütliche alte Kleinstadt, wenn Sie sonst in einer lauten Metropole wohnen. Ihr Ziel kann auch eine Schifffahrt auf einem See oder Fluss sein, ein Museum, eine Burg oder ein Panorama-Restaurant. Körperliche Betätigung gehört dazu: Verbinden Sie es mit einem Spaziergang oder fahren Sie mit dem Rad dorthin.

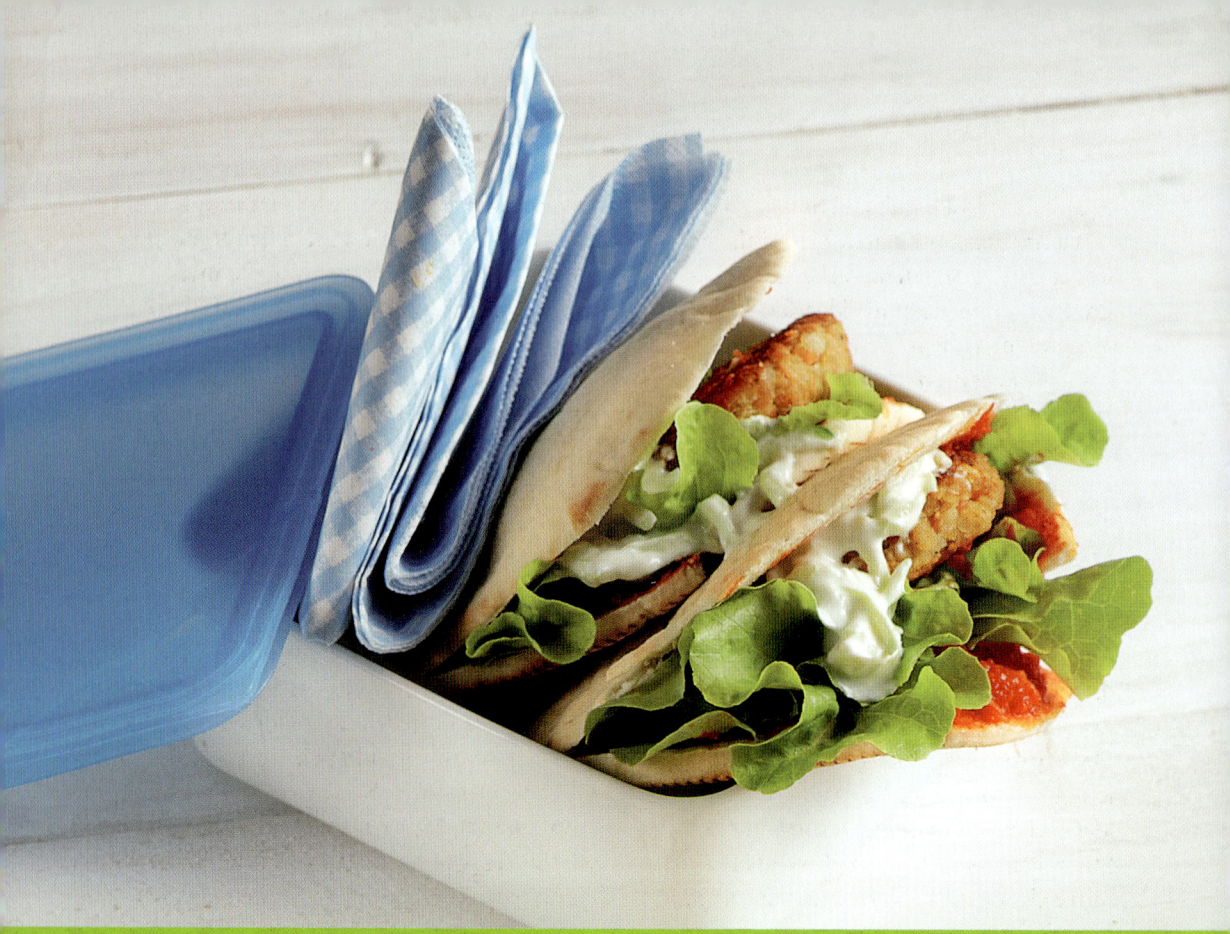

5. Woche:Beflügelt durch den Tag

Gleichgültig, was Sie erreichen wollen, – der Erfolg steht und fällt mit der Motivation und angenehmen Emotionen. Bringen Sie sich gegenseitig auf gute Gedanken, damit Sie dranbleiben.

ICH WILL GLÜCKLICH SEIN. Ein einfacher Satz, ein klares Ziel. Dahinter steckt eine ungeheuer starke Antriebskraft, die Menschen im Idealfall dazu bringt, lang gehegte Träume zu erfüllen – vorausgesetzt natürlich, dass diese Träume realistisch sind. Motivationspsychologische Untersuchungen laufen auf das gleiche Ergebnis hinaus: Die einzige Strategie, die langfristig wirkt, ist die sogenannte Selbstmotivation.

Druck von außen (»Du musst jetzt aber wirklich mal abnehmen«) wirkt ebenso wenig wie strenge Verbote (»Du darfst nie wieder Schokolade essen«). Zwang führt zum Heimlichessen und löst Fluchtgedanken aus (»Hilfe, wie komme ich hier wieder raus?«). Auch selbst auferlegte oder von anderen verordnete Strafen (»Morgen esse ich gar nichts«) sind nicht hilfreich. Denn sie vermitteln ein negatives Selbstbild.

Liebe und Anerkennung statt Druck und Verbote

Julia und Jonas kennen das mittlerweile: Erwischt der eine den anderen beim Weißbrotmampfen oder Sportschummeln, ruft Gemecker nur Trotzreaktionen hervor. Ein lockeres »Passiert mir auch mal« hingegen motiviert den anderen dazu, nach einem Ausrutscher wieder in die Spur zu kommen.

Das heißt aber natürlich nicht, dass Abnehmwillige das Urteil anderer Menschen gar nicht nutzen sollten. Letztendlich sind wir alle ständig auf der Suche nach Liebe und Anerkennung. Hinter dem Wunsch, gut auszusehen, steckt die Sehnsucht nach Anschluss an die Gemeinschaft. Das eigene Glück hängt

zum großen Teil davon ab. Statt negativen Druck von außen brauchen Jonas und Julia positive Bestärkung, die ihre Selbstmotivation beflügelt. Nur gut, dass die beiden sich so großzügig mit Komplimenten überschütten: »Hey, du siehst einfach toll aus.« – »Du aber auch, mein Liebling.« – »Super, was wir bisher schon geleistet haben.« – »Gemeinsam schaffen wir noch mehr!«

Wir verlassen uns auf unsere Selbstmotivation

Eine duftende Pommesbude verspricht Belohnung in Form von Leckerem? Früher wären Julia und Jonas sofort hinmarschiert (»Das haben wir uns verdient« – »Das Leben ist zu kurz zum Verzichten«). Jetzt denken sie nicht mehr zuerst an die guten äußeren Belohnungs-Gefühle beim Essen, sondern an die noch besseren inneren danach, wenn sie nicht zuschlagen. Sie haben sich selbst aus dem Wunsch nach positiven Gefühlen heraus erfolgreich motiviert.

So etwas klappt allerdings nur, wenn zu Hause eine gesunde Mahlzeit wartet. Wenn Hungern die Alternative ist, lassen die Emotionen sich nicht austricksen.

Julia und Jonas verstärken den Effekt, indem sie sich ihre gemeinsamen Erfolge noch einmal vor Augen führen, wenn die nächste Gefahr droht. »Weißt du noch, wie wir beim letzten Mal an der Pommesbude vorbeigegangen sind und wie toll wir uns gefühlt haben, als wir zu Hause mit unserem leckeren Gemüseeintopf saßen? So machen wir es diesmal auch.« Schon haben Julia und Jonas die gefährliche Stelle im Dunstkreis des Imbissstandes hinter sich gelassen.

Auch kleine »selbst gemachte Filme« fördern die Motivation über positive Gefühle und sorgen gleichzeitig für wohltuende Auszeiten zwischendurch. Erfolgreiche Menschen wissen das schon lange: Sportler träumen von Medaillen. Schauspieler sehen sich selbst auf der großen Kinoleinwand. Das können Sie auch: Flüchten Sie ruhig zwischendurch in Tagträume, in denen Sie sich Ihr schlankes Leben ausmalen. Wie sehe ich aus mit meiner Traumfigur? Was trage ich? Wie bewege ich mich? Wie leicht fühle ich mich? Ob Sie das mit Ihrem Partner zusammen machen und sich gegenseitig Ihre Träume ausmalen oder Ihre Gedanken lieber für sich behalten, entscheiden Sie nach Gefühl. Auch Fotos von früher am Badezimmerspiegel, die an schlanke Zeiten erinnern (»So wollen wir wieder werden«), können die Motivation fördern.

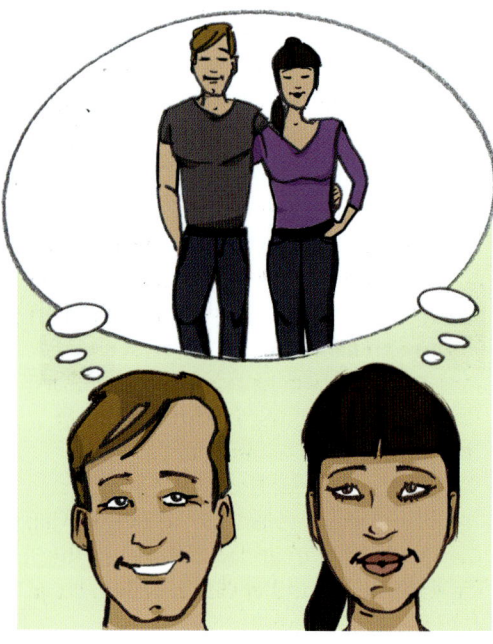

1 Ernährung
So klappt es auch in Ausnahmefällen

Aufgabe eins für diese Woche: sechs perfekte Tage. Damit haben Sie es theoretisch schon geschafft. Sie wissen, wie es geht, halten sich fast von allein an die neuen Regeln, haben sich an vieles gewöhnt. Aufgabe zwei: Neue Herausforderungen gibt es immer – wenn Sie die gewohnten Bahnen verlassen. Legen Sie sich gemeinsam Strategien zurecht, wie Sie Ihre neuen Gewohnheiten einfach mitnehmen. Leichte Sportsachen und Laufschuhe passen in jeden Koffer. Mehr brauchen Sie nicht, um auch Ihre Bewegungseinheiten mit auf Tour zu nehmen. Aufgabe drei: Halten Sie sich immer und überall an das Drei- bis Vier-Mahlzeiten-Prinzip. Auch wenn's schnell gehen muss, genießen Sie jede Mahlzeit und achten auf mehrstündige Esspausen.

• **Essen im Job:** Packen Sie sich Snacks ein wie ein hart gekochtes Ei, Käse oder magere Wurst am Stück, ein Becher Naturjoghurt, Nüsse, Vollkornknäcke mit Frischkäse. Zuckerfreier Milchkaffee oder ein Glas Wasser helfen über den kleinen Hunger zwischendurch hinweg. In der Kantine oder am Imbiss gelten die gleichen Regeln wie für einen Restaurantbesuch (siehe Seite 143). Andere Ideen zum Mitnehmen finden Sie in den Rezepten.

• **Urlaub ohne Völlerei:** Greifen Sie an reichhaltigen Frühstücksbuffets ruhig zu. In den Ferien frühstückt man meist später, danach halten Sie gut durch bis zum leichten Mittagessen mit Gemüse oder Salat zu Eiweißhaltigem. Besonders die mediterrane und asiatische Küche

Solokünstler

SAG JETZT BESSER NICHTS!

*Gespräche übers Abnehmen führen oft ins Fettnäpf-
chen. Schicken Sie deshalb Ihren Partner vor, um
potenzielle Saboteure aufzuhalten.*

Ihr Partner oder Ihre Partnerin hat mittlerweile (hoffentlich) gelernt, Sie zu
unterstützen. Doch gilt das auch für
Familie, Freunde, Bekannte, Arbeitskol-
legen? Wollen Sie lieber die Heimlich-
schlank-Strategie fahren oder möchten
Sie von Ihren Erfahrungen berichten? Das
ist bei jedem Menschen unterschiedlich.
Hier ist Ihr Partner ein guter Verbündeter.
Er kennt Sie genau, kann um Verständ-
nis werben oder potenzielle Neider und
Saboteure in ihre Schranken verweisen.
Machen Sie gemeinsam einen Plan,
wer was erfahren soll. Ihr Partner kann
dann vorpirschen und zum Beispiel die
Schwiegermutter warnen: »Sag bloß
nichts zum Thema Abnehmen, wenn wir
am Wochenende kommen«. Oder das
befreundete Paar informieren: »Ihr dürft
das ruhig ansprechen.«

bieten hier viele Möglichkeiten. Wenn Sie
auf Eis nicht verzichten wollen, bestellen
Sie sich eins zum Nachtisch. Bei sommer-
lichen Temperaturen kann das kohlenhydratfreie Abendessen ruhig auch mal
leichter ausfallen. Ein Glas Wein zum
Sonnenuntergang darf sein, bestellen Sie
sich aber eine Flasche Wasser dazu.

• **Gemeinschaftsessen:** Die Kollegin hat
Geburtstag. Bei der Betriebsfeier schlagen
alle kräftig zu. An Weihnachten kommt
die ganze Familie zusammen. Überlegen
Sie gemeinsam, welche Strategien Sie bei
Bedarf zusammen durchziehen wollen.
Entweder Sie gehen in die Offensive und
erklären, dass Sie gerade Ihre Ernährung
umstellen, schon viel geschafft haben und
keinen Rückfall riskieren wollen. Oder

Sie gehen nach der Heimlich-Strategie
vor, lassen unauffällig die Kohlenhydrate
weg und haben den Teller immer gefüllt
(sei es nur mit Salat), sodass niemand
»nachfüllen« kann. Dritte Möglichkeit:
Sie heben sich Ihren Heimwehtag für
Festivitäten aller Art auf, essen sechs Tage
lang nach den Regeln, um am siebten mit
den anderen zu schmausen, und gleichen
das an den nächsten Tagen wieder aus.
Ihre Aufgabe vier: Laden Sie auch selbst
einmal Gäste ein und kredenzen ihnen
ein Menü aus Wir-sind-dann-mal-
schlank-Gerichten. Erzählen Sie ruhig
von Ihrem Paarprojekt. Die Gäste werden
wahrscheinlich über das leckere »Diät«-
Essen staunen, und vielleicht haben Sie ja
bald Gleichgesinnte.

Kinder

PACKT DIE BADEHOSE EIN …

… und lasst den Schokoriegel sein. Eltern verwöhnen ihre Kinder gern und belohnen sie allzu schnell mit Süßem. Ein Ausflug ist aber auch ohne Zuckerzusatz toll.

Ob nach dem Kinderturnen oder zum Abschluss des Seepferdchen-Trainings – wer Eltern beobachtet, die ihre Kinder von den ersten Sportstunden des Lebens abholen, staunt nicht schlecht: Da werden Schokoriegel gereicht, Zuckergetränke angeboten und weiche Brötchen mundgerecht zerbröselt. Während der Junior den Riegel genussvoll schmatzt und per Strohhalm noch mehr Süßes aus dem Getränkekarton zieht, werden ihm die Schuhe angezogen. »Der Kleine hat ja Sport getrieben, das hat er sich doch verdient«, lautet die einhellige Meinung. Wer seinem Kind Wasser gibt oder nur einen Apfel aus dem mitgebrachten Futtersack holt, erntet Kopfschütteln. Kein Wunder, wenn die Kleinen Bewegung bald nur noch gegen Belohnung wollen. So werden früh im Leben dick machende Gewohnheiten fest verankert.

Kinder freuen sich auch ohne Zuckerplus, wenn ihre Eltern sich Zeit für sie nehmen und zum Beispiel den guten alten Wochenendausflug mit Bewegung verbinden. Ob im Schwimmbad toben, an einem Badesee den Tag verbringen, auf einen mittelschweren Berg steigen oder im nächsten Park spielen – nach allen Tätigkeiten, die die ganze Familie in Schwung bringen und so richtig hungrig machen, tut ein gesundes und nahrhaftes Essen besonders gut. Da kann es sogar sein, dass die Kinder plötzlich Dinge essen, die sie sonst doof finden, und dafür auf einmal richtig dankbar sind.

Natürlich können Sie Ihren Kindern die Süßigkeiten nicht ganz verbieten. Das führt ja bekanntlich nur dazu, dass die sich selbst versorgen, sobald sich eine Gelegenheit dazu ergibt. Spätestens wenn die Kinder mit ihrem Taschengeld allein unterwegs sind, verlieren Eltern ihren Einfluss. Doch Mädchen und Jungen können genauso wie Erwachsene den gut dosierten Umgang mit Schokolade und Co lernen. Ein Mini-Tütchen Gummibären als Nachtisch darf sein, auch das Naschen zwischendurch sollten Sie nicht grundsätzlich untersagen. Eine sinnvolle Regel: Süßes ersetzt keine Mahlzeit und bleibt immer eine Ausnahme. Also nicht eine halbe Stunde vor dem Mittagessen die Wochenration Schokolade verdrücken und dann am Tisch erklären: »Ich bin satt.«

2 Rezepte

Das schmeckt uns auch unterwegs

Damit Sie auf Reisen oder im Beruf nicht in die Fettfalle, sprich Imbissbude, tappen, finden Sie hier leckere Gerichte zum Mitnehmen. Auch für Schulkinder eignen sich die Rezepte prima als leckeres Pausenbrot oder Wegzehrung beim Ausflug!

Mega-Müsli zum Mitnehmen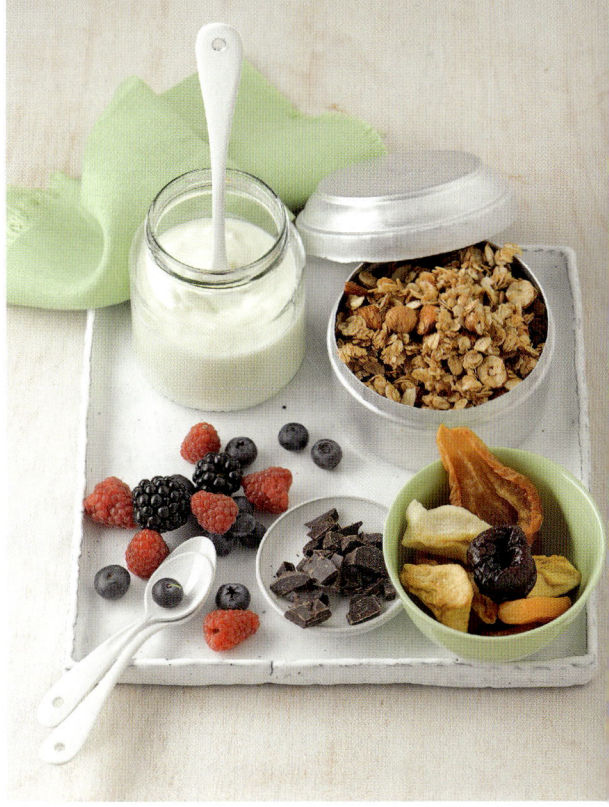

Für 6 Portionen Müslimischung:
Zubereitungszeit ca. 40 Minuten
100 g Haselnüsse | 100 g Mandeln | 250 g kernige Haferflocken | 2 TL Zimtpulver | 125 g flüssiger Honig | 4 EL Öl

Für 1 Portion Joghurt zum Müsli:
150 g Naturjoghurt (1 % Fett) | 75 g Beeren (frisch oder TK), z. B. Himbeeren, Brombeeren, Heidelbeeren | 1 TL brauner Zucker

1. Den Backofen auf 165 Grad vorheizen. Ein Backblech mit einer Lage Backpapier auslegen.
2. Die Haselnüsse und die Mandeln grob hacken. Alle Zutaten in einer Schüssel vermengen, auf dem Blech ausbreiten und im vorgeheizten Ofen unter gelegentlichem Wenden 20 Minuten rösten. In eine Schale geben und abkühlen lassen.
3. Zum Servieren den Joghurt mit den Beeren und dem braunen Zucker mischen und 75 Gramm der Müslimischung dazugeben.

Gut aufbewahrt: Das Basismüsli bleibt in einer verschließbaren Blechdose ca. 2 Wochen schön knackig.

Frisch gemischt: Für Schule oder Büro geben Sie die Müslimischung und die Joghurtmischung in zwei getrennte Behälter und mischen sie vor Ort. So haben Sie eine leckere Zwischenmahlzeit, die neue Energie gibt.

Fruchtig süß: In die eine Hälfte der erkalteten Müslimischung zusätzlich 75 g klein gewürfeltes Trockenobst wie Äpfel, Pflaumen oder Aprikosen mischen.

Schokoladig herb: In die andere Hälfte der erkalteten Müslimischung 100 g Bitterschokolade hacken und unter das Müsli mischen.

Pro Portion:
531/540 kcal | 12/16 g E | 57/47 g KH | 28/31 g F

Vegetarisches Chili

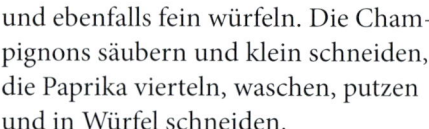

Zubereitungszeit ca. 60 Minuten

150 ml Tomatensaft | 75 g Bulgur |
1 kleine Zwiebel | 2 Knoblauchzehen |
1 kleine Möhre | 100 g Champignons |
1 große rote Paprika | 2 EL Olivenöl |
1 bis 2 EL Chilipulver | 2 EL Tomatenmark | 200 ml Gemüsebrühe | 1 Dose
stückige Tomaten (400 g) | 1 Dose
Kidneybohnen (400 g) | 3 Frühlingszwiebeln | 50 g Cheddarkäse | Salz |
frisch gemahlener weißer Pfeffer

1. Den Tomatensaft kurz aufkochen
   und in einer Schüssel mit dem Bulgur
   mischen. Zugedeckt 20 Minuten ziehen lassen.
2. Inzwischen die Zwiebel und den
   Knoblauch schälen und in feine Würfel
   schneiden. Die Möhre waschen, putzen

und ebenfalls fein würfeln. Die Champignons säubern und klein schneiden,
die Paprika vierteln, waschen, putzen
und in Würfel schneiden.

3. Das Öl in einem Topf erhitzen, Zwiebeln und Knoblauch darin glasig
   dünsten. Möhren und Champignons
   dazugeben und 3 Minuten mitdünsten. Bulgur und Paprikawürfel, das
   Chilipulver und das Tomatenmark,
   die Gemüsebrühe und die Dosentomaten unterrühren. Aufkochen und
   zugedeckt bei geringer Hitze in ca.
   25 Minuten unter häufigem Rühren
   garen.
4. Die Bohnen abgießen, in einem Sieb
   kalt abspülen und 5 Minuten vor Ende
   der Garzeit in den Topf geben.
5. Die Frühlingszwiebeln waschen, putzen und in feine Ringe schneiden, den
   Käse reiben. Den Topfinhalt mit Salz
   und Pfeffer würzen, auf zwei Schalen
   verteilen, mit Frühlingszwiebeln und
   Käse bestreuen.

♀ **Kühler Dipp:** Das Fruchtfleisch
von ½ gut reifen Avocado mit einer
Gabel zerdrücken und mit 3 EL Naturjoghurt (1 % Fett), etwas Salz und
1 EL Zitronensaft vermischen.

♂ **Protein-Kick für die Muskeln:**
100 g Putenbrustfilet in Streifen
schneiden, salzen, pfeffern, in etwas Öl
anbraten und zum Chili servieren.

Pro Portion:
789/828 kcal | 74/71 g E | 33/50 g KH |
39/37 g F

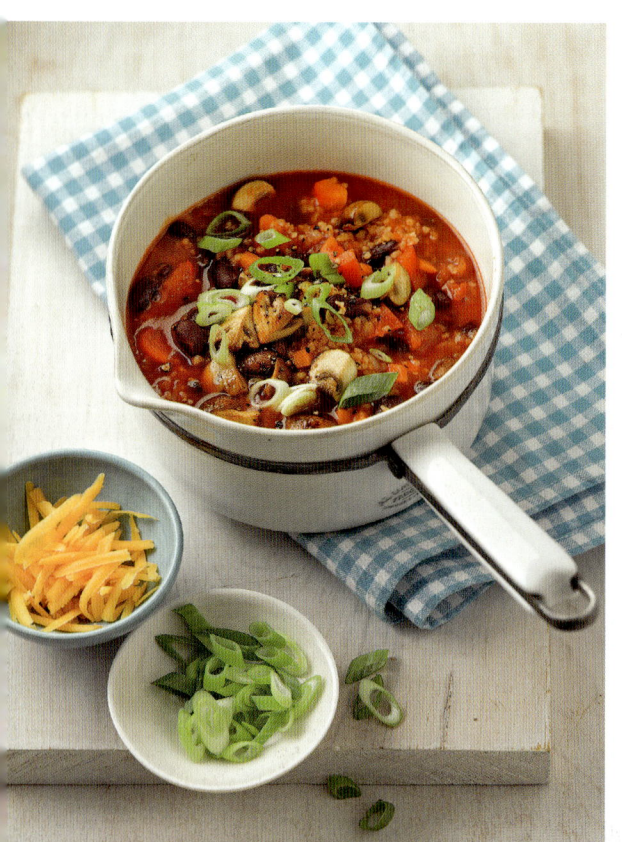

Erbsen-Kartoffel-Tortilla

Zubereitungszeit ca. 20 Minuten

100 g Erbsen (TK) | 1 Kartoffel
(ca. 150 g) | 1 Zwiebel | 1 Knoblauch-
zehe | 2 EL Olivenöl | 4 Eier | Salz |
frisch gemahlener schwarzer Pfeffer

1. Die Erbsen antauen. Die Kartoffel
   schälen und in 1 cm große Würfel
   schneiden. Die Zwiebel und den Knoblauch schälen und fein würfeln.
2. Das Olivenöl in einer Pfanne erhitzen,
   Zwiebel und Knoblauch darin glasig
   dünsten. Kartoffel dazugeben, in 4 bis
   5 Minuten unter gelegentlichem Wenden goldbraun braten.
3. Inzwischen die Eier verquirlen, leicht
   salzen und pfeffern. Die Erbsen in die
   Pfanne rühren, mit Salz und Pfeffer
   würzen. Die Eier darübergießen, den

Deckel auflegen, 3 Minuten bei mittlerer Hitze stocken lassen. Auf einen
Teller gleiten lassen, auf einen zweiten
stürzen, in die Pfanne zurückgeben,
weitere 4 Minuten stocken lassen. Halbieren und auf zwei Tellern anrichten.

Orientalischer Touch: Die Tortilla
mit 35 g zerbröseltem Schafskäse
und etwas klein gezupfter Minze bestreu-
en oder mit 2 EL Sonnenblumenkernen.

Schöne Schärfe: 25 g Chorizo in
feine Scheiben, diese in dünne
Streifen schneiden und über die fertige
Tortilla geben.

Pro Portion:
422/639 kcal | 27/23 g E | 21/34 g KH |
25/45 g F

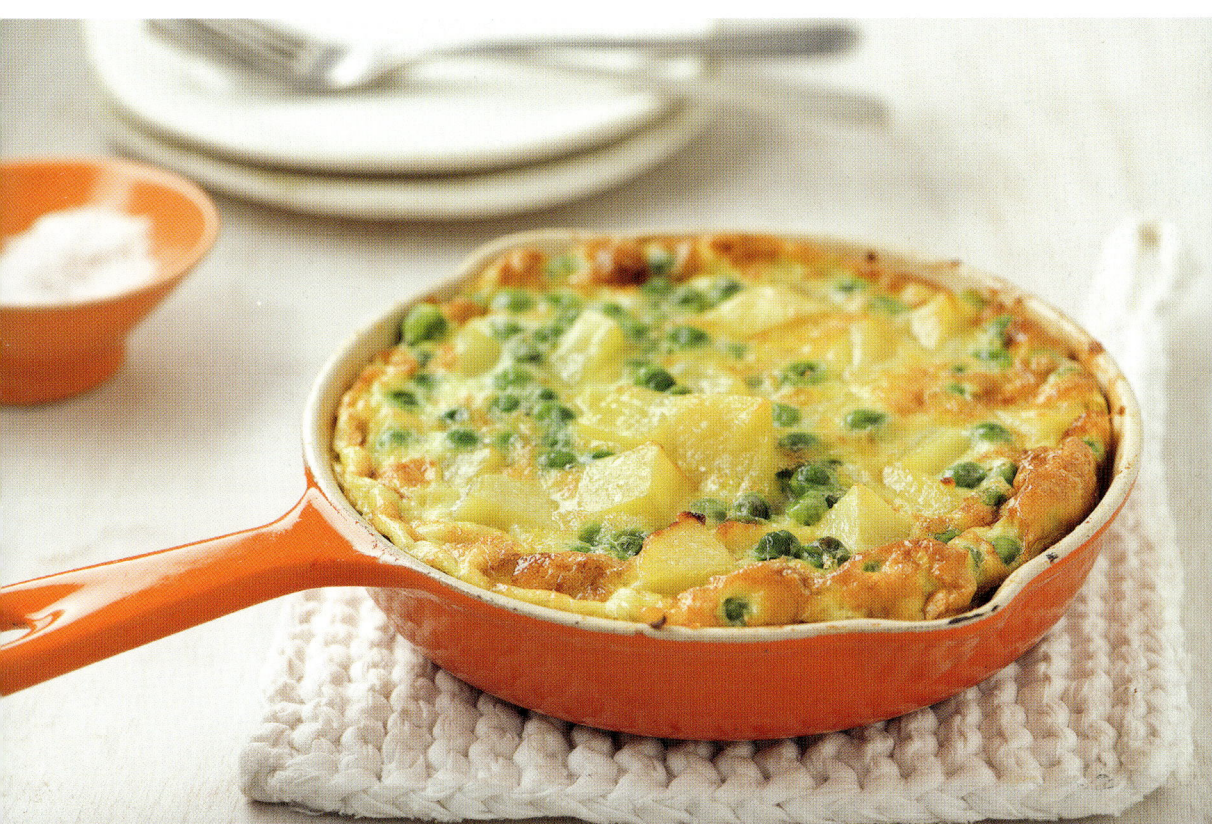

Geflügel-Wraps

Zubereitungszeit ca.15 Minuten

2 EL Schnittlauchröllchen (frisch oder TK) | Salz | frisch gemahlener schwarzer Pfeffer | 150 g Joghurt (1 % Fett) | ½ kleiner Kopf Eisbergsalat | 1 Minigurke oder ¼ Salatgurke | 1 kleine Möhre | 2 Tortillafladen | 100 g geräucherte Hähnchenbrust (oder Geflügelaufschnitt)

1. Den Schnittlauch mit etwas Salz und Pfeffer unter den Joghurt rühren.
2. Den Salat putzen und in feine Streifen schneiden. Die Gurke waschen und in dünne Scheiben schneiden. Die Möhre waschen und raspeln.
3. Die Tortillafladen gleichmäßig mit dem Schnittlauchjoghurt bestreichen. Anteilig mit Salat, Gurke und Möhren-raspeln belegen, die Hähnchenbrust darauf verteilen und die Fladen fest aufrollen. In Klarsichtfolie wickeln und bis zum Verzehr kalt stellen.

♀ Eine Extraportion Vitalstoffe: 30 g Alfalfasprossen (Luzernesprossen) mit in einen der Wraps einrollen. Gibt's im Bioladen oder selbst gezogen von der Fensterbank.

♂ Satt und zufrieden: 75 g mittelalten Gouda in feine Streifen schneiden oder raspeln und mit in den anderen Wrap wickeln.

Pro Portion:
262/484 kcal | 20/38 g E | 25/25 g KH | 3/25 g F

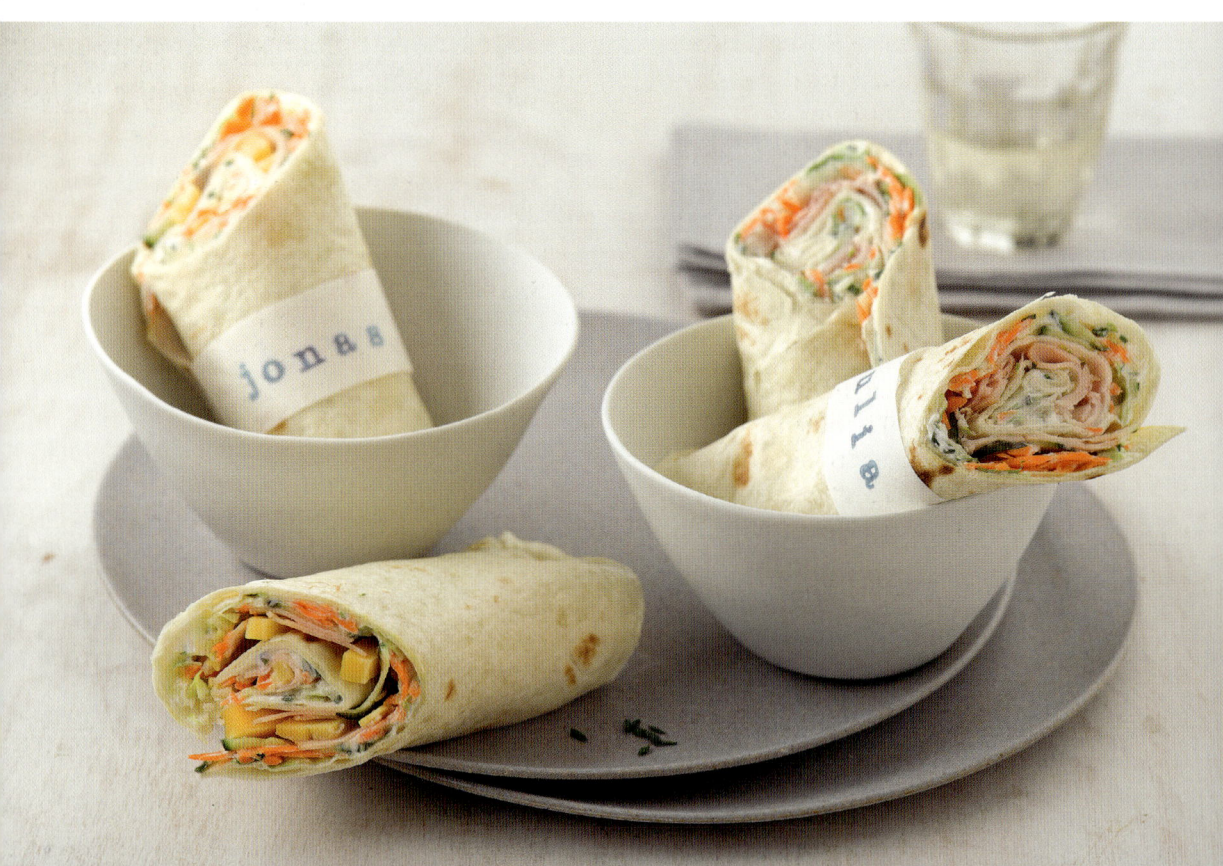

Hähnchenkeulen im Burgundersud

Zubereitungszeit ca. 1 Stunde

1 Bund Suppengrün | 8 kleine Schalotten | 2 Knoblauchzehen | 200 g möglichst kleine Champignons | 4 Hähnchenkeulen (ca. 650 g) | Salz | frisch gemahlener schwarzer Pfeffer | 2 EL Olivenöl | 2 EL Tomatenmark | 2 Lorbeerblätter | 250 ml schwerer Rotwein (z. B. Burgunder) | 200 ml Geflügelbrühe

1. Den Backofen auf 200 Grad (Umluft 180 Grad) vorheizen.
2. Das Suppengrün waschen, putzen und in mundgerechte Stücke schneiden, etwas Petersilie zum Garnieren beiseitelegen. Die Schalotten und den Knoblauch schälen. Die Champignons säubern, große halbieren.
3. Die Hähnchenkeulen salzen und pfeffern. Das Öl in einem Bräter erhitzen, die Keulen darin kurz rundum kräftig anbraten und herausnehmen.
4. Gemüse und Champignons in die Pfanne geben und ebenfalls kräftig anbraten. Das Tomatenmark unterrühren, mit Salz und Pfeffer würzen. Die Hähnchenkeulen mit den Lorbeerblättern wieder dazugeben.
5. Den Rotwein und die Brühe angießen und kurz aufkochen. Im vorgeheizten Backofen 45 bis 50 Minuten schmoren, die Keulen dabei mehrmals wenden.
6. Samt Gemüse und Bratfond auf Tellern anrichten, mit Petersilie garnieren.

Frischer Salat: Genießen Sie leicht bitteren Salat wie Frisee oder Rucola mit einer Vinaigrette aus 1 EL Weinessig, 2 EL Olivenöl, Salz und Pfeffer.

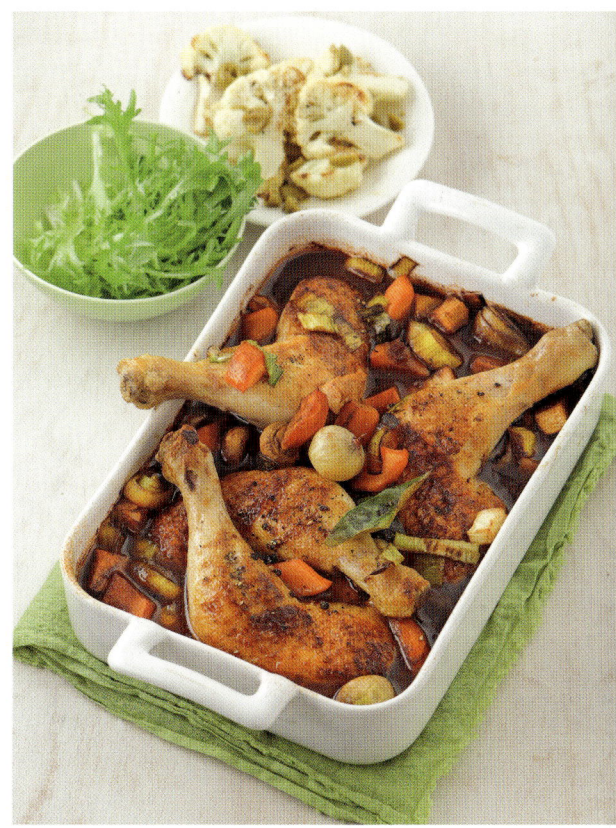

Blumenkohl-Beilage: Schneiden Sie 200 g Blumenkohl in Scheiben, erhitzen 2 EL Olivenöl in einer Pfanne und braten den Blumenkohl darin in 2 bis 3 Minuten goldbraun. Mit Salz und Pfeffer würzen, 1 EL gehackte Oliven untermischen.

Pro Portion:
753/780 kcal | 56/59 g E | 19/22 g KH | 42/42 g F

Kinder freuen sich über ein selbst gemachtes Kartoffelpüree als Beilage, das aus Pellkartoffeln, Milch, Butter und Salz zubereitet ist.

Schollenfilet mit Spinat und Krabben

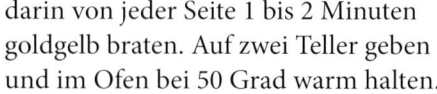

Zubereitungszeit ca. 30 Minuten

1 Zwiebel | 1 Knoblauchzehe | Salz | 200 g frischer Blattspinat (alternativ 150 g TK-Blattspinat, aufgetaut) | 6 Schollenfilets ohne Haut (à 60 g) | frisch gemahlener schwarzer Pfeffer | 1 EL Öl | frisch gepresster Saft von 1 Zitrone | 75 g Nordseekrabbenfleisch | 1 EL gehackter Dill (TK)

1. Den Backofen auf 110 Grad (Umluft 90 Grad) vorheizen.
2. Die Zwiebel und den Knoblauch schälen, die Zwiebel sehr fein würfeln, den Knoblauch mit etwas Salz zerdrücken. Den Spinat putzen, in kaltem Wasser gut waschen und abtropfen lassen.
3. Die Filets salzen und pfeffern. Das Öl in einer Pfanne erhitzen und die Filets darin von jeder Seite 1 bis 2 Minuten goldgelb braten. Auf zwei Teller geben und im Ofen bei 50 Grad warm halten.
4. Die Pfanne mit etwas Küchenpapier ausreiben. Erneut erhitzen und den Spinat 1 bis 4 Minuten unter ständigem Rühren darin anbraten. Butter, Zwiebel und Knoblauch dazugeben. Mit Salz und Pfeffer würzen und den Zitronensaft untermischen.
5. Das Krabbenfleisch in die Pfanne geben und kurz mit erwärmen, den Dill untermischen. Die Filets aus dem Ofen nehmen, den Pfanneninhalt darauf verteilen und sofort genießen.

Mittags mit »Knusper«: Wenn Sie die Filets mittags essen, rösten Sie 4 dünne Scheiben altbackenes Weißbrot im Ofen oder Toaster und mischen es zerbröselt kurz vorm Servieren unter den Spinat.

Abwechslung aus dem Meer: Statt Scholle passen auch Zander, Seelachs oder Kabeljau sehr gut.

Für Gäste: Das Gericht lässt sich leicht verdoppeln. Reichen Sie Ihren Gästen dazu eine klassische Sauce Hollandaise: 150 g Butter bei geringer Hitze in einem kleinen Topf schmelzen. 2 Eigelbe (Größe M) und 50 ml Weißwein in einer feuerfesten kleinen Schale verrühren, mit 1 TL Worcestersauce, Salz, schwarzem Pfeffer und Cayennepfeffer würzen. Über einem heißen Wasserbad mit dem Schneebesen in rund 3 Minuten cremig schlagen. Vom Wasserbad nehmen, die flüssige, nicht zu heiße Butter langsam einrühren. Mit Zitronensaft abschmecken.

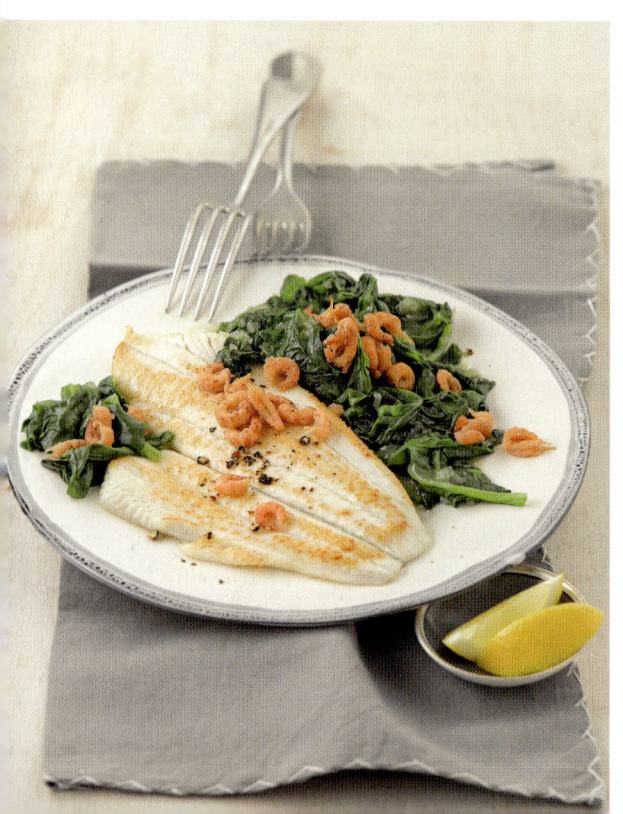

♀ **Feine Salatbeilage:** 1 kleine Fenchelknolle waschen, putzen, längs halbieren, vom harten Strunk befreien und quer in feine Streifen schneiden. 1 kleine rote Zwiebel schälen und in feine Ringe schneiden. Aus 2 EL Olivenöl, 2 EL Orangensaft, Salz und Pfeffer ein Dressing rühren, Fenchel und Zwiebel darin ca. 20 Minuten marinieren. Kurz vorm Servieren noch 1 EL Schnittlauchröllchen untermischen.

♂ **Jäger-Art:** 1 Dose Pfifferlinge (180 g) abtropfen lassen. 1 kleine Zwiebel und 1 Knoblauchzehe schälen, Zwiebel fein würfeln, Knoblauch mit etwas Salz zerdrücken. Die Zwiebel in einer Pfanne in 1 EL Olivenöl glasig dünsten, Pfifferlinge und Knoblauch dazugeben, mit Salz und Pfeffer würzen und über die Schollenfilets geben.

Pro Portion:
439/411 kcal | 46/46 g E | 46/46 g KH | 22/20 g F

Buttermilch-Orangen-Vanille-Shake

Zubereitungszeit ca. 4 Minuten

6 Eiswürfel | 500 ml Buttermilch | 2 EL Eiweißpulver Vanille | 100 ml Orangensaft (gern auch frisch gepresst) | 1 EL Orangenmarmelade

1. Die Eiswürfel in einem Gefrierbeutel mit dem Hammer zertrümmern. Alle Zutaten im Mixer glatt pürieren.
2. Auf zwei Gläser verteilen und mit Strohhalm servieren.

♀ **Noch mehr Vitamine:** Ersetzen Sie die Buttermilch teilweise oder ganz durch Joghurt. Dieser enthält noch mehr Folsäure und weitere B-Vitamine als Buttermilch, was vor allem Frauen gut tut.

♂ **Kalium gegen Stress:** Der Shake bringt schon durch den Orangensaft viel Kalium mit. Ist der Stress groß, noch eine Banane mitpürieren (dann jedoch die Marmelade weglassen, sonst wird's zu süß).

Pro Portion:
210/261 kcal | 19/19 g E | 23/39 g KH | 4/2 g F

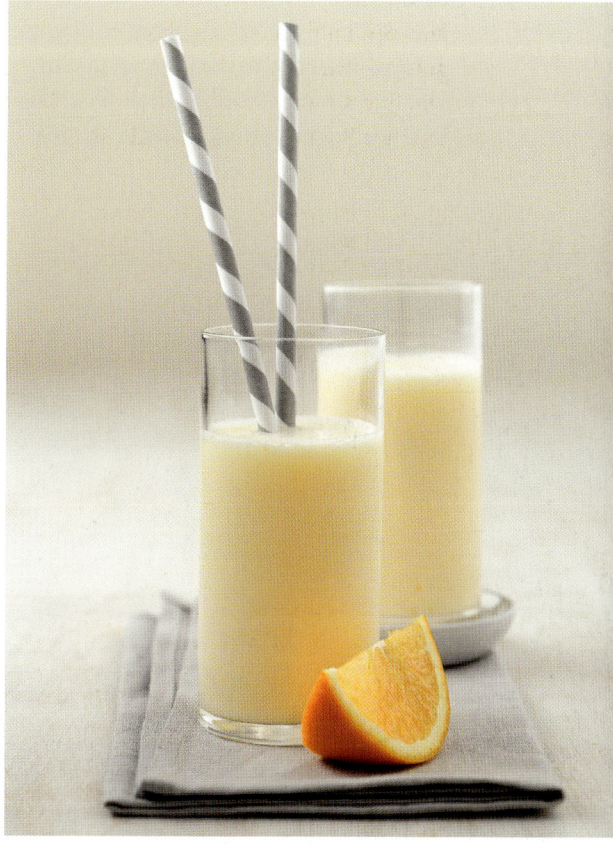

3 Bewegung
Trainingseinheiten gut verteilt

Aufgabe fünf: In Sachen Sport geht es in dieser Woche weiter wie bisher: Sie investieren Energie ins Muskelaufbautraining und halten den Kreislauf mit Ihrem Lieblings-Ausdauersport in Schwung.

Aufgabe sechs: Steigern Sie die Anzahl Ihrer täglichen Schritte auf 7000, zu zweit schaffen Sie 14000.

Die frisch aufgebauten Muskeln und die neu erworbene Kondition machen sich auch im Alltag bemerkbar. Ein positiver Mitnahmeeffekt: Die Hausarbeit bleibt nicht mehr an einem allein hängen. Aufgabe sieben lautet daher: Wer sich beim Waschen, Staubsaugen oder Bügeln drücken will, wird an die Kalorienbilanz erinnert. Jeder hängt sich rein bei Alltagskalorienkillern wie Einkäufe die Treppe hochtragen, Badewanne scheuern, Boden wischen, Staub saugen, die Fenster putzen, Betten beziehen oder Gartenarbeit. So sind die lästigen Haushaltsaufgaben gerecht auf beide verteilt.

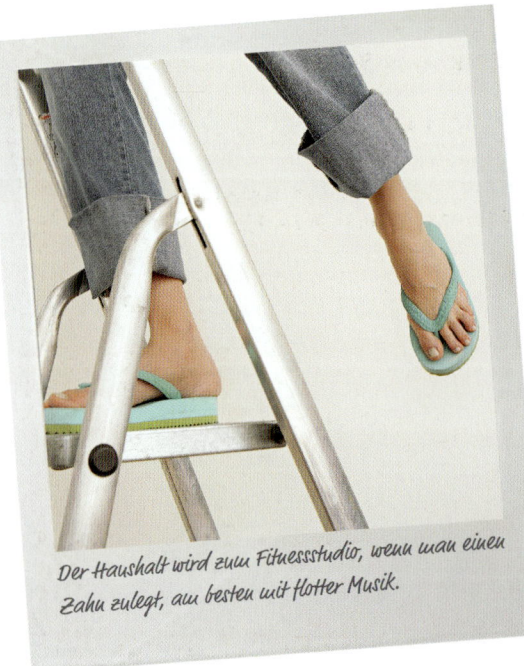

Der Haushalt wird zum Fitnessstudio, wenn man einen Zahn zulegt, am besten mit flotter Musik.

4 Entspannung
Im Traum zum Wunschgewicht

Aufgabe acht: Gehen Sie gemeinsam auf eine Traumreise. Sie wirkt durch das Prinzip der Autosuggestion: Indem wir unser Unterbewusstsein anregen, setzen wir Selbstheilungskräfte in Gang, die Wünsche Wirklichkeit werden lassen. Wir arbeiten dabei nicht mit dem Verstand, sondern auf der Gefühlsebene. Müssen Sie zum Beispiel etwas erledigen, das Ihnen Sorgen bereitet, Sie beunruhigt und die Gefahr birgt, dass Sie aus Angst oder Frust zu viel essen, können Sie das verhindern, indem Sie sich über Ihr Unterbewusstes selbst zur Ruhe bringen.

Malen Sie sich in Gedanken oder im Gespräch mit Ihrem Partner aus, wie Sie die bevorstehenden Stunden gelassen verbringen werden. Schließen Sie dafür die Augen, setzen oder legen Sie sich an einen ungestörten Ort, atmen Sie tief ein und aus und konzentrieren Sie sich auf Ihre Gedanken. Zum Beispiel so:

»Wir bleiben heute ganz relaxt. Wir haben alles im Griff und meistern alle Herausforderungen. Um uns herum ist alles hell und freundlich. Wir finden für alles eine elegante Lösung. Wenn sich zwischendurch der Hunger meldet, atmen wir tief durch, tun etwas Schönes und beschäftigen uns mit anderen Dingen. Vielleicht machen wir einen kleinen Spaziergang und genießen die Natur. Wir freuen uns auf die Zeit, die vor uns liegt.«

Erfolgscheckliste

DAS HABEN WIR IN IN DIESER WOCHE GESCHAFFT:

Doppelerfolgscheckliste für die fünfte Woche

♀ ♂

☐ ☐ Ich habe mit meiner Partnerin/meinem Partner sechs perfekte Tage geschafft.

☐ ☐ Ich habe mich gemeinsam mit meiner Partnerin/meinem Partner auf Ausnahmen bei Reisen, im Job oder im Urlaub vorbereitet.

☐ ☐ Ich habe immer und überall das Drei- bis Vier-Mahlzeiten Prinzip mit vierstündigen Esspausen durchgehalten.

☐ ☐ Meine Partnerin/mein Partner und ich haben Gäste zu einem Wir-sind-dann-mal-schlank-Essen eingeladen.

☐ ☐ Ich habe mein Muskel- und Ausdauertraining fortgesetzt.

☐ ☐ Wir beide machen jetzt zusammen jeden Tag 14000 Schritte.

☐ ☐ Wir haben schweißtreibende Haushaltsarbeiten gerecht verteilt.

☐ ☐ Ich habe mich gemeinsam mit meiner Partnerin/meinem Partner auf eine Traumreise begeben, um zur Ruhe zu kommen und mich zu motivieren.

Wenn Sie zusammen 16 Haken machen können, haben Sie Ihre fünfte Woche erfolgreich bewältigt. Ist es nicht so gut gelaufen, wiederholen Sie die Woche einfach. Beim nächsten Mal klappt's! Inzwischen sind Sie stark genug, um frühere lieb gewordene Gewohnheiten unter neuen Vorzeichen wiederzubeleben, auch sich im Restaurant bekochen zu lassen. Wählen Sie ein Restaurant, das sich mit den Wir-sind-dann-mal-schlank-Regeln vereinbaren lässt. Italienisch, spanisch, asiatisch: alles, wo es viel Gemüse, gegrillten Fisch, mageres Fleisch, Tofu, Eier, Käse gibt. Meiden Sie Fett-Kohlenhydrat-Kombis wie Lasagne, Pizza, Wiener Schnitzel, Fleisch-Reis-Gerichte und Fastfood. Trinken Sie wenig Alkohol und viel Wasser. Ein Espresso zum Abschluss ersetzt das Dessert.

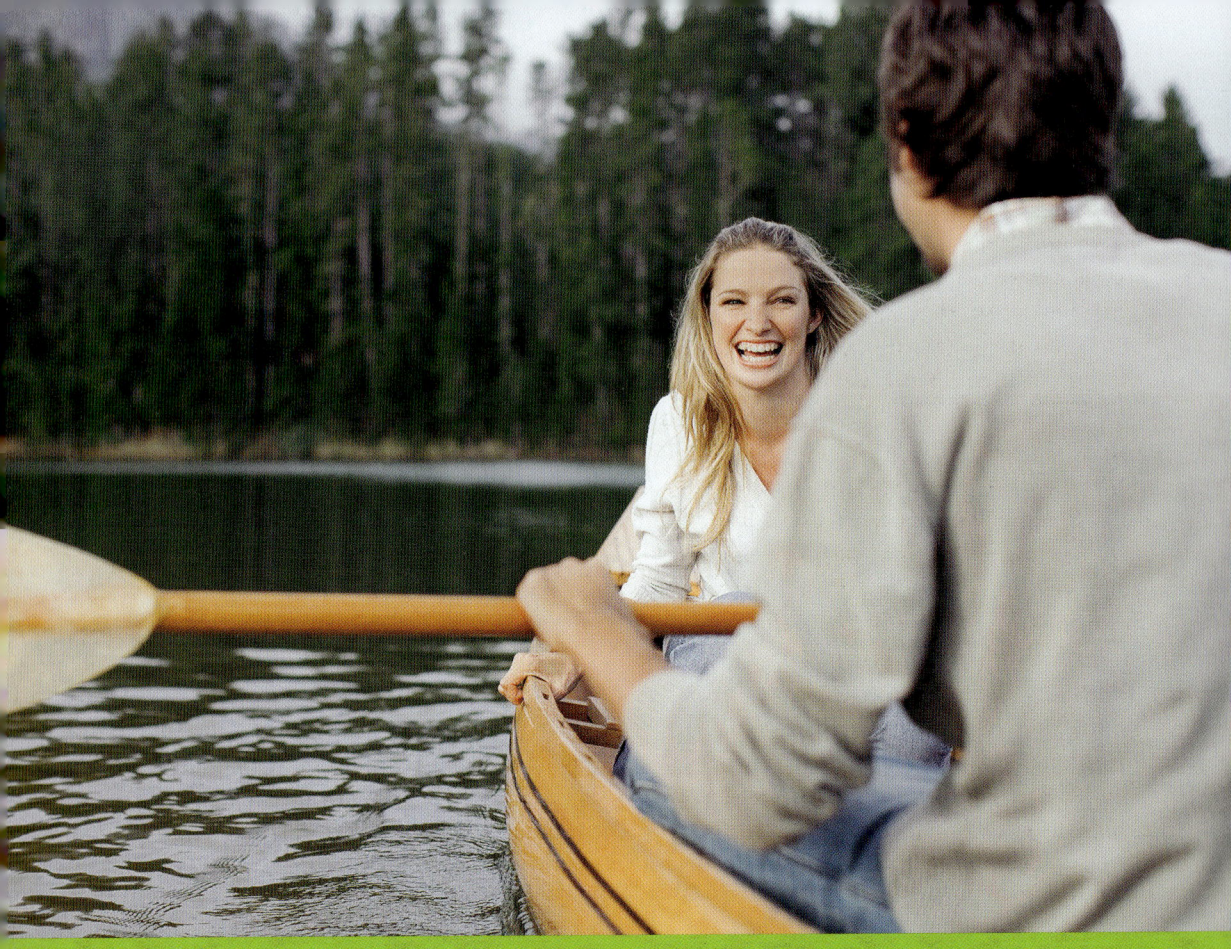

6. Woche:
Perfekte Tage für
perfekte Paare

Bei sieben perfekten Tagen in der Woche können Sie nicht mehr viel falsch machen. Sie müssen nur noch dranbleiben. Helfen Sie sich dabei gegenseitig. Denn Sie kennen Ihre Stärken und Schwächen und die Ihres Partners am besten.

WIR WOLLEN WEITERMACHEN.
Julia und Jonas haben nach fünf Wochen
keineswegs die Nase voll vom gesunden Leben. Wäre ja auch zu schade,
wieder aufzuhören, wenn das Schwie-
rigste geschafft ist: die Veränderung von
Gewohnheiten. Nun müssen sie nur noch
dranbleiben. Das geht nicht automatisch.
Eine kleine Krise, Selbstzweifel oder Ver-
sagensängste können die guten Vorsätze
immer noch zerstören. Deshalb erinnern
Julia und Jonas sich gegenseitig daran:
Ein Heimwehtag darf sein. Aber die beiden kennen genug Wege zurück.

Ihre Aufgabe eins: Jedes Zuvielessen
mit kleinen Maßnahmen ausgleichen.
Jedes Nichttrainieren durch mehr Einsatz
im Haushalt relativieren. Wenn Stress
die Stimmung runterzieht, helfen Bewegung und Entspannung. Fassen Sie keine
allgemeinen Vorsätze wie »Heute gibt's
Geburtstagskuchen, da esse ich den Tag
über weniger«. Machen Sie stattdessen
konkrete Pläne: »Nachmittags Geburtstagskuchen? Okay, dann esse ich mittags
nur Salat.« Oder: »Um 16 Uhr Kuchen,
um 18 Uhr dafür nur Gemüsesuppe. «

Bei wichtigen Unterschieden in Moti-
vationsfragen nehmen Julia und Jonas
Rücksicht aufeinander, wie beim Gang
auf die Waage. Jonas kann nicht genug
davon bekommen. Wenn sein Gewicht
zwischendurch doch mal wieder hoch-
geht, stört ihn das nicht – drei Tage später
ist alles wieder im Lot. Für Julia hingegen
ist es eine Zitterpartie: Wehe, wenn die
Waage anders reagiert, als sie es erhofft
hat. Deshalb hat sie die Waage erst einmal
verbannt. Die steht jetzt unter Jonas' Seite
vom Bett, und er darf sie nur herausho-
len, wenn Julia außer Sichtweite ist.

Auch feste Vereinbarungen unterstützen das Dranbleiben. Unterschreiben Sie
doch zusammen einen Vertrag, der Ihnen
hilft weiterzumachen (siehe Seite 156).
Es muss ja nicht gleich fürs Leben sein.
Vielleicht erst mal für die nächsten sechs
Wochen, mit Option auf Verlängerung?

1 Ernährung
Von der Ausnahme zur Routine

Aufgabe zwei: sechs bis sieben perfekte
Tage. Die Ernährungsumstellung ist zur
Routine geworden, Sie brauchen weniger
Kraft zum Aufraffen. Doch weil Sie in
den letzten Wochen so viel Neues gelernt
haben, erleben Sie eventuell eine gewisse
Ernüchterung und suchen nach neuen
Impulsen. Da kommt Abwechslung auf
dem Speiseplan, ohne von den Wir-sind-
dann-mal-schlank-Regeln abzuweichen,
gerade recht. Ab Seite 146 finden Sie
Rezeptideen mit ungewöhnlichen, köstlichen Kombinationen von Zutaten.

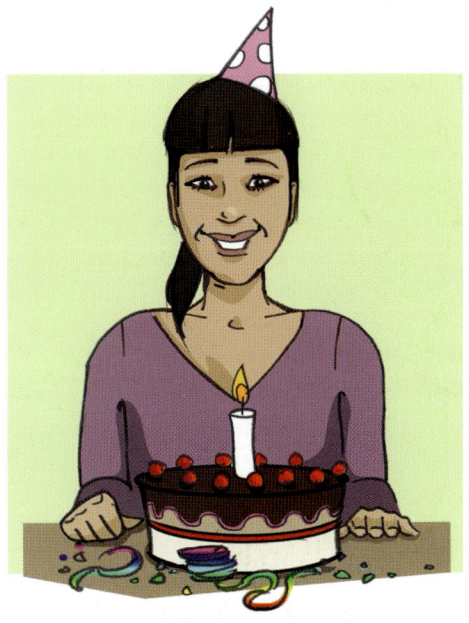

2 Rezepte

Öfter mal was Neues probieren

Ihre Aufgabe drei für diese Woche: Weil neue, spannende Erfahrungen die Motivation aufrechterhalten, probieren Sie mal ein paar exotischere Rezepte mit ungewöhnlichen, aber superleckeren Kombinationen von Zutaten aus.

Frühstücksschmarrn mit Quark

Zubereitungszeit ca. 25 Minuten

3 Eier (Größe M) | 2 EL Zucker | 150 g Magerquark | 125 ml Milch (1,5 % Fett) | 1 Msp. Zimt | 3 EL Mehl | 30 g Butter | 2 EL Puderzucker

1. Den Backofen auf 200 Grad (Umluft 180 Grad) vorheizen.
2. Die Eier trennen. Das Eiweiß steif schlagen, dabei den Zucker langsam einrieseln lassen. Die Eigelbe mit dem Quark, der Milch, dem Zimt und dem Mehl gründlich verrühren. Den Eischnee unterheben.
3. Die Butter in einer großen feuerfesten Pfanne schmelzen. Den Teig hineingeben und im vorgeheizten Ofen auf der mittleren Schiene 15 Minuten backen. Herausnehmen, mit zwei Gabeln in Stücke reißen und mit Puderzucker bestäubt genießen.

♀ Pflaumenkompott: 125 g Backpflaumen würfeln. 200 ml Apfelsaft mit 3 EL Honig verrühren, aufkochen, die Pflaumen darin 3 Minuten köcheln.

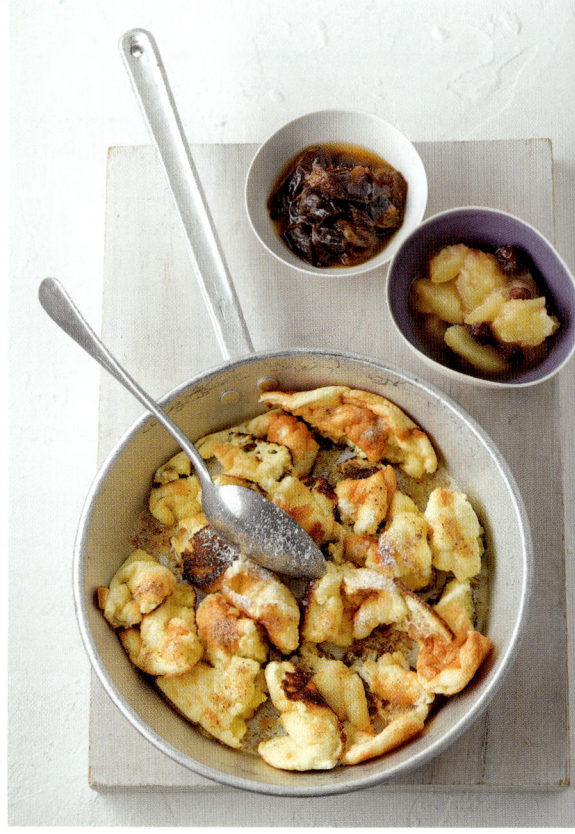

♂ Apfel-Cranberry-Kompott: 75 ml Apfelsaft aufkochen, vom Herd nehmen und 50 g getrocknete Cranberrys darin einige Minuten einweichen. Mit 150 g Apfelkompott aus dem Glas mischen und mit etwas Zimt würzen. Cranberrys helfen unter anderem, die Prostata gesund zu erhalten.

Pro Portion:
657/568 kcal | 27/26 g E | 77/60 g KH | 26/26 g F

Sushi-Schnitten

Zubereitungszeit ca. 45 Minuten

100 g Sushireis | 1 EL Weißweinessig |
Salz | ½ TL Zucker | 200 g Räucherlachs
in Scheiben | 1 Blatt Nori-Algen |
1 TL Wasabipaste (Tube, Asialaden) |
Sushi gari (eingelegter Ingwer,
Asialaden) | Sojasauce

1. Den Reis nach Packungsanleitung
   garen. In einer Schüssel auflockern
   und etwas abkühlen lassen. Mit dem
   Essig, Salz und etwas Zucker würzen.
   Vollständig auskühlen lassen.
2. Eine kleine Form (ca. 10 x 15 cm) mit
   Klarsichtfolie auslegen. Den Lachs
   überlappend hineinlegen. Das Algen-
   blatt darauflegen (gegebenenfalls mit
   der Schere zurechtschneiden). Den
   Reis gleichmäßig darauf verteilen und
   fest andrücken. Zugedeckt mindestens
   30 Minuten kalt stellen.
3. Das Sushi aus der Form stürzen und
   die entstandene Platte in etwa gleich
   große Würfel schneiden. Mit etwas

Wasabipaste, dem Ingwer und einem
Schälchen Sojasauce zum Eintunken
servieren.

Original: Diese Form des Sushi (ohne
Einrollen) heißt Sasazushi. Traditionell
werden die Häppchen für ein Büffet noch
einzeln in Bambusblätter eingepackt.

Asia-Salat: Als Beilage passt dazu
ein frischer Salat aus kurz gegarten
Zuckerschoten und in feine Ringe
geschnittenen Frühlingszwiebeln mit
einem Dressing aus Limettensaft, etwas
Öl, Salz und Sesam (oder Gomasio).

Sushi »Carpaccio«: Nehmen Sie
anstelle des Lachses 250 g rosa
gebratenes Roastbeef. Bestreuen Sie das
Fleisch nach dem Stürzen noch mit etwas
geröstetem Sesam.

Pro Portion:
506/598 kcal | 27/82 g E | 55/39 g KH |
19/12 g F

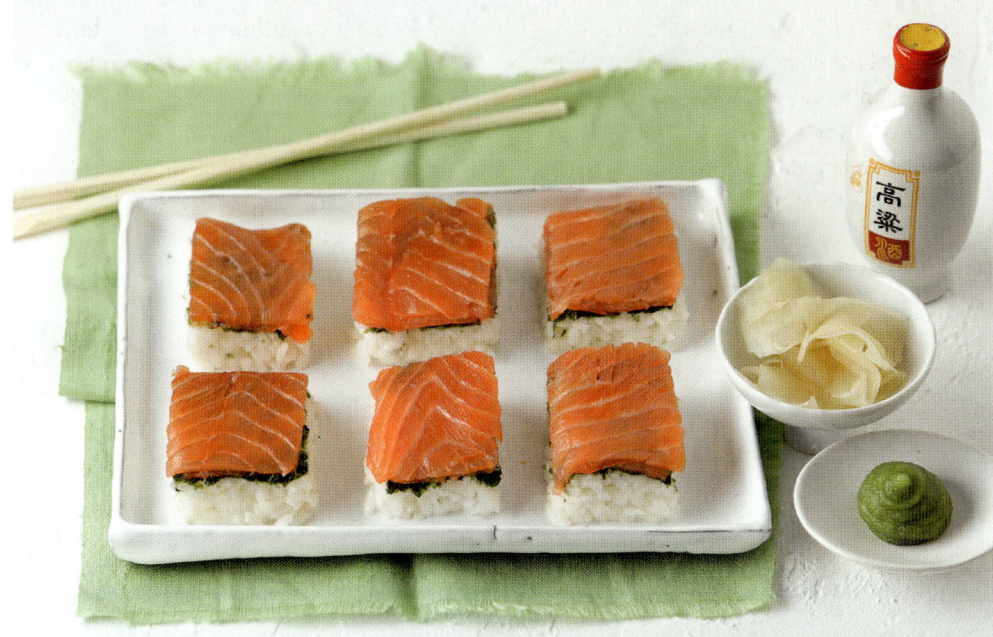

Tomatensalat mit Mango und Mozzarella

Zubereitungszeit ca. 12 Minuten

350 g reife Tomaten | Salz | 1 kleine, gut reife Mango | 125 g Mozzarella | Salz | frisch gemahlener schwarzer Pfeffer | 5 EL Olivenöl | 1 EL Currypulver | 1 bis 2 EL Limettensaft | eine Handvoll Basilikumblättchen

1. Die Tomaten waschen, je nach Größe halbieren und in Scheiben schneiden. Die Mango halbieren, das Fruchtfleisch vom Kern schneiden, aus der Schale lösen und in Scheiben schneiden. Den Mozzarella abtropfen lassen, halbieren und in Scheiben schneiden.
2. Tomaten, Mango und Mozzarella fächerförmig auf zwei Tellern auslegen und leicht mit Salz und Pfeffer würzen.
3. 1 EL Öl in einem Topf sanft erhitzen, das Currypulver darin 1 Minute andünsten, abkühlen lassen. Mit dem Limettensaft und etwas Pfeffer verrühren und das Dressing über die Tomaten-Mischung geben.
4. Die Basilikumblättchen mit einem scharfen Messer in feine Streifen schneiden und über den Salat streuen. Sofort servieren.

Schinkensticks: 3 Grissini mit jeweils 1 dünnen Scheibe Lachsschinken an einem Ende umwickeln und zum Salat knabbern.

Salamisticks: 3 Grissini mit je 2 dünnen Scheiben Fenchelsalami (oder normaler Salami) an einem Ende umwickeln und genießen.

Pro Portion:
529/608 kcal | 24/25 g E | 34/34 g KH | 32/41 g F

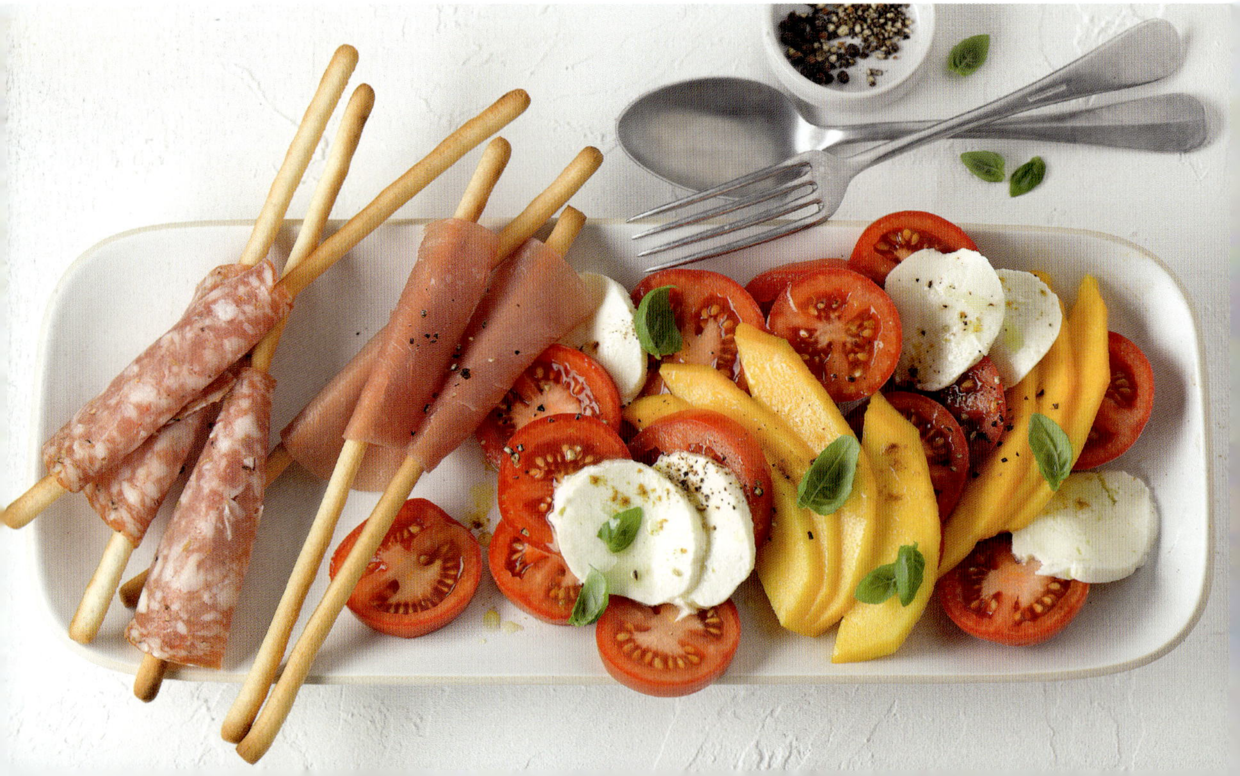

Spitzkohlröllchen asiatisch

Zubereitungszeit ca. 40 Minuten

8 Spitzkohlblätter | Salz | 350 g Hähnchenbrustfilet | 1 EL Limettensaft | 2 Frühlingszwiebeln | 15 g frischer Ingwer | 1 EL Koriandergrün | 2 Knoblauchzehen | frisch gemahlener schwarzer Pfeffer | 1 EL Olivenöl | 100 ml Geflügelbrühe | 200 ml Kokosmilch | außerdem: kleine Holzspießchen zum Verschließen

1. Die Spitzkohlblätter längs halbieren, die Mittelrippe entfernen. In kochendem Salzwasser 1 Minute blanchieren. Herausnehmen, abschrecken, auf Küchenpapier abtropfen lassen.
2. Die Filets abspülen, trocken tupfen und in dünne Streifen schneiden. Mit dem Limettensaft beträufeln.
3. Die Frühlingszwiebeln waschen, putzen und in feine Ringe schneiden. Den Ingwer dünn schälen und grob raspeln. Den Koriander fein hacken, den Knoblauch schälen und fein würfeln. Die Zutaten mischen und mit Salz und Pfeffer würzen.

♀ **Aus dem Meer:** Arbeiten Sie zusätzlich 2 EL Tiefseegarnelen (TK, aufgetaut) unter ihren Anteil der Füllung.

♂ **Aus der Erde:** Geben Sie in seinen Anteil der Füllung noch 1 EL gehackte Erdnüsse (ungeröstet, ungesalzen) und ½ TL Currypulver.

4. Die Füllung anteilig auf die Blätter geben, jeweils einen Rand frei lassen. Der Länge nach aufrollen und mit Holzspießchen zusammenstecken.

5. Das Öl in einer Pfanne erhitzen. Die Rouladen darin von allen Seiten kurz anbraten. Die Brühe angießen, aufkochen, den Deckel auflegen und die Rouladen ca. 10 Minuten bei geringer Hitze gar ziehen lassen. Aus dem Sud nehmen und warm stellen.
6. Die Kokosmilch in den Sud geben, kurz aufkochen und die Sauce mit Salz und Pfeffer abschmecken. Die Rouladen damit anrichten.

Pro Portion:
456/526 kcal | 67/55 g E | 18/20 g KH | 12/25 g F

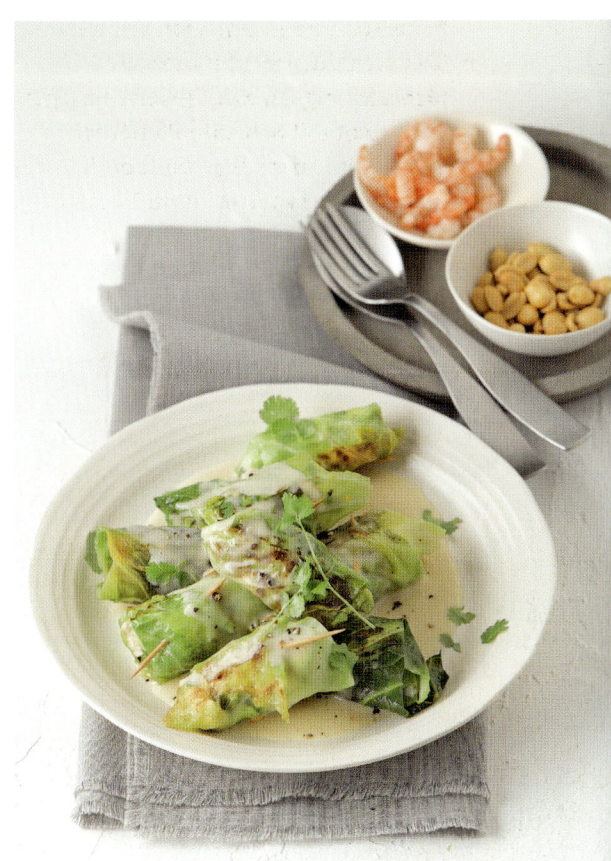

Nussige Fischstäbchen

Zubereitungszeit ca. 15 Minuten

3 EL Mehl | 1 Ei | Salz | 1 EL Öl |
50 g Erdnüsse (ungesalzen, ungeröstet) |
4 EL Semmelbrösel | 300 g Rotbarsch-
filet | frisch gemahlener schwarzer Pfeffer

1. Das Mehl in einen Teller sieben, im
   zweiten das Ei mit etwas Salz verquirlen. Erdnüsse fein hacken, im dritten
   Teller mit den Semmelbröseln mischen.
2. Den Fisch abspülen, trocken tupfen und quer in 2 cm breite Streifen
   schneiden. Salzen und pfeffern. Durch
   das Mehl, dann durch das Ei ziehen, in
   den Bröseln wenden. Fest andrücken.
3. Das Öl in einer Pfanne erhitzen und
   die Fischstäbchen darin bei mittlerer
   Hitze rundum goldbraun braten. Auf
   Küchenpapier etwas abtropfen lassen.

Statt Erdnüssen: Anstelle der Erdnüsse
können Sie als Panade auch 1 EL Sesam-
samen oder Mohnsamen verwenden.

♀ **Salatbett:** 1 kleine Möhre und
150 g Kohlrabi in dünne Scheiben
hobeln. Mit 2 EL Rapsöl, 1 EL Zitronensaft, 1 TL Honig, Salz und Pfeffer vermengen, frische Kresse darüberstreuen.

♂ **Kartoffelsalat:** 1 mittelgroße Kartoffel als Pellkartoffel garen und
pellen. Fürs Dressing 1 Frühlingszwiebel
in feine Ringe schneiden, 1 Gewürzgurke
fein würfeln. Mit 1 EL gehacktem Kerbel,
1 EL Apfelessig und 2 EL Öl mischen.

Pro Portion:
687/775 kcal | 50/51 g E | 43/62 g KH |
35/35 g F

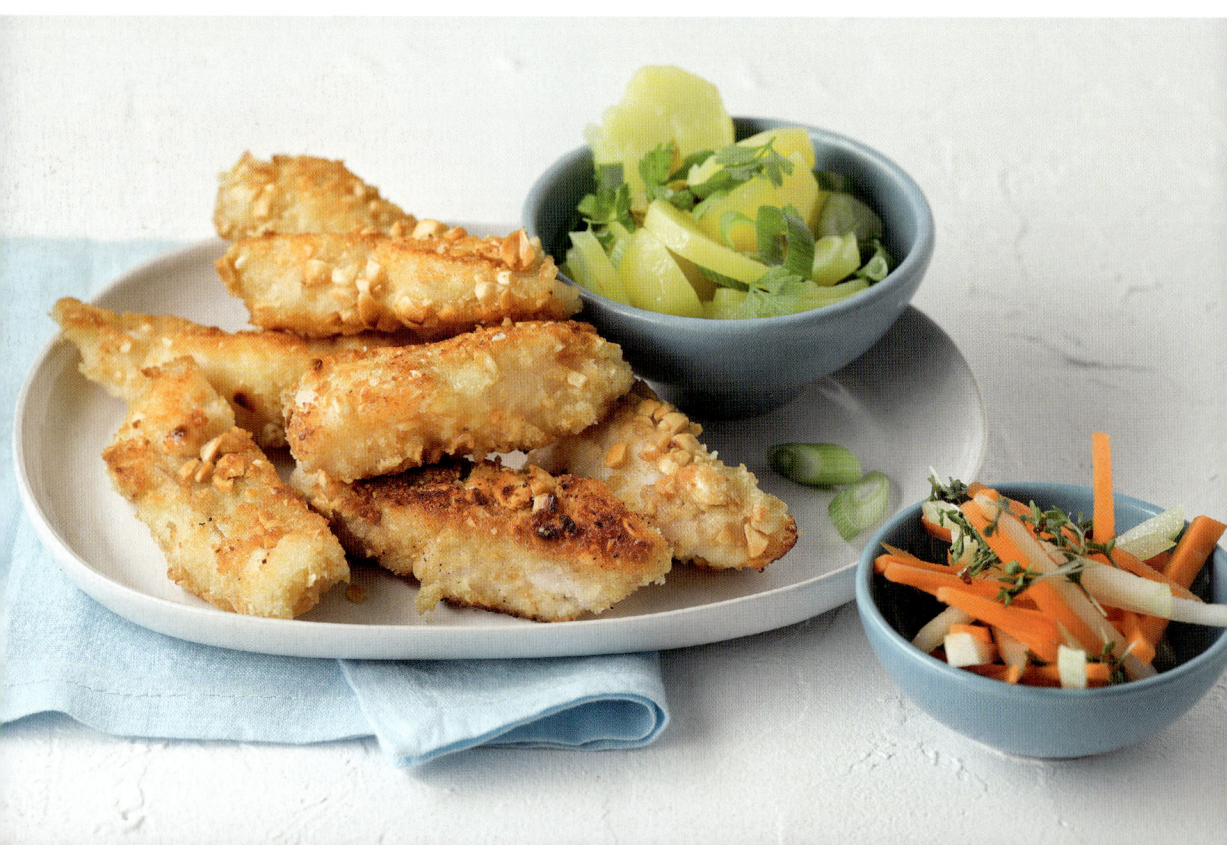

Zebrabrote im Gemüsegarten

*Für 2 Kinder, Zubereitungszeit
ca. 20 Minuten*

150 g (Joghurt-)Frischkäse (17 % Fett) |
Salz | frisch gemahlener schwarzer
Pfeffer | 2 EL Schnittlauchröllchen
(frisch oder TK) | 1 kleine gelbe Paprika-
schote | 1 TL Tomatenmark | 1 Minigurke
oder ¼ Salatgurke | 1 kleine Möhre |
4 Scheiben Pumpernickel oder anderes
Vollkornbrot

1. Den Joghurt-Frischkäse mit wenig
   Wasser, Salz und Pfeffer glatt rühren.
   In 3 Portionen teilen. 1 Portion mit
   dem Schnittlauch verrühren.
2. Die gelbe Paprika halbieren, waschen,
   putzen und ein Drittel davon fein würfeln. Mit dem Tomatenmark unter die
   zweite Portion Frischkäse mischen.
3. Die Gurke waschen, die Hälfte fein
   würfeln, den Rest in Scheiben schneiden und beiseitelegen. Die Möhre
   waschen, die Hälfte fein reiben, den
   Rest in dünne Stifte schneiden und
   ebenfalls beiseitelegen. Gurkenwürfel
   und Möhrenraspel unter die dritte Portion Käse mischen.
4. Die Frischkäsecremes auf jeweils eines
   der drei Brote streichen. Die Brote auf-
   einandersetzen, mit der vierten Brot-
   scheibe bedecken und gut andrücken.
   In Würfel schneiden und mit Gurken-
   und Möhrenhäppchen anrichten.

Mmmh, lecker: Die Zebrabrote sehen
nicht nur toll aus, sondern schmecken
kleinen Genießern auch zu jeder Tageszeit, ob unterwegs oder daheim als
Abendbrot zu einem Salat.

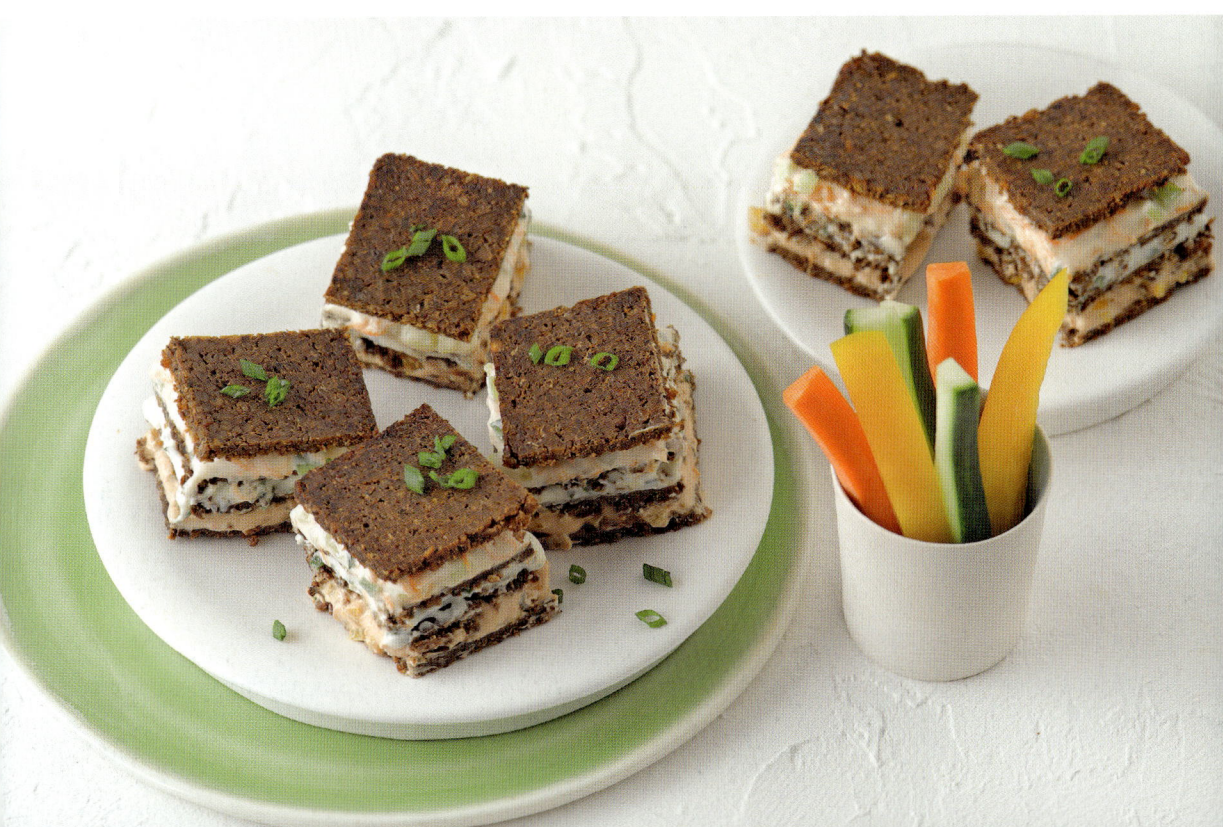

Goldene Zitronentarte

Zubereitungszeit ca. 40 Minuten
plus Back- und Ruhezeiten

Für den Teig: 130 g Butter | 50 g Puderzucker | Salz | 1 Eigelb | 150 g Mehl | 50 g Koch- und Backeiweiß | Mehl zum Ausrollen, Bohnen zum Blindbacken
Für die Füllung: 3 bis 4 Bio-Zitronen | 4 Eier (Größe M) | 1 Eigelb | 200 g Puderzucker | 250 g Crème fraîche

1. Butter mit Puderzucker und 1 Prise Salz glatt rühren, Eigelb unterrühren. Mit dem Mehl und dem Eiweißpulver rasch verkneten. 45 Minuten in Folie im Kühlschrank ruhen lassen.

2. Den Backofen auf 200 Grad (Umluft 175 Grad) vorheizen.

3. Den Teig eine Weile bei Zimmertemperatur ruhen lassen. Auf einer bemehlten Arbeitsfläche ausrollen. Eine Springform damit auslegen, einen Rand formen. Den Teig andrücken, mehrmals mit der Gabel einstechen. Aus Backpapier einen passenden Kreis schneiden, auf den Teig legen, mit Bohnen bedecken. 15 Minuten backen. Herausnehmen, Bohnen und Papier entfernen. Die Temperatur auf 150 Grad (Umluft 130 Grad) reduzieren.

4. Für die Füllung die Zitronen heiß waschen und abtrocknen. Von zweien die Schale abreiben. Alle Zitronen auspressen, 175 ml Saft abmessen. Mit den restlichen Zutaten glatt rühren. Auf dem Boden verteilen und weitere 35 Minuten backen.

♀ **Fruchtig-beerig:** Mit einer Handvoll Beeren dekorieren, etwa Himbeeren oder Johannisbeeren. Es dürfen auch aufgetaute TK-Beeren sein.

♂ **Schön herb:** Die Zitronen durch eine Bio-Pampelmuse ersetzen, die Schale von der Hälfte der Frucht verwenden. 1 EL Campari zur Füllung geben.

Pro Stück (bei 12 Stücken):
306/298 kcal | 8/8 g E | 25/23 g KH | 19/19 g F

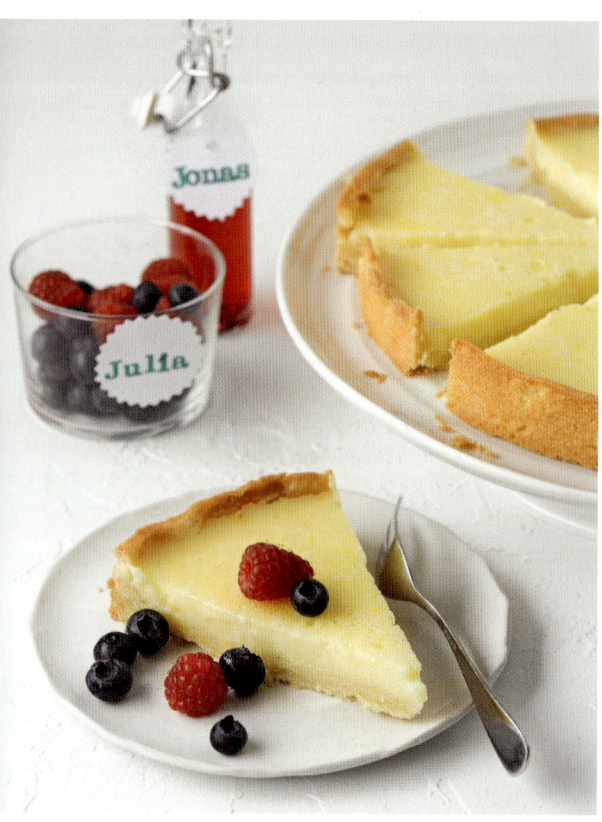

3 Bewegung

Halten oder weiter hochfahren?

Aufgabe vier: Sie machen 8000 Schritte täglich, legen im Haushalt noch einen Zahn zu – und sind zufrieden mit sich. Aufgabe fünf: Sie machen weiter zwei- bis dreimal Muskeltraining, tun zweimal etwas für die Ausdauer, unterstützen das mit den Yogaübungen von Seite 113.

»Kniebeugen, Liegestütze – habt ihr nicht mal etwas Neues?«, werden wir oft gefragt. Unsere Antwort: Nein. Erstens sind diese Übungen als hochwirksames Training für den ganzen Körper bewährt, und zweitens: Der Ruf nach Neuem wird nur zu gern als Ausrede fürs Nichtstun genutzt. Auch mit schicken, brandneuen Sportarten, teuren Geräten und anderem Zubehör tut man letztlich nichts anderes, als Muskeln und Ausdauer zu stärken.

Wer einbeinige Kniebeugen und Liegestütze mit Zusatzgewicht im Halbschlaf und ohne Schwitzen macht, der beklagt sich zu Recht. Doch das sind die wenigsten. Wer mehr will und auch mehr Zeit investieren kann, wechselt ins Fitnessstudio oder nimmt sich zu Hause mehr Zeit: es lockerer angehen lassen, zwischendurch immer wieder Übungen machen, die weniger verlangen.

Aufgabe sechs: Absolvieren Sie Ihr Training in zwanzig Minuten und erzielen dabei optimale Effekte mit Kniebeugen und Liegestützen, die möglichst viele Muskeln gleichzeitig ansprechen.

Soloküustler

SCHATZ, DAS HABE ICH MIR VERDIENT

In sechs Wochen viel Tolles geleistet – jetzt dürfen Sie sich mal verwöhnen lassen.

So, liebe Partner, nun sind Sie dran. Denken Sie sich etwas aus, was Ihrem oder Ihrer Liebsten Freude macht und Bewegung, gesunde Ernährung und Entspannung miteinander verbindet. Wie wäre's, wenn Sie selbst mitmachen und ein Wellness-Wochenende zu zweit organisieren? Oder Sie schicken Ihre bessere Hälfte allein auf Kurzreise und bauen derweil zu Hause das neue Regal auf, streichen das Wohnzimmer neu …

Auch unter dem Stichwort »Wellness für Männer« lässt sich im Internet so einiges finden, das den Herren der Schöpfung gut gefällt.

Auch zu Hause können sie ein Verwöhnprogramm starten: Ein Wochenende lang sind Sie Fitnesskoch, Chauffeur (zum Schwimmbad mit Sauna), Masseur (siehe Seite 127), Spa-Meister (richten Ihrem Schatz ein Rosen- oder Bierbad) und Wünsche-von-den-Augen-Ableser.

4 Entspannung

Wir schlafen uns schlank

Julia hat am Sonntagmorgen noch keine Lust aufzustehen, aber Jonas will schon vor dem Frühstück eine Runde durch den Park laufen, weil es da noch so schön ruhig ist. »Geh ruhig allein«, erklärt Julia, »ich schlafe noch ein bisschen. Das macht auch schlank.« »Ausrede«, schnaubt Jonas. »Wissenschaftlich erwiesen«, kontert Julia, und beide haben ein bisschen recht. Die Idee »Ich muss noch zwei Pfund loswerden, also schließe ich die Augen und bleibe zwei Stunden länger liegen« lässt sich aber leider trotzdem nicht verwirklichen ...

Aufgabe sieben: Schlafen Sie gut! Schlafen macht schlank. Zum einen, weil der Körper über Nacht Fett verbrennt und man während des Schlafens nicht essen kann. Zum anderen, weil schönes Schlummern optimale Entspannung garantiert. Gesunde Nachtruhe, ungestörter Fettabbau, souveräner Umgang mit Stress und ein dynamischer Start in den Tag – all das hängt zusammen.

Frauen schlafen oft schlechter als Männer

Frauen haben übrigens etwa doppelt so häufig Probleme beim Ein- und Durchschlafen wie Männer. Das hat Folgen für die Lebensqualität, schwächt das Immunsystem und behindert den richtigen Stoffwechselrhythmus. Fakt ist: Wer zu wenig oder zu schlecht schläft, wird leichter dick – selbst wenn er genauso viel oder wenig essen würde wie ein guter Schläfer. Es lohnt sich also, aktiv für einen guten Schlaf zu sorgen.

Erst einmal ist es wichtig, dass Sie genug schlafen. Sieben bis acht Stunden gelten als ideal. Jedoch bringt es nichts, sich putzmunter ins Bett zu legen, um auf die nötigen Stunden zu kommen. Je müder man ist, desto tiefer wird der Schlaf, der die beste Erholung sichert: der Tiefschlaf. Meist findet er zwischen dreiundzwanzig Uhr nachts und zwei Uhr morgens statt.

Kein Hunger, kein Grübeln, keine Schnarcher im Bett

Um gut einzuschlafen, sollten Sie weder mit knurrendem noch mit vollgestopftem Magen ins Bett gehen. Etwa drei Stunden nach einem gut sättigenden Abendessen ist der ideale Zeitpunkt.

Um angenehm müde zu werden, dürfen Sie außerdem nicht vom Hometrainer direkt ins Bett fallen. Es ist ratsam, sich bewusst herunterzukühlen, sobald Sie anfangen zu gähnen. Jetzt gibt's keine aufwühlenden Filme mehr. Sie arbeiten keine Konflikte in Gedanken durch, sondern holen sich schöne Bilder vor Augen – vom letzten Urlaub, von Ihrer gesunden Zukunft, von Ihrer Partnerschaft, die noch lange glücklich bleibt.

Schnarchende Partner (oder seltener Partnerinnen) können richtige Schlafkiller sein. Häufig helfen nur getrennte Schlafzimmer. Haben Sie keine Hemmungen, das im Falle eines Falles mit Ihren Liebsten zu thematisieren. Denken Sie gemeinsam daran: Getrennte Zimmer machen in Schnarcher-Haushalten nicht nur schlank, sondern auch die Atmosphäre besser, was wiederum die Lust ankurbelt – Kalorienverbrauch und gute Stimmung inklusive.

Kinder

MEIN LIEBLINGSMAMPF MACHT MAMA SCHLANK

»Ich will auch mal wieder mein Lieblingsessen« oder »Ich möchte aber meinen Geburtstagskuchen«, klagt das Kind? Kein Problem. Machen Sie Ihre perfekten Tage kinderkompatibel.

Milchreis mit Zimt und Zucker, Pfannkuchen mit Schokoladencreme, süße Knödel, Kaiserschmarrn mit Kompott, Arme Ritter oder Vanillepudding – Kinder lieben Gerichte aus der Kategorie süße Klassiker. Das lässt sich auch mit neuen Essgewohnheiten verbinden. Zum Beispiel so:

• Sie bereiten eine große Schale Obstsalat mit frischen Früchten zu. Bananen, Erdbeeren, Apfelsinen, Pfirsiche, Ananas oder Himbeeren – nehmen Sie Obst, das gerade Saison hat oder das Sie ohnehin im Haus haben. Für die Kinder gibt es dazu selbst gekochten Milchreis oder Pudding, die Erwachsenen toppen ihre Portion mit Magerquark oder Naturjoghurt.

• Sie planen eine Gemüsesuppe, für die Sie Ihr Kind nicht begeistern können? Dann schneiden Sie einen Teil des Gemüses (zum Beispiel Karotten) im rohen Zustand in Stücke und servieren den Kindern einen Rohkostteller zum Butterbrot. Kinder mögen Gemüse häufig lieber roh und als Sticks zum Anfassen als gekocht.

• Auch beim Salat rümpfen Mädchen und Jungen häufig die Nase. Sie haben sehr genaue Vorstellungen, welche Bestandteile davon sie mögen und welche nicht. Auch hier ist ein bunter Rohkostteller empfehlenswert, auf dem nur drauf ist, was Ihr Kind auch wirklich mag. Zum Salat gereichte Nüsse oder geschnittene Käsestücke aus milden Sorten wie Gouda kommen ebenfalls oft gut an.

• Ein kinderfreundliches Gericht sind auch unsere Zebrabrote im Gemüsegarten (siehe Seite 151).

• Etwas ganz Besonderes für den aus Kindersicht wichtigsten Feiertag im Jahr ist der Geburtstagskuchen für die Kleinen: Der muss mit Nüssen, Schokolade, Butter und buntem Zuckerwerk gemacht sein. »So etwas will ich nicht im Haus haben«, sagen Sie? Julia und Jonas haben dafür eine Lösung gefunden: Sie gönnen sich einen Heimwehnachmittag und genießen guten Gewissens ein Stück von dem Kuchen. Danach gibt es ein Abendessen nur mit Salat. So sind alle glücklich.

Unser Wir-sind-dann-mal-schlank-Vertrag

Heute unterschreiben Sie als Aufgabe acht nach sechs erfolgreichen Wochen gemeinsam einen Vertrag, der Ihnen hilft, dranzubleiben und Ihre neuen, guten Gewohnheiten gemeinsam auf Dauer beizubehalten:

1. Wir ernähren uns weiterhin nach den Grundregeln der Wir-sind-dann-mal-schlank-Methode, achten aber darauf, dass wir – unseren persönlichen Bedürfnissen entsprechend – auch mal verschiedene Wege gehen dürfen.

2. Wir bewegen uns weiterhin so, wie wir es in den letzten sechs Wochen gelernt haben. Mal zusammen, mal allein – so, wie es jedem am besten gelingt.

3. Wir bleiben ehrlich, beschummeln uns nicht und verstecken kleine Sünden nicht voreinander, weil wir wissen, dass wir zusammenhalten – gleichgültig, was passiert.

4. Wir achten auf gute Stimmung zu Hause, wir sorgen für Stressabbau, genug Entspannung, eine gerechte Aufteilung der Hausarbeit und für genügend Zeit zu zweit.

5. Wir sind keine Konkurrenten, treten nicht im Wettkampf gegeneinander an und verbieten uns nichts gegenseitig.

6. Wir kritisieren und kontrollieren uns nicht gegenseitig, sondern loben uns gegenseitig.

7. Wir nehmen Rücksicht auf die unterschiedlichen Schwerpunkte für Frauen und Männer und belohnen uns gegenseitig, so oft es geht.

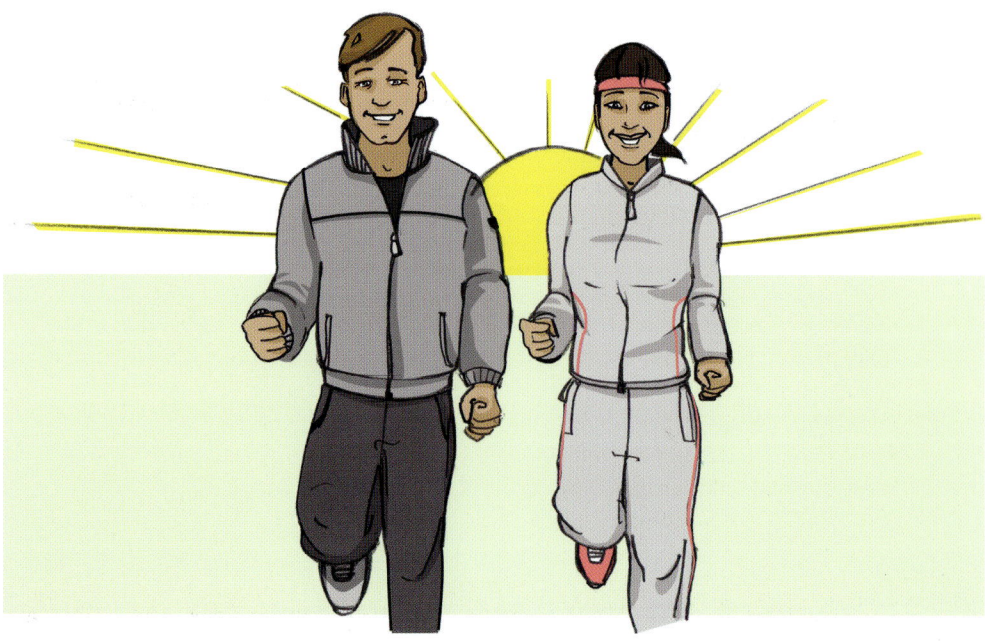

Sach-register

Rezept-register

Impressum

© 2013 GRÄFE UND UNZER VERLAG GmbH, München. Alle Rechte vorbehalten. Nachdruck, auch auszugsweise, sowie Verbreitung durch Bild, Funk, Fernsehen und Internet, durch fotomechanische Wiedergabe, Tonträger und Datenverarbeitungssysteme jeder Art nur mit schriftlicher Genehmigung des Verlages.

Projektleitung: Maria Hellstern

Redaktionelle Mitarbeit (Text): Journalistenbüro Hamburg (Franziska Pfeiffer, Martina Radloff)

Rezepte: Sebastian Benthe

Lektorat: Barbara Kohl

Bildredaktion: Henrike Schechter

Umschlaggestaltung und Layout: independent Medien-Design, Horst Moser, München

Herstellung: Petra Roth

Satz: Lydia Geißler

Lithos: Repro Ludwig, Zell am See

Druck und Bindung: Druckhaus Kaufmann, Lahr

Syndication
www.jalag-syndication.de

ISBN 978-3-8338-3285-7

1. Auflage 2013

Bildnachweis
Corbis: S. 27, 52, 80; Getty: S. 2 (oben), 6, 20, 34, 42, 50; Lena Wagner: S. 4; Masterfile: S. 98, 118; Plainpicture: S. 26, 44, 62, 128, 142, 144; Udo Bojahr: S. 38, Veer: S. 2 (unten), 11; GU Archiv (Mader & Schmid): S. 130

Fotoproduktion People:
Johannes Rodach

Fotoproduktion Food:
Carsten Eichner
(Foodstyling: Maren Jahnke)

Illustrationen: (Cover + Innenteil):
Martin Kleeberger

Bezugsquellen für Eiweiß zum Kochen und Backen

Die Rezepte in diesem Buch wurden auf der Basis von Hanuko Koch- und Backeiweiß entwickelt. Wenn Sie ein Eiweißpulver anderer Hersteller verwenden, achten Sie darauf, dass es geschmacksneutral, ungesüßt und zum Kochen und Backen geeignet ist. Je nach Produkt und Zusammensetzung des Rezeptes kann es zu Abweichungen bei den erforderlichen Flüssigkeitsmengen kommen.

HANUKO Koch- und Backeiweiß www.hanuko.de, www.ibdmd.de und in Apotheken erhältlich

Inko X-Treme Muscle 95 (Hersteller: inkospor) www.amazon.de www.powerfit24.de

Power-Protein 90 (Hersteller: Body Attack) www.body-attack.de

Protein 90 plus (Hersteller: Power System) www.power-system-sport. de, in Drogerien erhältlich, z. B. bei Rossmann, Budnikowski, dm

Eiweißpulver Neutral (Hersteller: SECRET of HEALTH) www.secret-of-health.eu

SUPER HI PRO 128 (Hersteller: POWER STAR FOOD) www.powerstar.de

[f] www.facebook.com/gu-verlag

Wichtiger Hinweis

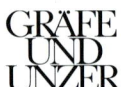

GRÄFE UND UNZER

Ein Unternehmen der
GANSKE VERLAGSGRUPPE

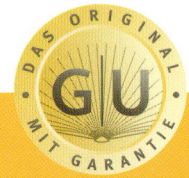

DAS ORIGINAL · MIT GARANTIE · GU

Unsere Garantie

Liebe Leserin, lieber Leser,